Kent

CMD – Craniomandibuläre Dysfunktion

Liebe Leserin, lieber Leser,

wenn es um die eigene Gesundheit geht, darf man nichts dem Zufall überlassen. »Für eine bessere Medizin und mehr Gesundheit im Leben«: So lautet das Qualitätsversprechen der Marke Thieme. Ärztlich Tätige, Pflegekräfte, Physiotherapeuten oder Hebammen – sie alle verlassen sich darauf, dass sie von Thieme, dem führenden Anbieter von medizinischen Fachinformationen und Services, die entscheidenden Informationen zur richtigen Zeit am richtigen Ort bekommen. So können sie die Menschen, die sich ihnen anvertrauen, bestmöglich unterstützen. Auch Sie können sich auf die TRIAS Ratgeber mit dem Thieme Qualitätssiegel verlassen! Diese Informationsangebote helfen Ihnen dabei, die richtigen Entscheidungen zu treffen, wenn es um Ihre Gesundheit geht, selbst daran mitzuwirken, gesund zu werden, sich gesund zu erhalten oder das Fortschreiten einer Erkrankung zu vermeiden. Mit einem TRIAS Titel aus dem Hause Thieme überlassen Sie Ihre Gesundheit nicht dem Zufall!

Ihr TRIAS Team

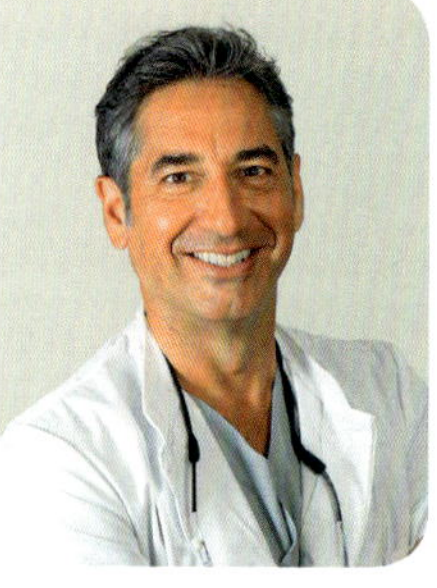

Dr. Hamdi Kent ist seit 1994 Zahnarzt und behandelt seit über 25 Jahren CMD-Patienten. In seiner Privatpraxis in Bochum behandeln er und seine zahnärztlichen Kollegen ihre Patienten basierend auf einem interdisziplinären Spezialistenkonzept in ihren jeweiligen Fachgebieten. Auf der Basis von Fachkenntnissen aus Europa und den USA hat der CMD-Experte ein ganzheitliches CMD-Behandlungskonzept entwickelt, das TEAMS-PLUS®-Konzept. Es ist Dreh- und Angelpunkt seiner Therapie, bei der er seine Patientinnen und Patienten auf dem Fahrersitz sieht. Tragen sie doch maßgeblich durch das selbstständige Anwenden verschiedener Therapiebausteine zum Erfolg der Behandlung bei. Dr. Kent ist Mitglied der Deutschen Gesellschaft für Funktionsdiagnostik und -therapie, der European Academy of Orofacial Pain and Dysfunction, der American Academy of Orofacial Pain sowie der American Academy of Craniofacial Pain und CMD-Referent für Zahnärzte, Ärzte und Physiotherapeuten.

Dr. med. dent. Hamdi Kent

CMD – Craniomandi-bularäre Dysfunktion

Kiefer-, Kopf- und Nackenschmerzen: Das ganzheitliche Aktiv-Programm aus der Zahnarztpraxis

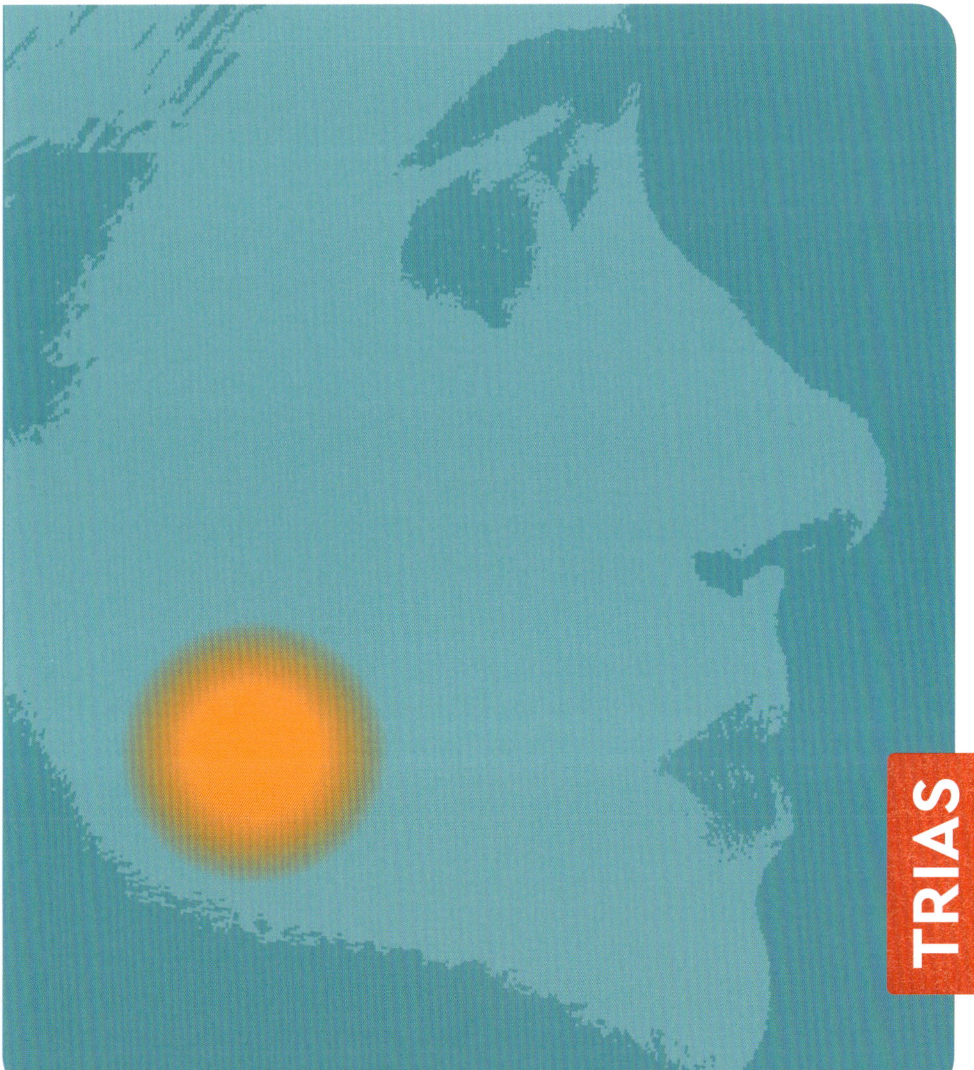

TRIAS

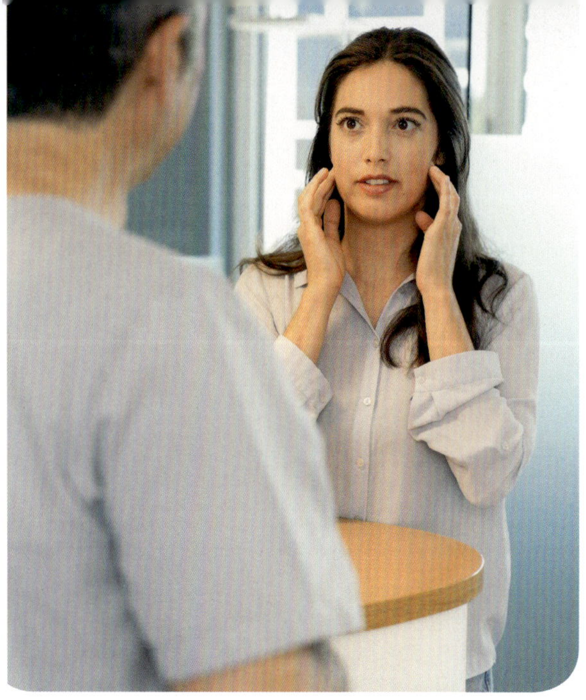

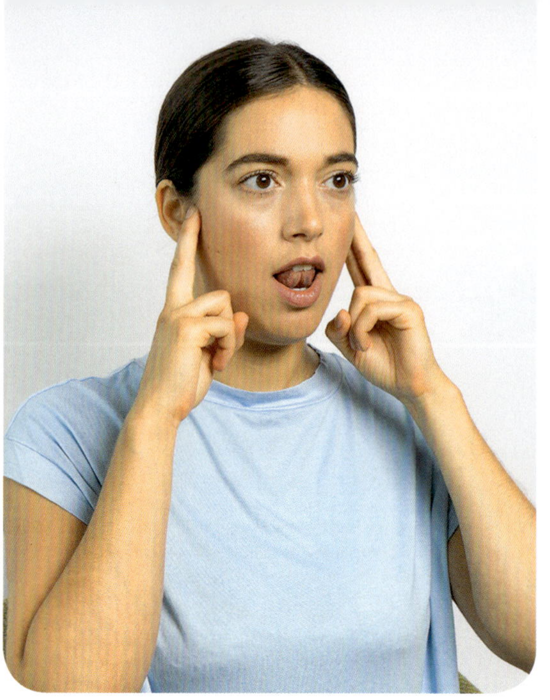

6 Liebe Leserin und lieber Leser

9 CMD – Ursachen, Symptome und Diagnose

10 Was ist eine CMD und wie entsteht sie?

24 Untersuchung und Diagnostik der CMD

45 Ganzheitlich zum Erfolg – das TEAMS-PLUS®-Konzept

46 Das TEAMS-PLUS®-Konzept und seine Säulen

49 Säule 1: Triggerpunkt-Therapie

Exkurse

40 Selbsttest: Habe ich CMD?

56 18 wirksame Übungen

170 »Stress und falsche Ernährung übersäuern« – Interview mit Spitzenkoch Rainer Schorer

54 Säule 2: Eigenübungen für den Kiefer

60 Säule 3: Aufbissschienen und andere Therapien

75 Säule 4: Manuelle Therapie – ein absolutes Muss

79 Säule 5: Selbstbeobachtung und -aufmerksamkeit

82 Säule 6: Ergänzende Maßnahmen

91 Wie geht es nach der ersten Therapie-Phase weiter?

101 Das PLUS zum TEAMS-PLUS®-Konzept. Jetzt aktiv werden!

102 Was kann ich selbst tun?

107 Atmen und Atmungsübungen bei CMD

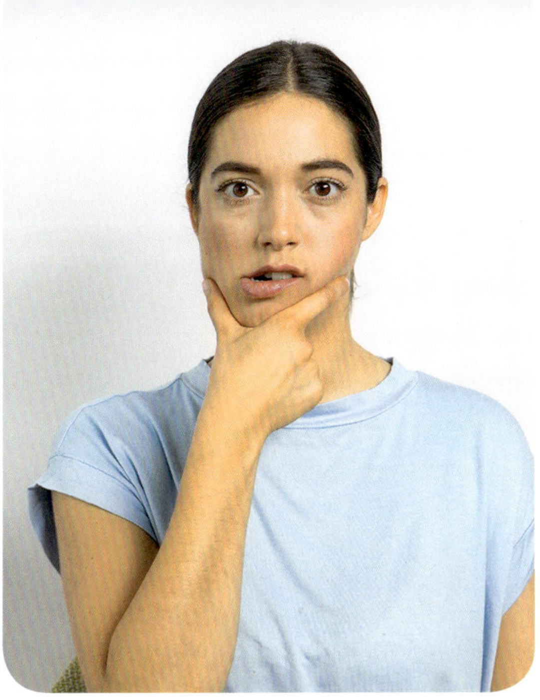

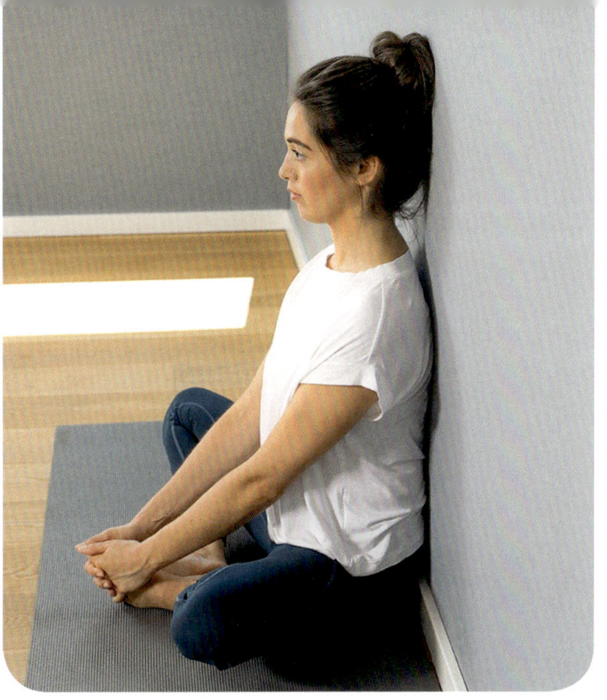

110 **Nacken und Rücken – bei CMD fast immer dabei**

112 Übungen für die Halswirbelsäule und den Nacken

116 Übungen für den zervikothorakalen Übergang (CTÜ)

119 Übungen für die Brustwirbelsäule

122 Übungen für die Lendenwirbelsäule und das ISG (Kreuzdarmbeingelenk)

137 **Neuronales Training**

141 **Progressive Muskelentspannung, Yoga, Qigong**

144 **Achtsamkeit stärkt die Resilienz und entspannt**

149 **Selbsthypnose – Trance und Autosuggestionen**

152 **Guter Schlaf – wichtig bei CMD und Schmerz**

157 **Das tut dem Kiefer gut**

163 **Ernährung und CMD**

186 **Don'ts und Dos für den Kiefer**

191 Ein Ausblick in die Zukunft der CMD und ihre Behandlung

192 **Was wird sich bezüglich der CMD verändern?**

201 **Schlusswort**

202 **Danksagung**

203 **Service**

Rezepte – gesund & lecker

174 Schottischer Lachs auf Quinoa-Salat

176 Himbeer-Cake mit Kokos-Espuma

178 Tomatensuppe »Spezial«

180 Steinbutt mit zweierlei Pastinaken, wildem Spargel, Kirschtomate und Artischocke

182 Maishähnchenbrust mit Ofengemüse

184 Goldene Milch

Liebe Leserin und lieber Leser,

wer morgens mit Kopf- oder Nackenschmerzen aufwacht, macht als Erstes wohl das Kopfkissen oder den Schreibtisch-Job dafür verantwortlich: die unbequeme Schlafposition, das lange Sitzen vor dem PC, die unnatürliche Haltung des Kopfs, die einseitige Belastung der Nackenmuskulatur. Die wenigsten bringen ihre Beschwerden mit ihrem Kiefer in Verbindung. Und doch ist er oftmals der Verursacher – gemeinsam mit zu viel Stress in unserem Alltag.

Stress ist zu einem ständigen Begleiter geworden und die Herausforderungen unserer Zeit befeuern ihn noch mehr: Die permanente Erreichbarkeit, die technologischen Neuerungen und das Verschwimmen der Grenzen zwischen Job und Leben bringen Hektik und Anspannung mit sich. In der Folge vernachlässigen wir unsere sozialen Kontakte und körperliche Bewegung, die für Ausgleich sorgen und uns helfen, loszulassen und zu entspannen. In Phasen der Überlastung – wenn berufliche Strapazen, private Sorgen oder zwischenmenschliche Spannungen einem zusetzen – nutzen viele Menschen nachts, aber auch tagsüber die Kaumuskulatur als Stressventil: Sie knirschen mit den Zähnen oder pressen Ober- und Unterkiefer aufeinander. Das klingt vielleicht zunächst nicht weiter tragisch, doch kann die permanente Überbeanspruchung der Muskulatur, der Nerven und der Gelenkstrukturen diese an die Grenzen ihrer Belastbarkeit bringen. Das System gerät aus der Balance und diffuse Schmerzen sind die Folge, die sich zum Teil über den ganzen Körper verteilt äußern. Mediziner sprechen in einem solchen Fall von einer Craniomandibulären Dysfunktion – kurz CMD genannt. Aus dem Lateinischen übersetzt bedeuten die Begriffe »Cranium« = »Schädel«, »Mandibula« = »Unterkiefer und »Dysfunktion« = »Fehlfunktion«. Craniomandibuläre Dysfunktion meint also nichts anderes als eine Funktionsstörung des Kausystems, die in schmerzhaften Beschwerden münden kann.

Etwa 30 Prozent aller Deutschen sind mehr oder weniger stark von einer CMD betroffen.

Das vorliegende Buch zeigt, warum Frauen zweimal häufiger als Männer unter einer CMD leiden, woher eine CMD kommen und hinter welchen Symptomen sie sich verstecken kann. Mit einem Selbsttest können Sie selbst herausfinden, ob bei Ihnen eine CMD vorliegt, und Sie lernen ein auf langjähriger Erfahrung und den aktuellen wissenschaftlichen Erkenntnissen basierendes ganzheitliches Behandlungskonzept kennen. Manchmal ist auch eine ergänzende Therapie, zum Beispiel mit Akupunktur, Hypnose oder Botox, indiziert. Hinzu kommen weitere, für den langfristigen Behandlungserfolg wichtige Therapiebausteine, die in Eigenregie durchgeführt werden, beispielsweise Atemübungen, Entspannungstechniken, zielgerichtete

Warum braucht man für die Behandlung von CMD einen CMD-Spezialisten?

Eines vorweg: Patienten, die nur ein wenig mit den Zähnen knirschen und keine weiteren Beschwerden haben, brauchen keinen Zahnarzt, der sich auf die Behandlung von Funktionsstörungen des Kiefergelenks und des Kauapparates spezialisiert hat. Sie können von ihrem Hauszahnarzt mit einer Aufbissschiene und eventuell einer physiotherapeutischen Behandlung erfolgreich behandelt werden. Anders ist es bei CMD-Patienten, wenn die Symptomatik weiter fortgeschritten ist und das Beschwerdebild chronisch zu werden droht beziehungsweise bereits geworden ist. Denn: Zahnmediziner fokussieren sich bereits während ihres Studiums auf den Zahnerhalt inklusive Prophylaxe zur Vermeidung von Karies und Parodontitis und gehen nur, falls dieser nicht möglich ist, zum Zahnersatz über. An vielen deutschen Universitäten werden Analyse, Diagnostik und Therapie der CMD im Verhältnis zu den anderen zahnmedizinischen Disziplinen immer noch vergleichsweise wenig vermittelt. Natürlich gibt es an den zahnmedizinischen Fakultäten Deutschlands auch Lehrende, die Koryphäen auf diesem Gebiet sind. Und es gibt auch Zahnärztinnen und Zahnärzte, die sich dem Thema mit Leidenschaft widmen und sich in ihrer Freizeit über Jahre hinweg fortbilden, Erfahrungen sammeln und mit gleichgesinnten Kollegen austauschen. Diese stellen jedoch bei weitem nicht die Mehrheit – noch nicht.

Ernährung und Übungen für die Stärkung und Lockerung der Nacken-, Schulter- und Rückenmuskulatur. Alles mit dem Ziel, die Beschwerden nach drei Monaten um mindestens 50 Prozent zu reduzieren, mehr in die Entspannung zu finden und das falsche Verhaltensmuster – Knirschen oder Pressen mit den Zähnen – dauerhaft abzustellen.

Mein Credo ist, dass das Wichtigste für den langfristigen Erfolg einer CMD-Behandlung Ihre Eigeninitiative ist. Denn Sie sind diejenigen, die sich selbst beobachten und die Auslöser erkennen, Ihr Verhalten und vielleicht sogar Ihre Sicht auf die Dinge, die Sie stressen, ändern können. Sie praktizieren die Übungen, tragen die Aufbissschiene und gehen zur Manualtherapie. Sie erkennen auf diese Weise, was Ihnen guttut, und lernen sogar neue Seiten an sich kennen. Ich als Zahnarzt kann Sie dabei lediglich unterstützen und Ihnen zur Seite stehen.

Die zahlreichen Anregungen und Übungen in diesem Buch sollen Ihnen helfen, den passenden Mix für Ihr ganz persönliches CMD-Therapieprogramm zu finden. Sie müssen dazu das Buch nicht von Kapitel zu Kapitel und von Anfang bis Ende lesen. Wichtig ist, dass Sie möglichst viel für sich herausziehen und schon bald bemerken, wie es Ihnen zunehmend besser geht.

Viel Vergnügen bei der Lektüre und viel Spaß beim Ausprobieren.

Dr. med. dent. Hamdi Kent
Zahnarzt und CMD-Experte

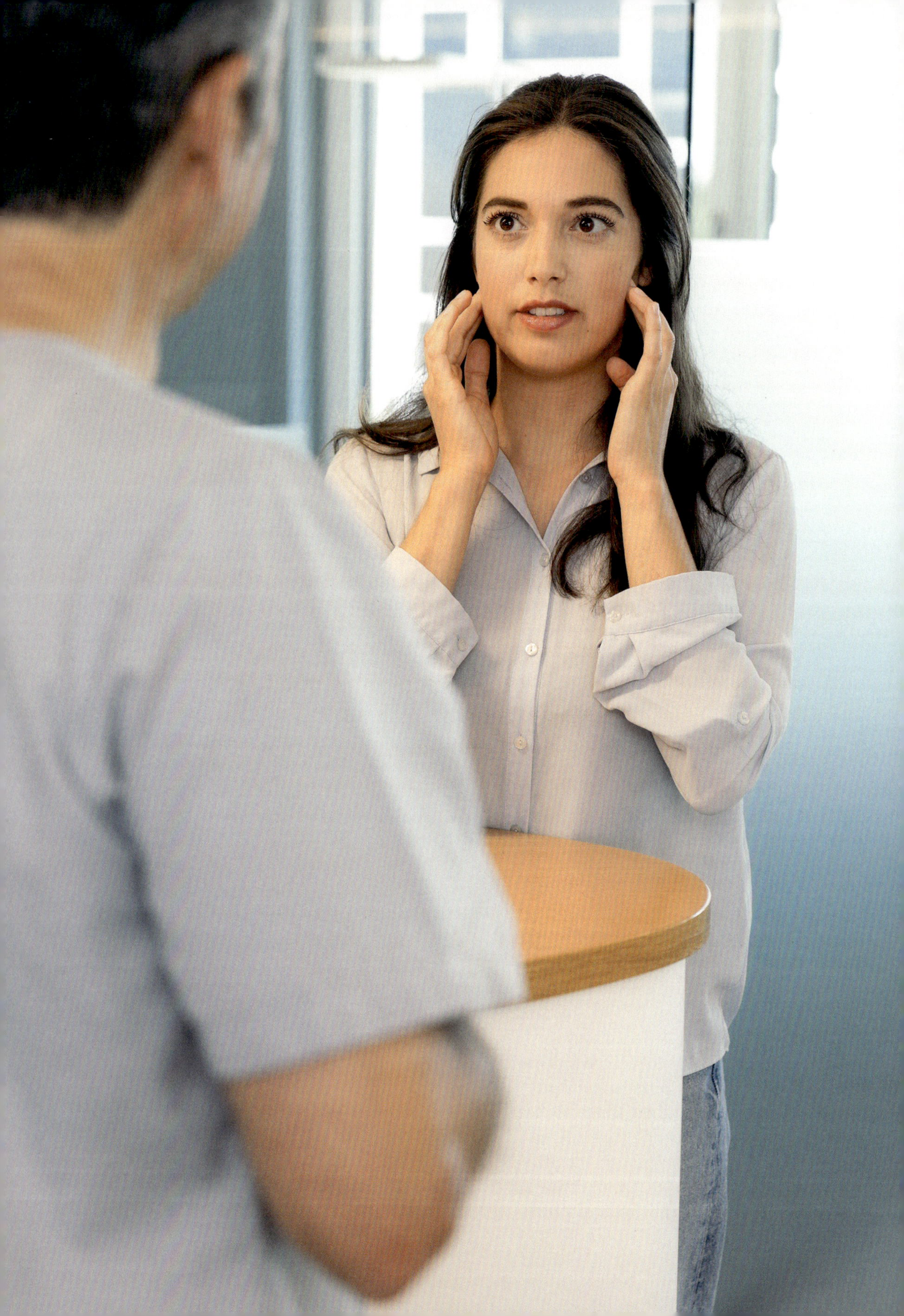

CMD – Ursachen, Symptome und Diagnose

Eine CMD kann unterschiedlichste Ursachen haben und verschiedenste Symptome verursachen. Ihre richtige Zuordnung ist die Basis der korrekten Diagnose und Therapie.

Was ist eine CMD und wie entsteht sie?

12–15 Minuten am Tag ist die Zeitspanne, in der sich unsere Zähne beim Kauen und Schlucken berühren. Sie sollte am besten nicht überschritten werden.

Passiert es doch, indem wir regelmäßig mit den Zähnen knirschen oder sie übermäßig zusammenpressen, trägt dies verstärkt zur Entstehung einer schmerzhaften CMD bei.

Was ist eine CMD eigentlich?

Von einer craniomandibulären Dysfunktion, kurz CMD, spricht man, wenn die natürliche Funktion des Kausystems gestört ist. Der Begriff setzt sich aus den lateinischen Wörtern »Cranium« (Schädel), »Mandibula« (Unterkiefer) und »Dysfunktion« (gestörte Funktion) zusammen. Auf Deutsch würde man das Ganze als »gestörtes Zusammenspiel von Schädel und Unterkiefer« bezeichnen. CMD ist also ein Sammelbegriff für Störungen, die Muskeln, Zähne und Knochen im Kiefer und Gesichtsbereich betreffen. Falls Sie sich wundern, dass wir hier vom Schädel sprechen und den Oberkiefer außer Acht lassen, so viel zur Erklärung: Der Oberkiefer ist ein fester Bestandteil des Schädels. Daher findet man bei Ausgrabungen meist Schädel mit Oberkiefer, während der Unterkiefer fehlt. Dieser ist nicht knöchern, sondern nur über das Kiefergelenk zusammen mit Muskeln, Faszien und Bändern mit dem Oberkiefer verbunden. Anders als der Oberkiefer ist der Unterkiefer beweglich, damit wir Laute bilden, zubeißen und Nahrung zerkleinern können. Die Beißkraft eines Menschen liegt bei durchschnittlich 80 Kilogramm und ist somit stärker als die eines Wolfes, die bei 60 Kilogramm liegt.[1]

Der Zahnschmelz ist das härteste Material in unserem Körper. Anders würden unsere Zähne diese immense Belastung nicht aushalten. Denn die Kräfte, die hier wirken, sind enorm. Kommt diese Wucht durch Pressen und Knirschen mit den Zähnen permanent zum Einsatz, führt das zu einer Überreizung der beteiligten Muskeln, Gelenke, Zähne etc. In der Folge kann sich eine schmerzhafte CMD entwickeln, die den Alltag der Betroffenen, ihr berufliches und gesellschaftliches Leben sowie ihre Lebensqualität erheblich beeinträchtigt.

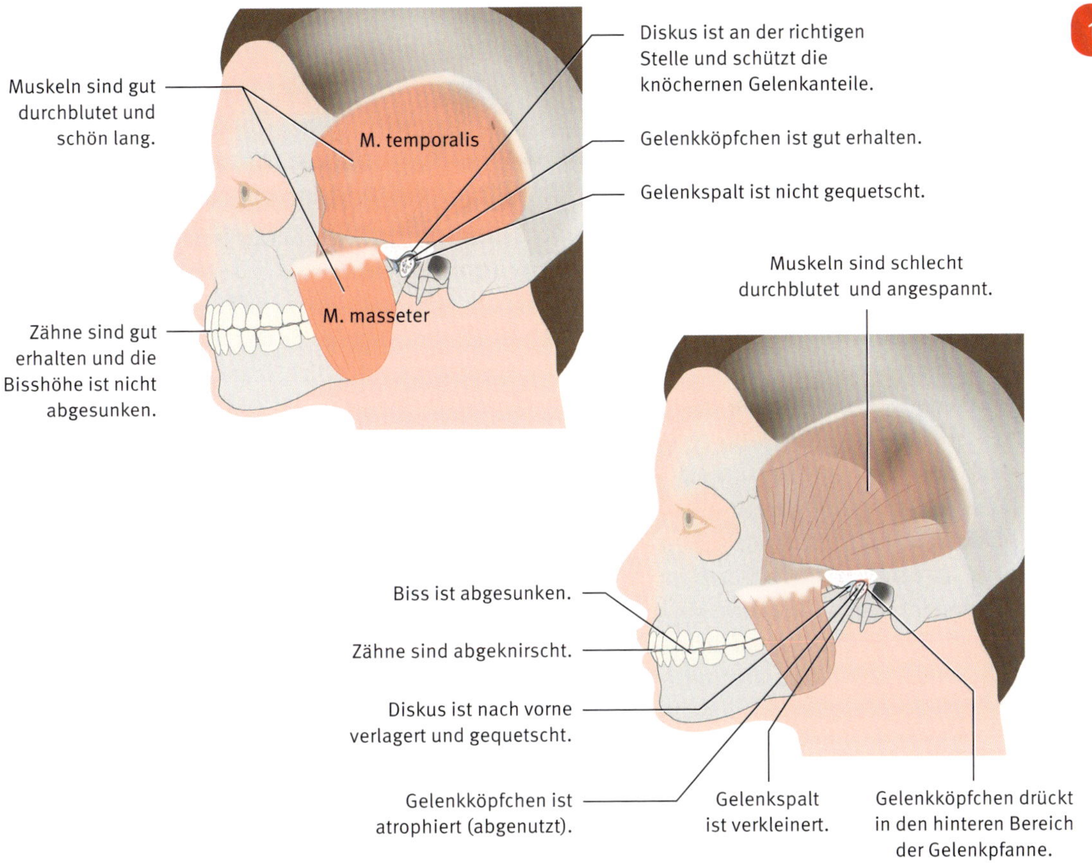

Der gesunde Kiefer und mögliche Veränderungen bei einer CMD.

Eine CMD kann Schmerzen in der Kaumuskulatur und in den Kiefergelenken nach sich ziehen ebenso wie eine schmerzhafte Bewegungseinschränkung des Unterkiefers. Häufig treten auch Geräusche auf, etwa ein einseitiges, manchmal auch beidseitiges Knacken oder Reibegeräusch im Bereich der Kiefergelenke. Sind sie nicht mit Schmerzen verbunden, besteht für diese Geräusche kein akuter Behandlungsbedarf. Allerdings deuten sie auf eine bestehende oder zurückliegende Störung der Funktion des Kausystems durch Fehlbelastung oder Überlastung hin. Diese Geräusche sollten Sie als Warnsignal ernst nehmen. Ein Kiefergelenk, das im Moment schmerzfrei knackt, kann in Zukunft durchaus zu einer schmerzhaften Einschränkung der Mundöffnung und zu weiteren Beschwerden führen.

Wie entsteht eine CMD?

Die Ursachen, die an der Entstehung einer CMD beteiligt sind, können vielfältig sein. Eine CMD hat nie nur eine einzige Ursache. In der Regel entsteht sie durch das Zusammentreffen mehrerer ungünstiger Faktoren. Man spricht dann von einem multifaktoriellen Geschehen.

Zum besseren Verständnis vergleiche ich das System einer CMD gerne mit einem Fass. In das laufen mehrere Zuflüsse: Einige Zuflüsse kommen aus unserem Körper, andere aus unserer Seele. Und je nachdem, wie stark der Zufluss ist, sprich der Hahn tropft, desto schneller kann es zum Überlaufen des

Fasses kommen. Die tropfenden Hähne begünstigen das Entstehen einer schmerzhaften CMD.

Die häufigsten Risikofaktoren

Überlastung

Seelische und körperliche Überlastung, kurz Stress, ist der bekannteste und verbreitetste Risikofaktor. Wir reagieren auf seelisch belastende Situationen immer auch körperlich. Das ist und war entwicklungsgeschichtlich sinnvoll, da Stress in uns Lebewesen immer dann entsteht, wenn Gefahr im Verzug ist und es gilt, entweder in den Flucht- oder in den Angriffsmodus umzuschalten. Nur greifen wir zivilisierten Menschen nicht an oder laufen weg, wenn uns etwas nervt – meistens jedenfalls nicht. Wir lassen den Stress im Körper, fressen ihn in uns hinein, und er sucht sich ein Ventil.

Das Fassmodell zur Veranschaulichung der Entstehung von CMD-Beschwerden.

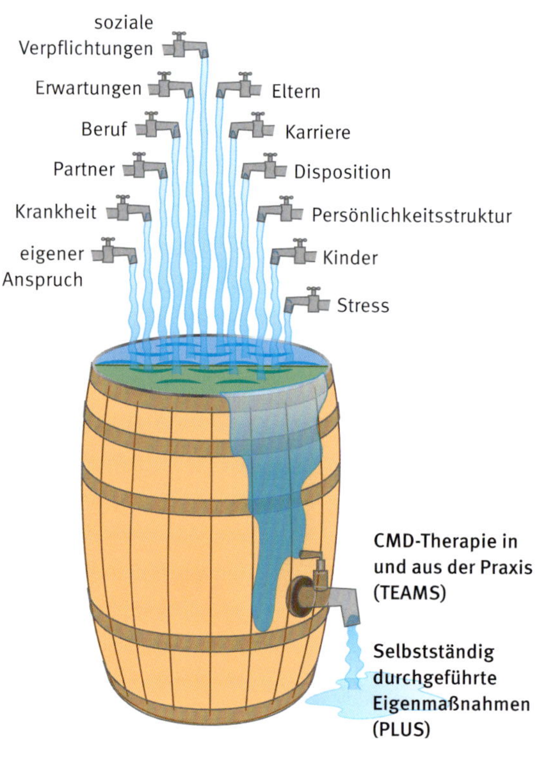

Bestimmt kennen Sie das, dass Sie in Stresssituationen plötzlich Schmerzen im Rücken, im Nacken oder an einer anderen Stelle Ihres Bewegungsapparats verspüren. Manche bekommen Magenschmerzen oder Durchfall, andere leiden unter Kopfschmerzen. Gleichzeitig verarbeiten viele Menschen ihren Stress einfach über die Kaumuskulatur. Weil sie das tagsüber Erlebte häufig nicht verarbeiten, machen sie dies oft erst im Schlaf, indem sie nachts mit den Zähnen knirschen – oder tagsüber an der Zahnbürste, auf Fingernägeln oder an Stiften kauen. Dieses Verhalten ist meist schon im Kindesalter zu beobachten. Bis zu einem gewissen Grad ist das auch in Ordnung, schließlich müssen diese Gefühle irgendwie raus und da bietet sich unsere Kaumuskulatur als emotionales Ventil an. Nur wenn diese Maßnahmen bei anhaltendem Stress zu einem Dauerzustand werden, hat das irgendwann negativen Folgen für unser Wohlbefinden.

Seelische Traumata

Seelische Traumata sind neben dem oben beschriebenen Stress sehr häufig von mir beobachtete psychologische Risikofaktoren. Dies können als lebensbedrohlich empfundene Situationen wie ein Autounfall sein, aber auch zurückliegende Erfahrungen wie etwa sexualisierte Gewalt. Solche Erlebnisse können zum Teil sehr weit in der Kindheit zurückliegen, daher ist es für viele Menschen schwer, sich an das Trauma zu erinnern. Sei es, weil sie zu jung waren, um es im Gedächtnis zu behalten, oder weil sie es verdrängt haben. Selbst ein einziger Tag als Säugling, an dem man stundenlang geschrien hat, ohne dass sich jemand um einen kümmerte, kann als Auslöser reichen.

Befunde, die bei der ersten Untersuchung in der Praxis erhoben werden, können einen Hinweis darauf geben, ob unter Umständen ein Trauma in die CMD mit hineinspielt. Dies hat immer einen Einfluss auf den Behandlungsablauf und auch auf die Perspektive des Behandlungserfolgs.

Störungen im Stoffwechsel- und Hormonhaushalt

Stoffwechsel- und hormonelle Störungen können als weitere Risikofaktoren eine CMD befeuern. Eine im Juli 2021 veröffentlichte Studie fand heraus, dass 92,3 Prozent der an der Erhebung beteiligten Frauen mit einem Durchschnittsalter von 28 Jahren und Störungen des Östrogenstoffwechsels an einer CMD erkrankt waren.[2] Eine andere Studie aus dem Jahr 2019 zeigt, dass ein erhöhtes Risiko für Frauen besteht, nach der Menopause an einer CMD zu erkranken. Hier bewirkt das niedrige Östrogenniveau wohl in erster Linie eine nachteilige Veränderung des Knochen- und Knorpelstoffwechsels, die sich auf das Kiefergelenk auswirkt.[3]

Psychische Erkrankungen

Psychische Erkrankungen, beispielsweise aus dem depressiven Formenkreis, und emotionale oder soziale Probleme wie Einsamkeit, Trennungen und der Verlust von nahestehenden Menschen können ebenfalls dazu führen, dass CMD-Symptome nicht abklingen oder gar zunehmen.

Mikrotraumata

Hierbei handelt es sich um kleine Verletzungen des Gewebes. Sie stellen den am weitesten verbreiteten körperlichen Risikofaktor dar. Hervorgerufen werden sie durch das Zähneknirschen oder Zähnepressen mit übermäßigem Zahnkontakt und einer ständigen Überlastung und einer daraus resultierenden Schädigung und Reizung der Muskeln, Gelenke, Zähne und Nerven. Es gibt allerdings auch Patienten, die berichten, dass ihre Zähne sich nie berühren. Dennoch spannen sie – zwar mit geöffnetem Mund –, oft permanent ihre Kaumuskulatur an. Wenn Sie sich an der Stelle nicht sicher sind und diesen Sachverhalt überprüfen wollen, können Sie das ganz einfach mit dem Selbsttest (Seite 40) herausfinden.

Zahnfehlstellungen und bewegliche Gelenke

In der Struktur des Kausystems und im restlichen Körper finden sich weitere Risikofaktoren. Hierzu gehören zum Beispiel Störungen im Zusammenbiss durch Zahnfehlstellungen. Diese können natürlicherweise durch schiefe Zähne oder ungünstige Kieferformen, beispielsweise durch einen zu tiefen Biss, auftreten oder nachträglich erworben sein. Mögliche Ursachen sind fehlende Zähne oder zu hohe bzw. zu niedrige Füllungen oder Kronen. Manche Menschen haben dann das Gefühl, dass die Zähne nicht richtig aufeinanderpassen, und versuchen durch Knirschen, die Zähne »passend zu schleifen«. Aber auch übermäßig bewegliche Gelenke, zum Beispiel durch eine angeborene Bindegewebsschwäche oder durch das Überdehnen der Gelenkkapsel bei einer Weisheitszahnentfernung, können bei einer CMD das Fass zum Überlaufen bringen.

Fußfehlstellungen und Beckenasymmetrien

Fußfehlstellungen oder Beckenasymmetrien begünstigen ebenfalls die Entstehung einer CMD. Man spricht in diesem Fall von einer aufsteigende Funktionskette, da sich die Ursache weiter unten im Körper befindet und dann über Muskeln, Nerven, Bindegewebe und Gelenke bis in den Kieferbereich aufsteigt. Ist der Psoasmuskel, der wichtigste Hüftbeuger, gestresst und angespannt, zieht er hoch zum Zwerchfell und kann hier zu einer flacheren Atmung führen. Ein angespanntes Zwerchfell wiederum kann über die Rippen, das Brustbein und das Schlüsselbein zu Kaumuskelverspannungen führen. Und natürlich funktioniert das Ganze auch umgekehrt.

Kieferverletzungen

Unfälle mit gröberen Kieferverletzungen, etwa ein Bruch des Kieferknochens oder der Gelenke, können zudem als weitere auslösende Faktoren wirken. Im Kindesalter erlittene einseitige Stauchungen eines Kiefergelenks durch einen heftigen Sturz auf das Kinn verursachen bei vielen eine Wachstumsstörung auf der gestauchten Seite und infolgedessen später Asymmetrien des Unterkiefers. Sie wiederum können das Entstehen einer CMD begünstigen.

Warum haben nicht alle »Knirscher« eine CMD?

In meinem Praxisalltag begegne ich immer wieder Patienten, die nur leichte muskuläre Verspannungen aufweisen und trotzdem unter massiven Schmerzen und Einschränkungen im Alltag leiden. Andere wiederum haben ihre natürlicherweise zehn bis 12 Millimeter hohen Zähne auf drei bis vier Millimeter niedrige Plateaus heruntergeknirscht. Ihre Muskulatur ist steinhart und dennoch geht es ihnen blendend. Wie kann das sein?

Wie sehr die Wasserhähne tropfen, ist bei der Entstehung einer CMD natürlich von großer Bedeutung und nicht bei jedem Menschen und über das ganze Leben verteilt tropfen sie gleich stark.

Psychologische Faktoren bestimmen dies hauptsächlich. Sie werden durch die Persönlichkeit und das Verhalten eines Patienten definiert. Sehr ehrgeizige Menschen, die einen hohen Anspruch an sich selbst haben und das, was sie tun, sehr ernst nehmen, sind vermehrt von einer CMD betroffen. Ihr seelischer Wasserhahn tropft sehr stark, weil sie eher dazu neigen, verbissen zu sein: Sie beißen sich an etwas fest oder durch Schwierigkeiten hindurch und ärgern sich, wenn andere Personen nicht mit der gleichen Einstellung an Aufgaben herangehen wie sie. Solchen Patienten sage ich gerne, dass jemand, der den ganzen Tag mit offenem Mund durchs Leben geht, niemals eine stressbedingte CMD entwickeln wird. Und sie daher auch mal Fünfe gerade sein lassen sollen.

Resilienz hat nämlich einen sehr positiven Effekt auf das Ganze. Menschen, die nicht ständig grübeln, die sich Gelassenheit, Lebensfreude und eine große innere Stärke erhalten haben, sind weniger anfällig für die Entwicklung einer CMD. Ihr seelischer Wasserhahn tropft langsamer. Sie lassen sich nicht so leicht aus der Ruhe bringen und für sie ist das Glas halb voll und nicht halb leer. Verloren gegangene Resilienz lässt sich aber nachträglich jederzeit wieder erarbeiten. Sie schützt uns nicht nur vor einer CMD, sondern auch vor Depressionen und Burn-out. Nehmen wir das Leben wieder bewusster wahr, können wir es besser genießen. Wie Sie das schaffen, zeige ich Ihnen ausführlich im Buchteil »Das PLUS zum TEAMS-PLUS®-Konzept« (Seite 101), in dem es darum geht, wie Sie selbst aktiv werden können.

Wie verbreitet ist die CMD?

Die CMD ist nach chronischen Schmerzen im unteren Rücken die am zweithäufigsten vorkommende Störung des Bewegungsapparats. Häufig führt sie zu Schmerzen und körperlichen Einschränkungen. Tendenz steigend! In den USA verdoppelten sich im Jahrzehnt vor 2015 die Behandlungskosten für CMD-Beschwerden und beliefen sich auf vier Milliarden Dollar.[4]

Auch in Deutschland nimmt die Verbreitung zu. Grundsätzlich reichen die Aussagen über das Vorkommen innerhalb der Bevölkerung von vier Prozent bis 60 Prozent, je nachdem wie streng die Kriterien für das Vorhandensein einer CMD definiert wurden. Nimmt man das Mittel, weisen ungefähr 30 Prozent der Bevölkerung gelegentlich oder dauerhaft mehr oder weniger deutliche CMD-Symptome auf. Meiner Ansicht kommt das der Wahrheit relativ nahe. Sehr junge Menschen sind seltener von einer CMD betroffen. 25- bis 34-Jährige zählen zur Gruppe mit dem höchsten Risiko.

Warum sind drei von vier CMD-Patienten weiblich?

Zahlreiche internationale Studien zeigen, dass Frauen doppelt so häufig von einer schmerzhaften CMD betroffen sind wie Männer. Dies gilt nicht nur für die CMD, sondern auch für nahezu alle anderen Arten von Schmerzen wie Kopfschmerzen, Muskel- und Gelenkschmerzen oder Migräne. Aber nicht nur die Schmerzhäufigkeit, auch die Schmerzintensität wird von Frauen deutlich stärker empfunden als von Männern.

Seit Jahren wird dies als unbestrittene Tatsache betrachtet. Wenn es jedoch darum geht, warum das so ist, steht die Forschung erst am Anfang. Es gibt viele verschiedene Erklärungsmodelle und wahrscheinlich tragen mehrere Ursachen zu diesem Umstand bei.[5]

Das moderne Frauenbild

Unsere moderne Gesellschaft ist von einem Frauenbild geprägt, das viele Erwartungen von außen zu erfüllen hat. Suggeriert von der Werbung, den sozialen Medien und Fernsehfilmen: Die Superfrau macht Karriere, ist die beste Mutter und Partnerin, sieht gut aus, ist sportlich, managt den Haushalt mit links und gibt sich immer lustig, charmant und verständnisvoll. Aus diesem lebensfremden Strauß vermeintlicher Erwartungen leiten viele Frauen ihre Ansprüche an sich selbst ab, die weit über das hinausgehen, was ihnen vor zwei oder drei Generationen abverlangt worden wäre. Hielt eine Frau früher ihrem Mann den Rücken frei, ist sie es heute meist, die mehr Pflichten übernimmt und sich neben dem Fulltime-Job noch um den Haushalt, die Erziehung der Kinder und das Backoffice kümmert. Die seelische Überforderung ist vorprogrammiert und damit der Stress, der eine schmerzhafte CMD auslösen kann.

Hormone, Immunzellen und Schmerzrezeptoren

Beim Empfinden und Verarbeiten von Schmerz scheinen die Hormone Östrogen und Progesteron eine wichtige Rolle zu spielen. Die Zu- und Abnahme von Schmerzen bei Frauen im gebärfähigen Alter, in der Schwangerschaft und in der Menopause liefern hier eindeutige Hinweise. Entsprechende Ergebnisse liefern auch zahlreiche

Forschungen zu geschlechterspezifischen Unterschieden bei Frauen und Männern, auch mit Fokus auf unser Immunsystem und unterschiedlich empfindliche Schmerzrezeptoren.[6]

Genetik

Unsere Gene scheinen auf das Schmerzgeschehen einen größeren Einfluss zu haben, als viele Wissenschaftler früher annahmen. Ein bekanntes Beispiel für den Zusammenhang zwischen unseren Erbanlagen und Schmerzen ist die abweichende Reaktion rothaariger Frauen mit blasser Haut auf bestimmte Schmerzmittel im Vergleich zu Frauen anderer Haar- und Hautfarbe. Diesen Unterschied gibt es bei rothaarigen Männern nicht. Das ist nur ein Beispiel für eindeutige Belege für eine genetisch bedingte unterschiedliche Schmerzverarbeitung. Die Ursachenforschung steckt noch in den Kinderschuhen. Studien mit ein- und zweieiigen Zwillingen, die in Bezug auf Schmerzen und CMD verglichen wurden, um einen familiär erlernten Umgang mit Schmerzen als Faktor auszuschließen, bestätigen diese Zusammenhänge. Das legt nahe, dass es in Zukunft geschlechterspezifische Therapien und Medikamente bei der Behandlung von Schmerzkrankheiten geben wird.[7]

Welche Symptome bringt eine CMD mit sich?

Die CMD kann jede Menge verschiedene Symptome verursachen. Viele davon bringt man nicht auf Anhieb mit dem Kiefer in Verbindung. Daher bezeichne ich sie gerne als das Chamäleon unter den Krankheiten. Die Symptomvielfalt kommt daher, dass das Kiefergelenk das wohl komplexestes Gelenk des Körpers mit den meisten Bewegungsarten – Drehen, Gleiten und Scharnierbewegung – ist. Der Musculus masseter, der größte der Kaumuskeln, tritt als im Verhältnis zu seiner Größe stärkster Muskel des Körpers auf, die Zähne mit dem Zahnschmelz als härtestes Material im Körper. Dazu kommen der komplizierte Trigeminusnerv mit seinen hochsensiblen Sinnes-, aber vor allem auch Bewegungsfasern. Er ist mit seinen drei Ästen am Geschehen beteiligt und mit allen anderen Hirnnerven eng verknüpft. Zusätzlich pflegt er über muskuläre, aber auch über bindegewebige und neuronale Funktionsketten unzählige Verbindungen zum Rest des Körpers. Und weil es sonst ja viel zu einfach wäre, kommt die Psyche mit all ihren Facetten wie Stress, Trauma, Depressionen etc. noch dazu.

Aufgrund dieser Komplexität einer CMD hat ein Teil meiner Patienten eine jahrelange Odyssee hinter sich. Es gibt meist kaum einen Facharzt oder Therapeuten, bei dem sie nicht waren: Hals-, Nasen- und Ohrenärzte, Orthopäden, Neurologen, Osteopathen, Schmerztherapeuten, Physiotherapeuten und so weiter. Erst vor wenigen Monaten kam zum Beispiel ein pensionierter Beamter zu mir, der seit fünf Jahren an chronischen Kopfschmerzen litt. Er war in dieser Zeit bei 36 Ärzten gewesen. Ohne Erfolg. Ich weiß das so genau, weil er mir gleich beim ersten Termin auf den Kopf zu sagte: »Sie sind Nummer 37.« Zufälligerweise habe er im Internet ein Video gesehen, in dem ich CMD-Symptome beschreibe, und sich selbst wiedererkannt. Und tatsächlich hatte ich einen CMD-Patienten wie aus dem Bilderbuch vor mir. Alle Befunde – Muskeln, Zähne, Gelenke – waren offensichtlich und trotzdem hatte jeder Behandler nur sein eigenes Fachgebiet als Problem betrachtet und versucht

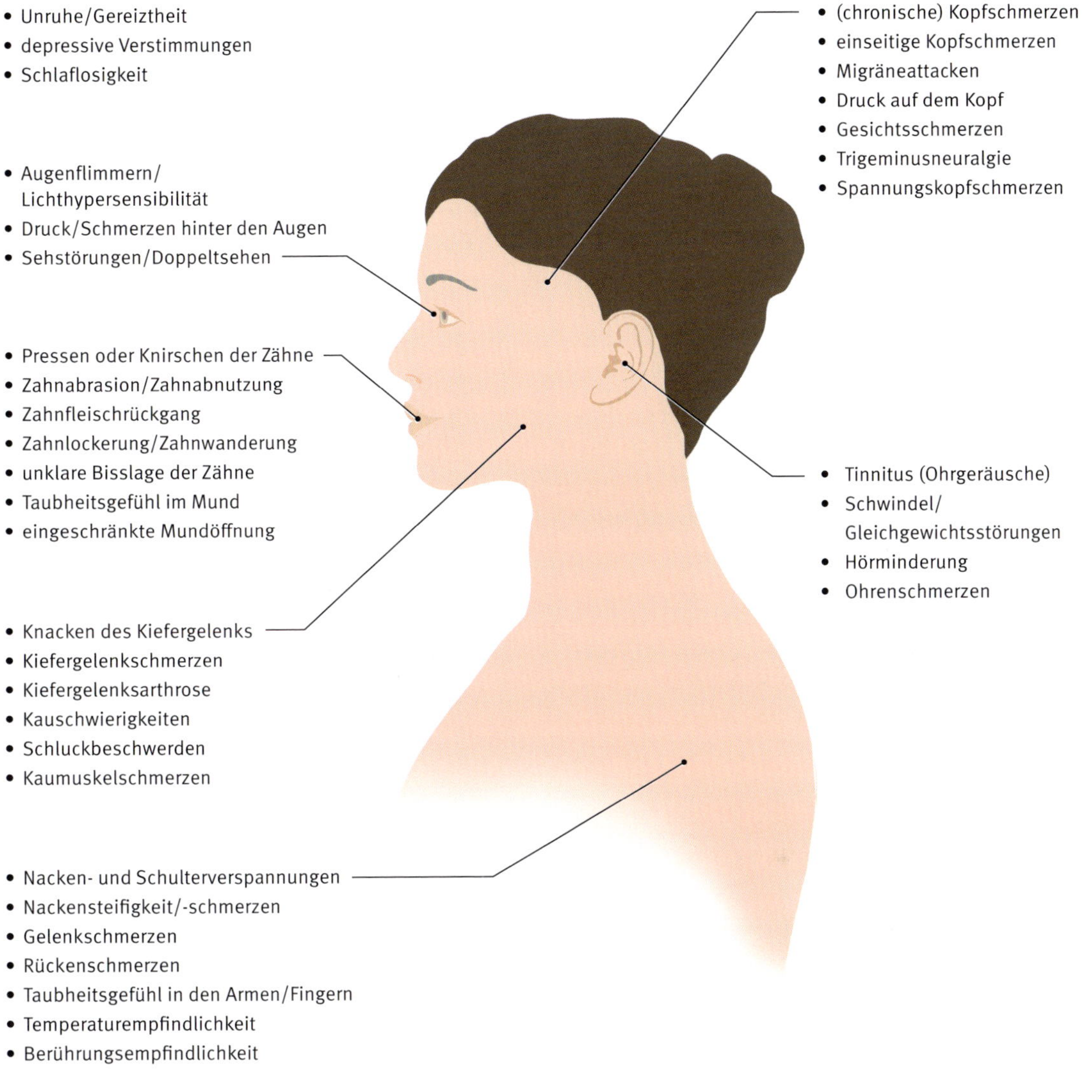

Typische CMD-Symptome

zu helfen: Der ganzheitliche und interdisziplinäre Blick auf eine CMD ist leider noch nicht sehr verbreitet. Und doch gibt es immer mehr Behandler, die die Beschwerden ihrer Patienten mit einer CMD in Zusammenhang bringen und sie dann an Zahnärzte verweisen, die sich mit CMD auskennen.

Die Symptome im Einzelnen

Nackenschmerzen

Über 80 Prozent der CMD-Patienten mit angespannter und druckschmerzhafter Kaumuskulatur leiden auch unter Nackenschmerzen. Diese dehnen sich häufig in den Schulterbereich aus. Die Ursachen sind sowohl muskuläre als auch neuronale, sprich nervliche Funktionsketten.

Die muskulären Funktionsketten entstehen durch Zug und Gegenzug. Eine Spannung in den stärksten Kaumuskeln – Masseter- und Schläfenmuskel – bewirkt eine latente Drehung des Kopfs nach vorne.

Die Folge ist, dass unsere Nackenmuskulatur unbemerkt dagegenhält und den Kopf nach hinten zieht, um so dessen aufrechte Haltung zu gewährleisten. Schließlich müssen wir erhobenen Hauptes durchs Leben gehen, allein schon, um unsere Umgebung besser sehen zu können.

Neuronale Zusammenhänge zwischen Kaumuskulatur und Nacken basieren auf der Tatsache, dass der durch eine CMD am meisten betroffene und involvierte Hirnnerv, der Trigeminusnerv, auch Ausläufer im Bereich der Halswirbelsäule hat. Vereinfacht gesagt: Ärgern wir den Trigeminus im Bereich des Gesichts und Kiefers, indem wir ihn permanent reizen und unter Dauerstrom setzen, piesackt er uns auch im Nacken, erst mit Verspannungen, dann mit Schmerzen in Nacken und Schultern.

Kaumuskelschmerzen

Die Evolution hat unsere Kaumuskulatur für den optimalen Kauvorgang sehr sensibel und feinmotorisch ausgestattet. Sie ist von Nervenrezeptoren durchzogen, die für die Feinabstimmung des Kauvorgangs sorgen, den sogenannten propriozeptiven Sensoren. Diese arbeiten eng mit den sehr sensiblen Nervenrezeptoren in unseren Zähnen und im Kieferknochen, den Nozizeptoren, zusammen. Sie informieren uns, wenn wir beispielsweise auf den häufig bemühten Kirschkern beißen oder auch nur ein dünnes Härchen zwischen den Zähnen haben. So sensibel diese Muskulatur in der Wahrnehmung derartiger Reize ist, so unsensibel ist sie in der Erkennung des eigenen Zustands. Bemerken wir Verspannungen in der Kaumuskulatur dann selbst, ist das ein klares Anzeichen für eine bereits länger bestehende CMD mit muskulärer Beteiligung, da wir Schmerzen in der Kaumuskulatur erst im fortgeschrittenen Stadium bewusst wahrnehmen. In früheren Phasen kann man sie beim Abtasten der Muskeln mit den Fingern spüren. Man fühlt Knubbel und Verhärtungen in der Muskulatur, die sonst flach und weich ist, und erlebt ein unangenehmes Gefühl bis hin zum Schmerz. Viele Patienten glauben, es sei normal, dass es wehtut, wenn man auf diese Muskelpartien drückt. Doch das sollte nicht so sein.

Kopfschmerzen

Typische CMD-Kopfschmerzen strahlen vom Nackenbereich über den Hinterkopf in den Stirnbereich oberhalb der Augenbrauen und in den vorderen Schläfenbereich aus. Es handelt sich meist um Spannungskopfschmerzen. Sie treten häufig auf einer Seite, manchmal auch auf beiden Seiten des Kopfs auf.

Wichtig ist es, diese Kopfschmerzen von einer Migräne zu unterscheiden. Migräne ist meist einseitig und verbunden mit anderen begleitenden Symptomen. Hierbei kann es sich um Lichtempfindlichkeit, Übelkeit, Geräuschempfindlichkeit, Geruchsempfindlichkeit etc. handeln. Bei einer Migräne ist eine CMD-Therapie in der Regel nur bedingt wirksam. Schmerzen, die durch CMD in Stressphasen entstehen, können bei einigen Menschen jedoch auch eine Migräne auslösen. Eine CMD-Therapie kann für sie die Häufigkeit, Dauer und Schwere von Migräneanfällen reduzieren.

Bei einem Verdacht auf Migräne, aber auch bei allen anderen Kopfschmerzen, die sich nicht eindeutig in Zusammenhang mit den Zähnen und dem Kiefergelenk bringen lassen, ist der Rat eines Neurologen unbedingt erforderlich. Auch um frühzeitig ernsthafte Veränderungen im Bereich des Gehirns auszuschließen, etwa gut- oder bösartige Tumore, aber auch Blutergüsse unter der Schädeldecke, weil man sich den Kopf an einer Schranktür gestoßen hat oder aufgrund von Durchblutungsstörungen der gehirnversorgenden Blutgefäße. Nichts wäre fataler, als in einem derartigen Fall wertvolle Zeit mit einer CMD-Therapie verstreichen zu lassen, um nach einigen Monaten festzustellen, dass die Schmerzen eine andere Ursache hatten.

Kieferknacken und Kieferreiben

Ist die Gelenkscheibe nur teilweise verrutscht und nicht mehr in ihrer korrekten Position im Kiefergelenk, treten sehr häufig Knackgeräusche und unter Umständen auch Reibegeräusche beim Öffnen und Schließen des Mundes auf. Solange das Ganze nicht mit Schmerzen oder anderen behandlungsbedürftigen Symptomen verbunden ist, ist dies für erfahrene CMD-Therapeuten kein Grund für eine aufwendige Therapie. Wenn sich jemand allerdings durch diese Geräusche in seiner Lebensqualität beeinträchtigt fühlt, behandelt man bei diesen Patienten auch ein Knacken der Kiefergelenke.

Kiefergelenksschmerzen

Durch eine Überlastung oder Fehlbelastung in der Gelenkkapsel können Schmerzen in den Kiefergelenken ausgelöst werden. Ähnlich wie bei Blasen an den Füßen, die durch zu enge Schuhe auftreten, kann es auch im Kiefergelenk durch zu viel Druck des Unterkiefergelenkköpfchens in der Gelenkpfanne zu einer schmerzhaften Entzündung kommen. Sie ist vor allem beim Kauen oder Abbeißen eines Stücks Apfel oder Brot wahrnehmbar, manchmal sogar im Ruhezustand. Wenn Sie den Mund öffnen und die Kiefergelenke in Höhe der Ohren mit den Fingern betasten, können Sie diese Schmerzen meist ebenfalls auslösen. Besonders unangenehm und schmerzhaft ist eine Kiefersperre. Hierbei ist meist die Gelenkscheibe im Kiefergelenk, seltener das Kiefergelenkköpfchen, vollkommen verrutscht und blockiert das Gelenk. Ein Öffnen oder Schließen ist dann erstmal nicht mehr möglich. Patienten, bei denen dieses Phänomen auftritt, reagieren in solch einem Moment häufig panisch. Sie wissen nicht, ob und wie der Schmerz vergeht und ob sie den Mund jemals wieder schließen werden können. Sie können jeden, der diese Erfahrung macht beruhigen, auch sich selbst. Man kann diese Symptomatik sehr gut und recht schnell behandeln.

Augenbeschwerden

Viele CMD-Patienten leiden auch unter Sehstörungen. Sie beschreiben Doppelbilder, verschwommenes Sehen, Augenflimmern und ein Druckgefühl hinter den Augen. Die Ursachen sind nicht eindeutig erforscht, es liegt an zwei Dingen: zum einen vermutlich an Wechselwirkungen, die durch den bei einer CMD am meisten beteiligten Hirnnerv, den Trigeminusnerv, mit anderen Hirnnerven auftreten. Der Trigeminusnerv bewegt unter anderem die Augenmuskeln. Zum anderen ist unser Nacken entwicklungsgeschichtlich sehr eng mit unseren Augen verbunden: Für uns Menschen war es schon immer überlebenswichtig, den Kopf schnell zu bewegen und dabei trotzdem scharf zu sehen. Zur Abklärung ist bei Augenbeschwerden immer und unbedingt eine augenärztliche Untersuchung erforderlich, um andere Ursachen auszuschließen.

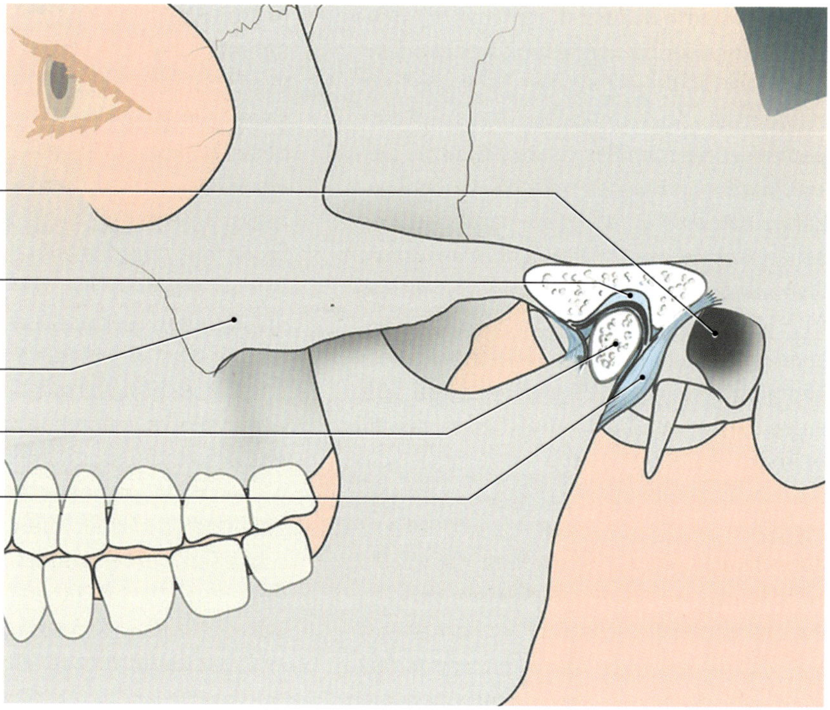

Das Kiefergelenk in seitlicher Ansicht

Ohrenschmerzen, Tinnitus, Schwindel

Ähnlich wie bei den Augen ist auch die Verbindung zwischen der CMD und Beschwerden, die mit den Ohren und Schwindel zusammenhängen, zu vermuten. Das Kiefergelenk liegt nur wenige Millimeter vom äußeren Gehörgang und dem Mittelohr entfernt. Allein diese anatomische Nachbarschaft erklärt, warum Patienten mit einer CMD zunächst eine HNO-Praxis aufsuchen, wenn sie Schmerzen in ihren Ohren wahrnehmen. Mögliche Wechselwirkungen zwischen dem Trigeminusnerv und dem 8. Hirnnerv – dem Nervus vestibulocochlearis –, der für das Hören und den Gleichgewichtssinn von Bedeutung ist, würden erklären, warum eine CMD-Therapie vielen Patienten, die unter Schwindel und Ohrgeräuschen leiden, helfen kann. Auch hier ist der Nackenbereich mit seinen Wechselbeziehungen zum Innenohr ein möglicher Auslöser von Beschwerden. Aber bevor Sie sich zu viele Hoffnungen machen, dass sich mit einer CMD-Therapie auch Ihr Tinnitus behandeln lässt, sollten Sie wissen, dass nur bei geschätzt jedem zehnten Menschen mit Tinnitus eine CMD-Therapie erfolgsversprechend ist. Und dies auch nur, wenn man frühzeitig, innerhalb der ersten Monate, mit der Behandlung beginnt. Schließlich ist ein Tinnitus umso schwerer zu behandeln, je länger er besteht. Damit hier keine wertvolle Zeit verloren geht, empfehle ich, möglichst alle sinnvoll erscheinenden Behandlungsmöglichkeiten – egal ob Hals-Nasen-Ohrenärztlich, physiotherapeutisch und zahnmedizinisch, gerne auch parallel – einzusetzen. (Allerdings lässt sich Tinnitus nur in wenigen Fällen effektiv behandeln. Häufig bedeutet das für Betroffene zu lernen, mit den Ohrgeräuschen zu leben und sie möglichst auszublenden.)

Beschwerden im Bereich der Zähne
Wer jahrelang intensiv knirscht, dessen Zähne weisen mitunter einen erheblichen Abrieb auf. Oftmals sind diese auf einige wenige Millimeter heruntergeknirscht und sehen wie glatte, flache Plateaus aus. Gleichzeitig kommt es, weil das empfindlichere Zahnbein auf den Kauflächen freigeknirscht wurde, nicht selten zu Aufbissbeschwerden beim Kauen.

Menschen, die ihre Zähne ungleichmäßig abgeknirscht haben, weil sie nur auf einer Seite knirschen, haben oft das Gefühl, dass die Zähne nicht richtig aufeinanderpassen und einzelne Zähne beim Aufbeißen mehr Druck abbekommen.

Außerdem können Zahnschmelzausbrüche im Zahnhalsbereich dafür sorgen, dass Süßes, Saures, Kaltes oder Heißes schmerzt. Der Grund sind die freiliegenden, sehr empfindlichen Zahnhälse.

Bei starken Knirschern beobachte ich auch sehr häufig Zahnfleischentzündungen: Werden die Zähne beim Pressen und Knirschen ständig ins Zahnfleisch gedrückt, führt das zu gerötetem und leicht blutendem Zahnfleisch.

Schluckbeschwerden
Verspannungen der Kau- und Zungenmuskulatur können sich auch in Schluckbeschwerden äußern, denn viele der beteiligten Muskeln setzen gerade im vorderen Halsbereich, auch am Kehlkopf, an. Ein kloßiges Gefühl oder ein Knacken im Bereich des Kehlkopfs beim Schluckvorgang sind hier typische Symptome. Um andere Ursachen, beispielsweise eine Veränderung der Schilddrüse oder Reflux, auszuschließen, sollte auch hier ein HNO-Arzt hinzugezogen werden. Liegen die Ursachen im Bereich der CMD, sind die Therapiechancen meist sehr gut.

Projizierter Schmerz, Triggerpunkte und ihre Schmerzfelder
Diffuse Zahnschmerzen, die sich nicht genau lokalisieren lassen, und Schmerzen im Kopf- und Gesichtsbereich haben sehr häufig ihre Ursache in Triggerpunkten in der Kau-, Kopf- und Gesichtsmuskulatur. Sie entstehen im Kieferbereich meist durch eine chronische Überlastung des Muskelgewebes. Diese neuralgischen Punkte lösen sogenannte projizierte Schmerzen aus. Sie entstehen in anderen Bereichen und strahlen praktisch von dort in einen gesunden Bereich aus. So kann es sein, dass Patienten über starke Zahnschmerzen in völlig gesunden Zähnen klagen, die ein Triggerpunkt in einem überlasteten Kaumuskel auslöst. Das ist leider ein nicht so seltener Grund für vielleicht vollkommen unnötige Wurzelkanalbehandlungen oder gar die Entfernung eines Zahnes. Spätestens wenn anschließend immer noch die gleichen Schmerzen bestehen, sollte man an Triggerpunkte als mögliche Auslöser denken.

Schmerzen vom Rücken bis in die Füße
Symptome, die auch erfahrene Ärzte häufig nicht mit dem Kieferbereich in Verbindung bringen, sind Beschwerden im unteren Bereich des Bewegungsapparats. Sie können bis in den unteren Rücken, das Kreuz-Darmbein-Gelenk, das sogenannte Iliosakralgelenk, aber auch in die Hüfte, die Oberschenkel, die Knie und sogar bis in die Füße ausstrahlen. Verspannungen und Fehlstel-

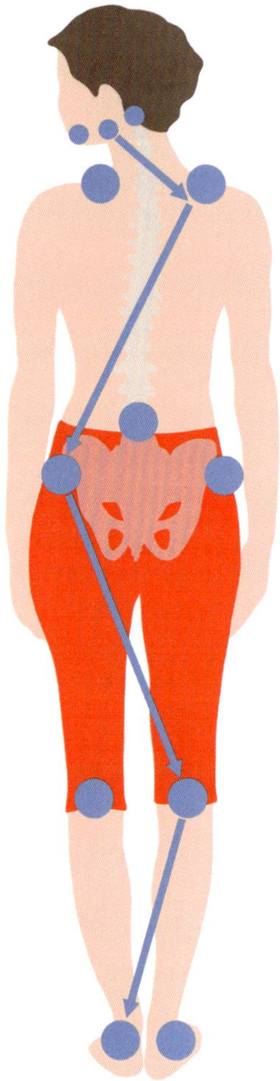

Von Kopf bis Fuß – alles hängt zusammen.

lungen, die durch eine CMD entstehen, werden durch Schonhaltungen, sowie Zug und Gegenzug von Muskeln, Bändern und Gelenken ausgeglichen. Das kann zur Folge haben, dass das einzige Symptom einer CMD, das man als Patient wahrnimmt, Schmerzen unter den Füßen sind, die sich etwa bei längerem Gehen bemerkbar machen.

Achtung – Herzinfarkt!

Auch wenn sich hinter vielen der hier beschriebenen Symptome häufig eine CMD versteckt, ist es enorm wichtig, gerade bei plötzlich auftretenden Schmerzen im Unterkiefer, in der Schulter, im Brustbein und im linken Arm als Allererstes an einen möglichen Herzinfarkt zu denken und diesen ausschließen zu lassen. Kommen eine blasse Gesichtsfarbe, Atemnot, innere Unruhe, Übelkeit oder kalter Schweiß hinzu, sollte sofort der Notarzt gerufen werden. Auch wenn mir dies zum Glück in meinen beinahe 30 Berufsjahren erspart geblieben ist, habe ich es doch immer im Hinterkopf. Denn nichts wäre fataler, als in einer derartigen lebensbedrohlichen Situation Zeit mit der Anleitung zu Kieferübungen zu verschwenden.

Kann ich jeden CMD-Patienten heilen?

Ganz klare Antwort: Nein!
Sie werden bei der Lektüre dieses Buches schnell erkennen, dass ich als Zahnarzt nur eine relativ kleine Rolle bei der Behandlung einer CMD spiele. Die wichtigste Person in meinem Therapiekonzept sind Sie selbst als Betroffener! Ich untersuche meine Patienten, erläutere ihnen die Befunde, gebe ihnen die für sie meiner Ansicht nach geeigneten Hilfsmittel an die Hand und koordiniere ihre Behandlung.
Um ihnen ihren aktuellen Zustand und unser gemeinsames Therapieziel zu visualisieren, verwende ich gerne das Bild der CMD-Ampel. Sie steht zu Beginn der Behandlung meist auf Rot oder Rot-Orange und sollte im Idealfall in wenigen Monaten dauerhaft grün leuchten. Um diesen Zustand zu erzielen, sind Sie selbst gefragt: Sie müssen sich im wahrsten Sinne des Wortes selbst helfen. Sie müssen die für Sie angefertigte Aufbissschiene in vorgesehener Weise tragen. Dann ist es notwendig, sich Zeit für weitere Therapien, beispielsweise eine manuelle Therapie, zu nehmen, Ihr Verhalten und Ihre Einstellung zu ändern und die ausgewählten Übungen durchzuführen.
Aufgrund meiner langjährigen Erfahrung kann ich nach dem ersten Gespräch recht gut einschätzen, ob auch seelische Einflüsse zur CMD beitragen. Ob Patienten dies für sich jedoch akzeptieren und an diesem Thema arbeiten wollen, kann ich nicht beeinflussen.
Einige Patienten möchten schnelle einfache Hilfe. Sie haben ihre eigene Vorstellung von den Ursachen und sind nicht bereit, etwas zu verändern oder psychotherapeutische Unterstützung in Anspruch zu nehmen. Manchmal erkenne ich das im ersten Gespräch und spreche es offen an. Dann kann es auch sein, dass keine Behandlung durch mich stattfindet.
Manchmal stellen sich solche Zusammenhänge auch erst im Laufe der Behandlung heraus: Wenn beispielsweise die gestresste Managerin wegen eines 14-Stunden-Tages keine Zeit hat, Termine für die manuelle Therapie wahrzunehmen oder wegen ihrer vielen Meetings die Aufbissschiene tagsüber zu tragen, obwohl es in ihrem Fall sinnvoll wäre. Dann kommt man bei Patienten, deren CMD-Ampel auf Rot steht, vielleicht in den orangefarbenen Bereich, selten aber dauerhaft in eine grüne Ampelphase. In dieser grünen Phase ist eine weitestgehende Beschwerdefreiheit erreicht und die durch die CMD verursachten Symptome sind im Alltag in den Hintergrund gerückt.

Untersuchung und Diagnostik der CMD

Vor der Diagnose »CMD« steht immer eine umfassende und genaue Untersuchung. Diese umfasst verschiedene Bereiche, um dem diagnostischen Chamäleon auf die Spur zu kommen.

Als Erstes Informationen sammeln

Studien zufolge liefert die Anamnese, die professionelle Erfragung medizinisch relevanter Informationen, 75 Prozent der Informationen bei der Diagnose funktioneller Körperbeschwerden mit andauernden, zum Teil chronischen Symptomen. Lediglich zehn bis 15 Prozent trägt im Vergleich dazu die eigentliche körperliche Untersuchung zur Klärung bei. Man könnte demnach behaupten, dass die Anamnese bei der CMD-Diagnostik fünf Mal wichtiger ist als der anschließende körperliche Check-up.

Zwei Anamnesebögen zum Ausfüllen

Um dem diagnostischen Chamäleon auf die Spur zu kommen, erhalten CMD-Patienten zwei Anamneseformulare:

1. ein Anamneseformular mit Fragen zur Allgemeingesundheit und der zahnmedizinischen Vorgeschichte, das in jeder Zahnarztpraxis mehr oder weniger ähnlich ist.
2. in einer auf CMD spezialisierten Zahnarztpraxis mindestens einen weiteren Anamnesebogen mit Fragen, die sich rein auf die CMD-Symptomatik beziehen. Diese Fragen gehen auf körperliche wie auf psychosoziale Aspekte ein, die im Zusammenhang mit einer CMD stehen könnten.

Der zweite Fragebogen bietet im Idealfall neben Ankreuz- und Textfragen auch die Möglichkeit, körperliche Beschwerden in abgebildeten Körperregionen (Auge, Arme, Hände, Rücken, Beine …) einzuzeichnen. Denn ein Bild sagt oft mehr als tausend Worte: Menschen fällt es oftmals leichter, die schmerzhafte Stelle in einem Bild zu lokalisieren, als sie präzise mit Worten wie »Schlüsselbein« oder »Schulter« zu beschreiben. Möglicherweise fehlt ihnen auch die Kenntnis des jeweiligen Fachausdrucks. Gleichzeitig erahnen manche Patienten schon, dass langjährige Beschwerden, die sie gar nicht mit ihrer Kieferregion in Zusammenhang gebracht haben, womöglich von einer CMD rühren können.

Fotostatus wird erstellt

Im Anschluss an das Ausfüllen des Anamnesebogens wird im Fotostudio der Praxis ein sogenannter Fotostatus erstellt. Dieser umfasst ein Porträt und verschiedene Ansichten der Zähne im Ober- und Unterkiefer. Die Fotos liefern wichtige Informationen über eventuelle Ursachen und Folgen der CMD. Hierzu gehören die Abnutzung der Zähne, eventuelle Bissfehlstellungen, muskuläre Auffälligkeiten, Asymmetrien im Bereich der Zähne und des Gesichts usw. Die Bilder dienen der Diagnostik, aber auch der Dokumentation des Ist-Zustands.

Zwei-Waagen-Test

Es folgt der sogenannte Zwei-Waagen-Test. Hierbei bitten wir in meiner Praxis den Patienten, sich mit zusammengebissenen Zähnen mit jedem Fuß auf jeweils eine normale Personenwaage zu stellen und geradeaus zu schauen. Das Procedere wird dann mit einem Holzspatel, der locker zwischen den Zähnen gehalten wird, wiederholt. Eine Differenz zwischen den Gewichtsanzeigen von fünf Kilogramm oder mehr weist auf eine Ungleichmäßigkeit in der Körperstatik hin. Ergibt sich mit dem Holzspatel eine deutliche Veränderung dieser Differenz, liegt es nahe, dass ein Zusammenhang zwischen dem Kieferbereich und einer Dysbalance im unteren Bewegungsapparat, beispielsweise einer Blockade im Kreuz-Darmbein-Gelenk, besteht. Diese Information erhalten auch Manualtherapeuten, zu denen der Patient gegebenenfalls im weiteren Verlauf der Behandlung überwiesen wird. So geht man sicher, dass sie diesen Aspekt in ihre Untersuchung und Therapie mit einfließen lassen.

Das Gespräch auf Augenhöhe führen und die CMD einkreisen

Die Patienten sind für mich die eigentlichen Therapeuten ihrer CMD. Umso wichtiger ist es in meinen Augen, dass wir von Anfang an auf Augenhöhe miteinander sprechen.

Das Gespräch führe ich daher an einem runden Tisch, der in jedem Behandlungs- und Untersuchungszimmer steht – und nicht am Behandlungsstuhl! Am besten schon mit einem Lätzchen um den Hals und leicht nach hinten gefahrenem Stuhl. Nein. So gelingt keine Augenhöhe, bei der die Patienten in die Selbstverantwortung kommen und sich als vollwertige Partner verstanden wissen. Um dem vorzubauen, lasse ich im Erstge-

Patientin auf zwei Waagen mit Holzspatel

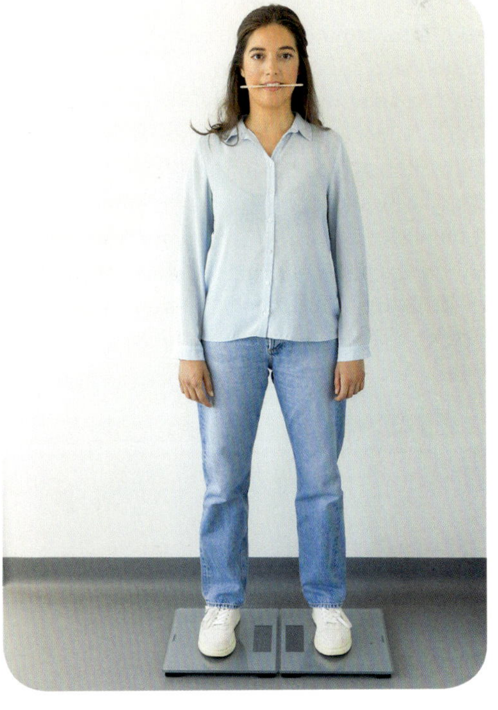

spräch auch den Patienten erst einmal erzählen. Dabei achte ich auf das, was mir gesagt wird, aber auch auf die Körpersprache, die Mimik und die Bewegungen des Kiefers beim Sprechen. So kann ich zum Beispiel erkennen, ob die Person, die mir hier gegenübersitzt, eher verschlossen oder offen ist. Sind Asymmetrien zu erkennen, beißt sie sich beim Sprechen vielleicht auf die Lippe oder presst sie den Kiefer zusammen? Selbst wenn Patienten nichts sagen, weil sie beispielsweise meiner nächsten Frage lauschen, kann ich erkennen, dass sie an der Lippe kauen oder die Zähne fest zusammenbeißen. Und es können durchaus auch Tränen fließen. Das vermittelt mir, dass die Person vor mir eine lange Leidensgeschichte hinter sich hat, verzweifelt und am Ende ihrer Kräfte ist. Auch das ist wichtig zu wissen. Vor allem wenn es darum geht, die Reihenfolge der ersten Therapiemaßnahmen festzulegen.

Da wir in diesem ersten Gespräch komplexere Zusammenhänge streifen können, befinden sich auf dem Tisch und an der Wand am Tisch anatomische Modelle der Kaumuskeln und der Kiefer sowie Poster und Tafeln. Anhand deren kann ich Patienten einfach und verständlich zeigen, wie die von ihnen beschriebenen Beschwerden möglicherweise mit anderen Strukturen zusammenhängen.

Im Fokus: Hauptbeschwerden und Abhilfe

Zu diesem Zeitpunkt sind die beiden für mich wichtigsten Fragen, die ich im Verlauf des Kennenlernens an die Patienten richte:

- Was sind Ihre Hauptbeschwerden?
- Welche dieser Beschwerden würden Sie in welcher Reihenfolge am schnellsten loswerden wollen, käme eine Wunschfee angeflogen?

Manchmal stelle ich bereits an diesem Punkt fest, dass ich nicht der alleinige Ansprechpartner sein sollte oder womöglich nicht der richtige bin. Beispielsweise gibt es Patienten mit dicken Aktenordnern und einer Einkaufstasche voller Gipsmodelle und alter Aufbissschienen, die aufzählen, welche nationalen und internationalen Koryphäen sich bereits vergeblich versucht haben, und die mir erklären, wie ich sie jetzt genau zu behandeln habe. In dem Fall ist die Wahrscheinlichkeit groß, dass auch ich nicht die Lösung für ihre Probleme sein werde. Ich kann keine verflossene Liebe zurückholen, keinen Kinderwunsch wahrmachen, keine traumatische Kindheit ungeschehen machen. In diesen Fällen ist meist zusätzlich ein Therapeut hinzuzuziehen. Wir in unserer Praxis können mit der CMD-Therapie dann lediglich die Begleitmusik sein, um Symptome zu mildern und Folgeschäden im CMD-Regelkreis vorzubeugen.

Hintergrundwissen Anamnese

Der griechische Arzt Rufus von Ephesos (80–150 n. Chr.) war der erste, der vor nahezu 2000 Jahren ein Buch ausschließlich über die Befragung der Patienten verfasste. Seitdem ist die systematische Erfragung der Vorgeschichte, die Anamnese, das erste und eines der wichtigsten Elemente, um zu prüfen, ob eine Erkrankung vorliegt und wie die eventuelle Diagnose lauten könnte.

Gemeinsames Besprechen des Anamnesebogens

Bei den meisten Patienten sind die geschilderten Beschwerden jedoch aus dem Symptomkreis der CMD. So gehen wir gemeinsam die in der schriftlichen Anamnese gemachten Angaben durch. Ich hake nach, will Näheres wissen und mache Notizen. Zum Beispiel, wenn angekreuzt wurde, dass die Beschwerden zu bestimmten Zeiten auftreten, in der letzten Zeit zugenommen haben oder im Urlaub zurückgehen usw.

Beschreibt ein Patient Symptome, die über den Kiefer- und Zahnbereich hinausgehen, frage ich, ob kürzlich eine fachärztliche Untersuchung stattgefunden hat. Wenn das nicht der Fall ist, bitte ich die Person, sich auch diesbezüglich untersuchen zu lassen. Bei starken, länger andauernden oder häufigen Kopfschmerzen rate ich entsprechend zu einer neurologischen Untersuchung, bei Symptomen im Augenbereich, im Hals-, Nasen- und Ohrenbereich oder aus dem orthopädischen Bereich zu entsprechenden Facharzt-Besuchen. Wichtig ist es für mich als Zahnarzt, immer auch an andere Ursachen zu denken, die ernsthafte und unter Umständen lebensbedrohliche Folgen haben könnten. So habe ich einen Patienten im fortgeschrittenen Alter, dem sein Orthopäde wegen Schmerzen im Brustbein bei Anstrengung empfohlen hatte, eine CMD-Untersuchung durchführen zu lassen, gebeten, sich auch bitte umgehend bei einem Kardiologen vorzustellen. Wie sich herausstellte, hatte er Glück im Unglück: Aufgrund einer Arteriosklerose war er kurz davor, einen Herzinfarkt zu erleiden. Mehrere Stents bauen diesem Risiko heute vor.

Entsprechend empfehle ich bei Hinweisen auf psychische Probleme wie beispielsweise Depressionen, Angststörungen oder psychische Traumata eine psychotherapeutische Beratung und, falls erforderlich, Behandlung. Sonst würde ich eventuell nur die Symptome vorübergehend lindern, ohne dass die wahren Ursachen angegangen würden.

Sicherheit aufbauen für Patient und Behandler

Wer seit langer Zeit unter Schmerzen leidet, bewegt sich irgendwo zwischen Verunsicherung und Hoffnungslosigkeit – mit all ihren psychischen Folgen. Den Patienten im Gespräch zu erklären, warum die verschiedenen Symptome, die sie bei sich selbst beobachtet haben, durchaus plausibel und keine Einbildung sind, ist häufig schon der erste Therapieschritt.

Entscheidend bei diesem Gespräch ist es – wie so oft im Leben –, keine voreiligen Schlüsse zu ziehen. Erst müssen alle Informationen auf dem Tisch liegen. Entwickelt sich durch unsere Unterhaltung die Vermutung, dass ein übermäßiger nächtlicher Zahnkontakt durch Knirschen oder Pressen der auslösende oder unterhaltende Faktor der CMD ist, veranlasse ich im Anschluss eine Abformung des Oberkiefers mit dem Ziel, eine Diagnostikschiene anzufertigen (warum das wichtig ist, darauf gehe ich am Ende dieses Kapitels ein, Seite 38).

Die zahnärztliche Untersuchung bei CMD

Selbst wenn die Anamnese und das Gespräch erste wichtige Informationen für die Diagnose einer CMD liefern, kommt man leider nicht umhin, eine Untersuchung im Behandlungsstuhl vorzunehmen.

Körperliche Untersuchung

Die Basis bildet eine normale zahnärztlich Untersuchung mit Fokus auf eine CMD. Sie umfasst neben der Untersuchung des Zahnfleischs und der Schleimhäute auch die Kontrolle der Zähne und der Zunge. Anhand von Auffälligkeiten in diesen Strukturen gewinnt man Erkenntnisse über das Vorliegen und die Muster schädlicher Angewohnheiten – sogenannter Habits – durch Pressen und Knirschen mit den Zähnen.

Geschädigt können beispielsweise sein:

- der Zahnhalteapparat mit dem Zahnfleisch;
- die Zunge. Sie kann durch Zungenpressen oder Zungenkauen Zahnabdrücke aufweisen und verletzt sein;
- die Wangen. Manche Menschen haben die Angewohnheit, eine Wange anzusaugen und auf ihr herumzukauen. Sie weist dann zum Beispiel eine weiße Rille auf, die die Zähne an ihr hinterlassen haben;
- die Zähne. Anhand der Abnutzung und Schädigung der Zähne – etwa durch Risse, durch Knirschen freigelegtes Zahnbein, Zahnhalsdefekten und abgebrochenen Schneidekanten – lässt sich erkennen, ob ein Pressen und/oder Knirschen vorliegt bzw. -lag. Man kann leider meistens nicht ohne weiteres sehen, wann das Ganze passiert ist – ob in den letzten Tagen, vor kurzem oder vor vielen Jahren. Hier liefert die bereits erwähnte Diagnostikschiene (Seite 38) genauere Erkenntnisse.

Ebenso lässt die Verteilung der Schädigungen der Zahnsubstanz über den Zahnbogen erkennen, ob jemand eher auf den Schneidezähnen oder im Backenzahnbereich knirscht oder nur presst. So sind Patienten häufig erstaunt, wenn ich sie frage, ob sie vorzugsweise auf dem Bauch liegend schlafen und dabei ihre Hand unter die linke oder rechte Wange legen. Auch auf solche Habits lässt die unterschiedliche Abnutzung der Zähne Rückschlüsse zu. Gleichzeitig ist es möglich, entsprechende Tipps zu geben. Dazu aber im Kapitel über Schlaf (Seite 152) mehr.

Zunge mit Zahnimpressionen

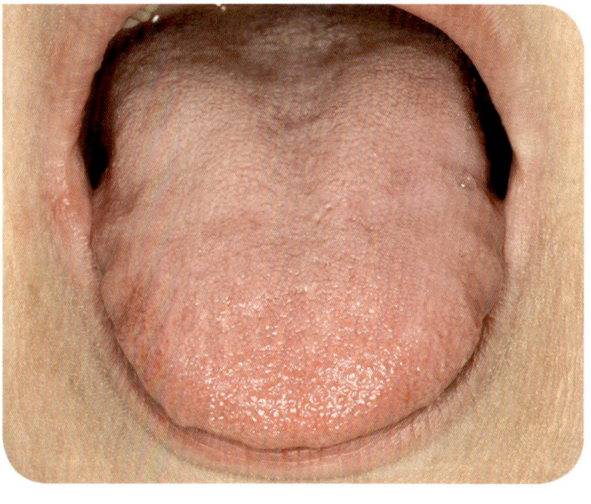

Klinische Funktions- und manuelle Strukturanalyse

Nun kommen wir zur eigentlichen CMD-Untersuchung. Sie dient dazu, festzustellen, ob eine CMD vorliegt, und wenn ja, welche genaue Diagnose ihr zugrunde liegt. Hiervon hängt ab, ob überhaupt eine CMD-Therapie erforderlich ist und wie sie aussehen sollte.

Asymmetrien und Haltung

Asymmetrien können Asymmetrien der Kopfhaltung, des Gesichts, des Kiefers und der Öffnungsbewegung des Unterkiefers sein. Diese beobachte ich meist bereits während des Gesprächs am Tisch. Aber auch ungleichmäßige Kaumuskeln können zu Asymmetrien führen. All diese Beobachtungen liefern wichtige Informationen für die Untersuchung und die spätere Diagnose. Zudem prüfen wir: Ist die Kopfhaltung gerade, zur Seite oder nach vorne geneigt? Ist der Unterkiefer gleichmäßig gewachsen oder auf einer Seite verkürzt?

In der Regel liegt bei einer Mundöffnung, bei der der Unterkiefer zu einer Seite abweicht, eine Bewegungseinschränkung des Kiefergelenks auf dieser Seite vor. Dem gehe ich dann mit weiteren Untersuchungen auf den Grund und schaue, was dort genau los ist.

Beweglichkeit des Kiefers

Mit der Erfassung der Bewegungsgrade des Unterkiefers geht es weiter in der Untersuchung. Normwerte bestimmen die maximale Öffnung, den Vorschub, die Fähigkeit, den Unterkiefer zurückzuziehen, und die Seitwärtsbewegung nach rechts und links. Diese messe ich in Millimetern mit einem Messschieber und ich notiere auch, ob bei der jeweiligen Bewegung Schmerzen aufgetreten sind. Einschränkungen dieser Beweglichkeiten können muskuläre, aber auch gelenksbezogene Ursachen haben. Bei Patienten, die ihre Muskulatur aufgrund einer hohen inneren Anspannung – meistens verursacht durch Stress – überbeanspruchen, steht diese eingeschränkte Beweglichkeit fast immer mit auffälligen Befunden bei der Untersuchung der Muskulatur – sprich mit Schmerzen beim Abtasten der Muskeln – in Zusammenhang (dazu später mehr, Seite 33). Die Patienten haben dann Probleme, ihren Mund im Normbereich von 49–56 Millimetern zu öffnen.

Zeigt sich bei der Untersuchung, dass die Bewegungsgrade zwar im Normbereich liegen, die Muskelbefunde aber trotzdem auffällig sind, ist dies ein erster Hinweis, dass ein seelisches Trauma bei der Entstehung der CMD-Beschwerden mit hineinspielen könnte. Liegt die Beweglichkeit oberhalb der Norm, kann dies wiederum an einer woher auch immer stammenden allgemeinen Bindegewebsschwäche liegen. Diese Patienten können meist auch andere Gelenke, zum Beispiel den kleinen Finger, deutlich überstrecken. Aber auch eine ausgeleierte Kiefergelenkkapsel durch eine gewaltsame Überdehnung über einen längeren Zeitraum, beispielsweise bei einer schwierigen operativen Entfernung eines Weisheitszahns, kann zu einer Überbeweglichkeit im Kiefergelenk führen. Die Bänder in diesem Gelenk sind nämlich recht starr und sind sie einmal überdehnt und dadurch verlängert, können sie sich nicht mehr verkürzen. Für diese Beanspruchung ist das menschliche Kiefergelenk einfach nicht gemacht.

Knacken und Reibegeräusche

Der nächste Punkt, den ich untersuche, ist, ob es zu einem Knacken und Reibegeräuschen im Bereich der Kiefergelenke kommt, wenn der Kiefer bewegt wird oder wenn ich leichten Druck auf die Gelenke ausübe.

Das Knacken allein, ohne gleichzeitig vorhandene andere schmerzhafte Befunde wie beispielsweise muskuläre Beschwerden, ist nicht in erster Linie behandlungsbedürftig. Es entsteht, neben anderen, selteneren Ursachen, am häufigsten dadurch, dass unsere knorpelige Gelenkscheibe im Kiefergelenk, der sogenannte Diskus, nach vorne verrutscht ist. Sie wirkt wie ein Stoßdämpfer – ähnlich wie eine Bandscheibe in der

Wirbelsäule, die dafür sorgt, dass die Wirbelknochen nicht aufeinanderdrücken und sich bei jeder Bewegung abreiben. Der Stoßdämpfer Diskus verhindert, dass das Gelenkköpfchen des Unterkiefers ungeschützt in der Gelenkpfanne reibt. Denn unterstützt durch die Kraft unseres stärksten Muskels wäre das so, als würde ein niemals schlafender und schlecht gelaunter Kraftprotz mit einem knöchernen Mörser jahrein jahraus in einer knöchernen Schale reiben.

Ist der Diskus leicht nach vorne verrutscht, berichten Patienten meist von einem Knackgeräusch, das sie selbst auch im Alltag bei ihrer Mundöffnung wahrnehmen. Ist das Knacken nur durch den von mir erzeugten Druck auf den Kiefer auszulösen, spricht man von einer kompensierten Verlagerung des Diskus. Das ist vergleichbar mit der Herzuntersuchung mit einem Ruhe- und einem Belastungs-EKG. Im Alltag sind die Beschwerden noch nicht zu erkennen. Bei Belastung kann sich jedoch eine Tendenz abzeichnen, dass sich hier Symptome entwickeln. Für uns ist dies unter Umständen und wenn Patienten dies ausdrücklich wünschen, ein Anlass, prophylaktische Maßnahmen zu ergreifen und späteren Symptomen vorzubeugen.

Übrigens: Je dicker und weniger verschlissen der Diskusknorpel ist und je verspannter die für den Mundschluss verantwortlichen Kaumuskeln sind, desto lauter das Knacken. Das bedeutet im Umkehrschluss: Hat sich der Diskus durch jahrelanges Knacken abgenutzt und ist flacher geworden oder werden die Muskeln entspannter und wird das Kiefergelenkköpfchen nicht mehr mit so viel Kraft in die Gelenkpfanne gedrückt, wird auch das Knacken leiser. Daher lässt sich bei vielen Patienten mit Knacken und verspannter Muskulatur im Laufe der Behandlung ein Rückgang des Knackens allein durch eine Normalisierung des Muskeltonus beobachten.

Bleiben muskuläre Verspannungen unbehandelt, kann sich der leicht verrutschte Diskus durch den ständigen Druck des Gelenkköpfchens ganz nach vorne verlagern. Ist die Gelenkscheibe in vollem Ausmaß vor das Kiefergelenkköpfchen gerutscht, liegt sie wie ein Türkeil vor dem Gelenkköpfchen und blockiert die Mundöffnung. Diese ist dann meist nur noch sehr schmerzhaft möglich und deutlich eingeschränkt. Oftmals passt dann nur noch ein Zeigefinger zwischen die Schneidezähne. Man spricht in dieser Situation von einer totalen Diskusverlagerung ohne Rückstellung. Hier ist eine umgehende schmerzstillende und entlastende Behandlung erforderlich, da das knöcherne Gelenkköpfchen jetzt mit voller Kraft in die empfindliche Gelenkkapsel drückt.

Das Reiben nehmen Patienten wahr, wenn die Gelenkscheibe stärker abgenutzt oder verlagert ist. Daraus kann ich folgern, dass ein Verdacht auf eine Osteoarthrose oder, bei gleichzeitig auftretendem Schmerz im Gelenk, Osteoarthritis vorliegen könnte. Die Geräusche, die dann entstehen, hören sich oftmals so an, als habe man Sand oder Kies im Gelenk. Dieses Reiben ist nicht zu verwechseln mit dem Kiefergelenkknacken. Die Ursache liegt in einer über einen längeren Zeitraum bestehende Fehlbelastung und Überlastung im Gelenk und der daraus resultierenden Schädigung der dortigen festen Strukturen. In der Regel ist dies, wenn keine Schmerzen auftreten, nicht weiter schlimm und wir können damit 100 Jahre alt werden. Es reibt und knackt auch in anderen Gelenken. Nur haben wir dort in unmittelbarer Nähe keine Ohren. Sie signalisieren, dass etwas nicht mehr so ist, wie von der Natur ursprünglich vorgesehen.

Capsulitis – Gelenkkapselentzündung

Wenn es durch einen ständigen und übermäßigen Druck des Kiefergelenkköpfchens in der Gelenkpfanne zu einer Reizung der Gelenkkapsel kommt, spricht man von einer Capsulitis. Die Endung »-itis« steht in der Medizin immer für das Vorliegen eines entzündlichen Vorgangs. Nur, dass es sich hierbei um eine Entzündung mit einer mechanischen Ursache und nicht um eine durch Bakterien oder Viren hervorgerufene Entzündung handelt. Um sich das besser vorstellen zu können, vergleiche ich das gerne mit einem Schuh, der zu eng ist und drückt. Die hierbei entstehende flüssigkeitsgefüllte Blase an den Füßen ist ebenfalls eine Entzündung mit einer mechanischen Ursache. Im Kiefergelenk kann es analog genauso zu einer Reizung des Gewebes oder gar einer schmerzhaften Flüssigkeitsansammlung kommen. In dem Fall ist der Schuh als Verursacher des Drucks das Kiefergelenkköpfchen.

Um festzustellen, ob eine Reizung der Gelenkkapsel vorliegt oder nicht, taste ich zunächst das Gelenkköpfchen von außen vor dem Ohr und im Gehörgang mit einem leichten Druck von zirka 500 Gramm ab. Für die genauere Untersuchung einer möglichen Capsulitis übe ich auf den Unterkiefer und damit auch auf das Kiefergelenkköpfchen in verschiedenen Richtungen leichten Druck aus. Mit einem vorher vereinbarten Handzeichen geben mir die Patienten eine Rückmeldung, ob sie einen Schmerz oder ein unangenehmes Gefühl verspüren. (Bei Vorliegen eines Tinnitus kann es sein, dass dieser verstärkt oder reduziert wird.) Durch diese Informationen kann ich erkennen, in welcher Richtung die Überlastung des Kiefergelenks erfolgt, und daraus die Ursache und erforderliche Therapie einkreisen.

Treten die Schmerzen bei einem Druck des Kiefergelenkköpfchens nach hinten auf, ist dies meist sehr schmerzhaft, weil gerade hier im Gelenk die sogenannte bilaminäre Zone liegt, die mit sensiblen Nerven durchzogen und dadurch besonders empfindlich ist. So haben zum Beispiel Patienten mit einem tiefen Biss, bei dem die oberen Schneidezähne die unteren sehr weit überdecken, recht häufig eine Capsulitis mit Beschwerden im hinteren und oberen Anteil der Gelenkkapsel. Dies liegt daran, dass durch diese Bissfehlstellung und gleichzeitig häufigen Zahnkontakt, zum Beispiel durch Pressen, der Unterkiefer nach hinten gezwängt wird. Ist dies der Fall, ergibt sich für die ersten Schritte der Therapie die Notwendigkeit, dem Unterkiefer die Möglichkeit zu geben, durch eine entsprechend gestaltete Aufbissschiene frei nach vorne zu kommen und so das Gelenk zu entlasten.

Verspannte Kaumuskulatur

Da es sich bei einer CMD in den meisten Fällen um muskuläre Funktionsstörungen durch eine Überlastung der Kaumuskeln infolge von Knirschen und Pressen handelt, kommt dieser Untersuchung eine besondere Bedeutung zu. Schließlich führt das zu einer verminderten Durchblutung und zu Mikroverletzungen der betreffenden Muskeln. Wissen wir, welche Muskeln in welchem Maße verspannt sind und schmerzempfindlich reagieren, lässt das Rückschlüsse auf das Press- und/oder Knirschverhalten zu. Denn bestimmte Muskeln werden nur beim Zubiss, also auch beim Zusammenpressen der Zähne, aktiviert, andere wiederum mehr bei

Seitwärtsbewegungen des Kiefers, wie sie beim Kauen beziehungsweise Knirschen auftreten. Mit den Fingern ertaste ich bei diesem Untersuchungsschritt, ob Verhärtungen und Knoten in den Muskeln zu fühlen sind und ob sich bei Druck Missempfindungen oder Schmerzen auslösen lassen.

Hinter dem Patienten sitzend, untersuche ich so systematisch Muskel für Muskel, teilweise mit mehreren Druckpunkten je Muskel. Häufig geben Patienten bei Druck auf sogenannte Triggerpunkte in den Kaumuskeln auch eventuell vorhandene ausstrahlende Schmerzen in anderen Bereichen des Kopfs an, zum Beispiel in den Zähnen oder in der Stirn oberhalb der Augen.

Da einige Bereiche nicht mit den Fingern zu erreichen sind, weil sie im Inneren des Kopfs liegen, führe ich hier sogenannte isometrische Tests durch. Dazu bitte ich den Patienten, sein Kinn nach links zu drehen, und taste links oben an seinem Kaumuskel, ob er dort Schmerzen spürt. Durch eine vorher vereinbarte Handmeldung zeigt er mir, wenn dem so ist. Anschließend möchte ich genau wissen, ob es nur etwas geschmerzt hat, sehr oder extrem. Das vermerke ich dann mit einem + oder ++. Wenn z. B. der Massetermuskel bei der Palpation mit 1 Kilogramm Anpressdruck etwas schmerzt, notiere ich den »M. masseter« im Befund. Schmerzt er sehr, kommt ein + dahinter. Schreit der Patient vor Schmerz gar auf, sind es zwei ++.

Ruhelage des Unterkiefers

Selbst bei Menschen ohne CMD gibt es niemals einen dauerhaften, auf wenige Mikrometer genau festgelegten, idealen Ruheort für den Unterkiefer auf den Oberkieferzähnen. Dafür ist im Laufe des Lebens zu viel Bewegung im Mund. Die Zähne verschieben sich, der Kieferknochen verändert sich durch den dauerhaften Druck von Zunge und Muskeln, die Kaumuskeln verspannen und entspannen sich und die Kiefergelenke sind ebenfalls einem langsamen, aber stetigen Umbau unterworfen. Dennoch ist es für mich sehr wichtig zu sehen, wo der Unterkiefer am liebsten zu liegen kommen möchte, wenn er könnte, wie er wollte. Dazu nutze ich einen einfachen Trick, denn der Unterkiefer ist ein großer Vergesser.

Watterollen-Test

Ich bitte den Patienten, für 20 Sekunden ganz leicht auf zwei Watterollen zu beißen. Danach entferne ich diese und bitte ihn, den Mund zehnmal weit zu öffnen und zu schließen, ohne dass die Zähne sich berühren, und anschließend weit geöffnet zu lassen. Dann weise ich ihn an, den Mund in Superzeitlupentempo und ganz vorsichtig zu schließen, als bestünden die Zähne aus hauchdünnem Glas. Die Stelle, an der er den ersten Kontakt seiner Zähne aufeinander spürt, bitte ich ihn, mir mit einem Finger zu zeigen. Hier nämlich würde der Unterkiefer gerne schließen, wenn die Verzahnung mit den Oberkieferzähnen nicht wäre und die Muskulatur und die Nerven allein zu bestimmen hätten, wie der Unterkiefer schließt. Der Fachausdruck für diese Bissposition ist »neuromuskulär determinierte Zentrik«.

Ich lasse den Patienten nun drei- bis viermal fest zubeißen. Schließlich ist der Unterkiefer nicht nur sehr vergesslich, sondern er lernt auch unheimlich schnell. Jetzt weiß er wieder, wie sein gewohnter Aufbiss auf den Oberkieferzähnen ist. Auch hier lasse ich mir den ersten gespürten Kontakt der Zähne zeigen. So kann ich erkennen, ob es einen Unterschied zwischen der gewohnten Position und einer Bissposition gibt, in die der Unterkiefer zurzeit lieber gehen würde. Außerdem sehe ich, ob irgendein Zahn – zum Beispiel aufgrund einer zu hohen Krone – als eventueller Störfaktor fungiert oder ob der Unterkiefer vielleicht gerne weiter vorne schließen würde, dies jedoch nicht kann, weil die oberen Schneidezähne stören. Auch aus diesen Informationen ziehe ich Schlüsse auf die Ursachen und die spätere Behandlung.

Zusammenhang zwischen Kiefer und Bewegungsapparat

Bevor die Patienten den Behandlungsstuhl wieder verlassen, fahre ich sie in eine ganz flache Liegeposition. In dieser kann ich überprüfen, ob es Hinweise auf ein mögliches Zusammenspiel zwischen dem Zubiss und der Beweglichkeit des Kreuz-Darmbein-Gelenks – des sogenannten Iliosakralgelenks, kurz ISG, gibt. Der Test, den ich hier verwende, nennt sich Derbolowsky-Test.

Derbolowsky-Test

Dieser Test geht auf den deutschen Mediziner Udo Derbolowsky (1920–2005) zurück, der als einer der Ersten das Phänomen der variablen Beinlängen untersuchte. Um diese Tatsache auch bei meinen Patienten nachzuprüfen, lasse ich sie sich einmal mit zusammengebissenen Zähnen aus der Liegeposition aufsetzen und einmal mit einem Holzspatel zwischen den Zähnen. Während sie das tun, umgreife ich beide Knöchel so, dass meine ersten Daumengelenke zueinander zeigen, und überprüfe beide Male, ob es

Derbolowsky-Test in der Praxis

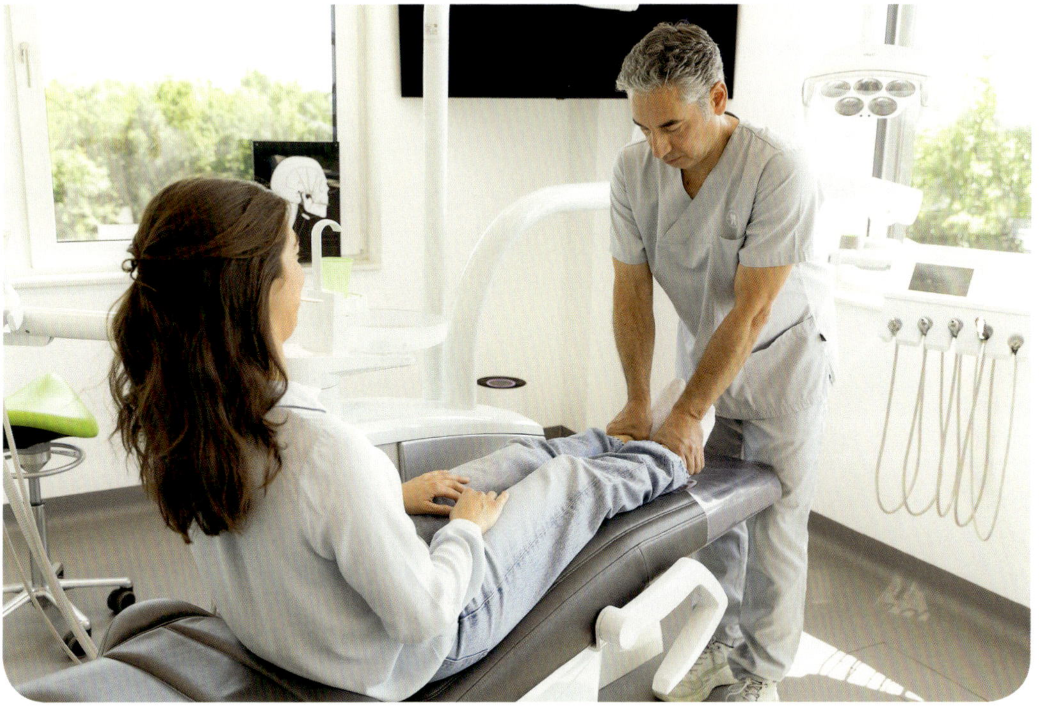

zu einer Verschiebung der Beinlängen beim Aufsetzen kommt.

Halswirbelsäulen-Beweglichkeits-Test

Anschließend bitte ich die Patienten, auf einem ganz normalen Stuhl Platz zu nehmen. Ich stelle mich hinter sie und lasse sie den Kopf einmal mit zusammengebissenen Zähnen und einmal mit einem Holzspatel im Mund so weit wie möglich nach rechts und links drehen, zu beiden Seiten neigen und nach vorne und nach hinten beugen. Hier kommt es mir sowohl auf den Bewegungsgrad als auch auf das Gefühl bei der Bewegung an. Hierbei ist leider die gradgenaue Messung und Aufzeichnung der Werte nicht ohne weiteres möglich. Deshalb setze ich zur Unterstützung dieser Untersuchung ein auf meinen Ideen basierendes und von mir mitentwickeltes Virtual-Reality(VR)-Programm namens Orthorange™ ein. Es befindet sich noch in der Studienphase und erlaubt meinen Patienten und mir, die Verbesserung der Beweglichkeit ihrer Halswirbelsäule im Rahmen der CMD-Therapie besser und objektiver nachzuvollziehen.

Einen einfachen Halswirbelsäulen-Rotations-Test können Sie auch selbst durchführen. Setzen Sie sich aufrecht hin und achten Sie darauf, dass sich nur der Kopf und nicht die Schultern bewegen. Beim ersten Testdurchlauf beißen Sie die Zähne zusammen und drehen den Kopf erst über die eine Schulter, dann über die andere. Beim zweiten Durchlauf nehmen Sie einen Stift zwischen die Zähne und wiederholen die Drehung nach links und rechts. In beiden Fällen sollten Sie auf bestimmte Fixpunkte im Raum, etwa Türgriff, Rollo etc., achten. Diese

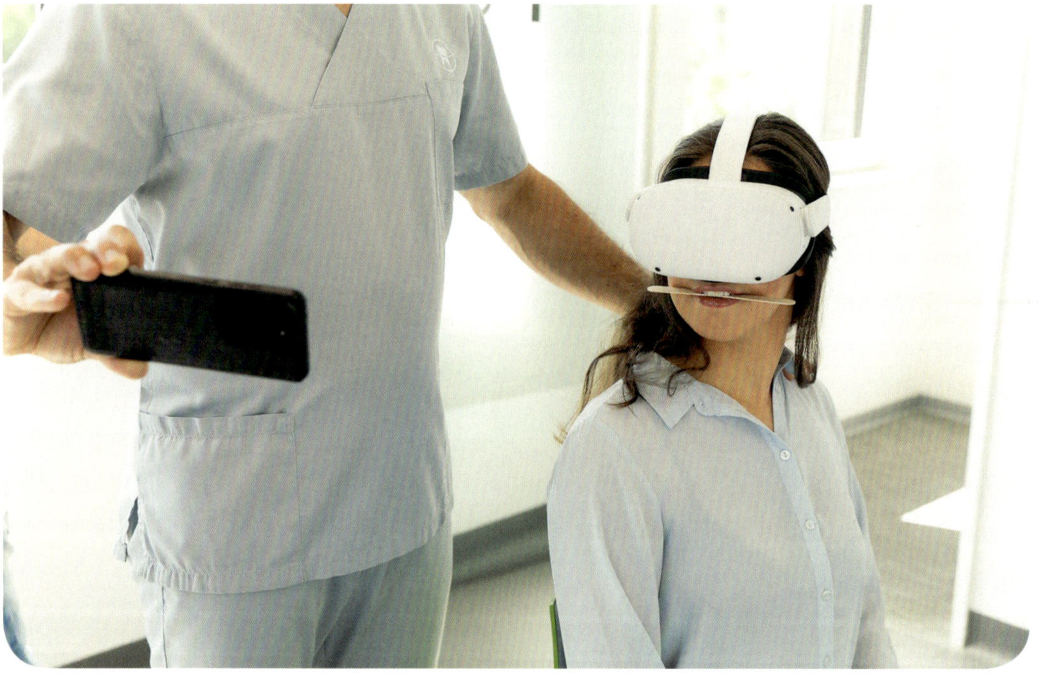

Patientin mit VR-Brille bei der HWS-Untersuchung

helfen Ihnen beim Markieren, wie weit Sie Ihren Kopf drehen können. Achten Sie nicht nur auf den Radius der Drehung, sondern auch darauf, wie leicht sie Ihnen fällt. Fällt Ihnen die Bewegung mit Stift leichter, liegt meist ein Zusammenhang zwischen Halswirbelsäule und Kiefer vor.

Wenn es bei dem Derbolowsky-Test oder dem Halswirbelsäulen-Beweglichkeitstest einen Unterschied zwischen beiden Durchgängen gibt, könnte dies ein Anhaltspunkt für eine wie auch immer geartete Verbindung zwischen dem Kiefer und der Beweglichkeit in den untersuchten Bereichen geben. Diese Information werden für die spätere Weitergabe an einen Physiotherapeuten notiert, damit er dies bei der späteren Behandlung berücksichtigen kann.

Bildgebende Verfahren

Haben sich durch die klinische Untersuchung und das Anamnesegespräch keine Anhaltspunkte für auffällige Befunde im Bereich der Kiefergelenke ergeben, reicht mir

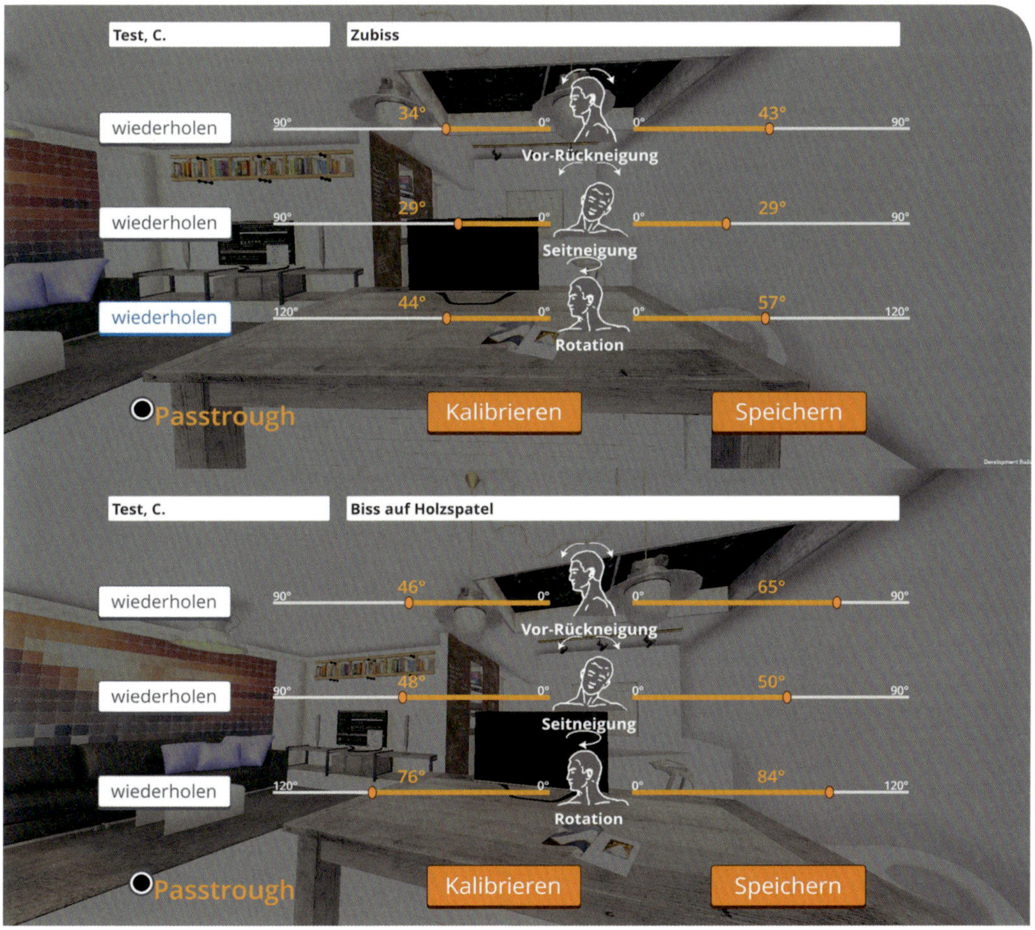

Datenblatt der Halswirbelsäulenuntersuchung mit VR-Brille.

häufig das klassische Panorama-Röntgenbild, auch Orthopantomographie (OPG) oder Panoramaschichtaufnahme (PSA) genannt.

Panorama-Röntgenaufnahme

Diese Röntgenaufnahme ist eine 2D-Aufnahme und die Mindestvoraussetzung für eine CMD-Diagnostik. Durch sie soll ausgeschlossen werden, dass knöcherne Veränderungen an der Entstehung der CMD-Beschwerden beteiligt sind. Dies können beispielsweise frühere schlecht verheilte Brüche des Unterkiefers sein. Der Klassiker: Ein unbehandelter Bruch des aufsteigenden Unterkieferastes durch einen Sturz auf das Kinn im Kindesalter. Oftmals stand die Platzwunde am Kinn im Vordergrund, der Bruch blieb unbemerkt. Nach ein paar Wochen Kieferschmerzen und Schwierigkeiten beim Kauen vergessen viele – vor allem Kinder – das Ganze schnell und bemerken nicht, dass die Bruchstelle schief verheilt. Erst Jahre später können dann wieder Beschwerden im Bereich des Kiefers auftreten. Nicht nur knöcherne Kieferfehlstellungen sollen mit diesem bildgebenden Verfahren ausgeschlossen werden, sondern auch sehr selten vorkommende gut- wie bösartige Knochenwucherungen. Nichts wäre fataler, als bei einem bösartigen Knochentumor im Kiefer wertvolle Monate mit einer CMD-Therapie zuzubringen, statt diesen Tumor zu erkennen und zu behandeln. Darüber hinaus beurteile ich auf der Panorama-Röntgenaufnahme natürlich auch die Zähne, den Zahnhalteapparat, die Kieferhöhlen und alle anderen knöchernen Strukturen, die darauf zu sehen sind.

Dieser Faktencheck findet in der Regel nach dem Ausfüllen des Anamnesebogens statt. Entsteht jedoch während der Untersuchung der Gelenkstrukturen der Verdacht, dass die Beschwerden durch knöcherne Ursachen im Kiefergelenk hervorgerufen werden, ist die digitale Volumentomographie (DVT) die Röntgentechnik der Wahl.

Zu diesen Verdachtsfällen zählen:

- Osteophyten am Kiefergelenkköpfchen. Dabei handelt es sich um Knochenauswüchse, die sich in abgenutzten Gelenken bilden können. Sie sind der Versuch des Körpers, die Gelenkfläche zu vergrößern, um die wachsende Druckbelastung auf eine größere Fläche zu verteilen.
- subchondrale Zysten, sprich Knochendefekte mit zystischer Hohlraumbildung im Kiefergelenkköpfchen.

Digitale Volumentomographie (DVT)

Die DVT zeigt in 3D-Aufnahmetechnik genau, ob ein Gelenk deformiert ist und ob Zysten oder Knocheneinbrüche vorliegen. Sie ermöglicht uns durch die dreidimensionale Darstellung, das Gelenk und alle relevanten knöchernen Bereiche von allen Seiten und in mehreren Schichten zu betrachten. So können mit dieser Technik Befunde, die bei der Panorama-Röntgenaufnahme unter Umständen entgehen können, entdeckt werden.

Die maßgeblichen wissenschaftlichen Gesellschaften konstatieren, dass bei Verdacht auf eine sogenannte primär knöcherne Kiefergelenkerkrankung eine DVT-Untersuchung indiziert sein kann, und das aus gutem Grund, wie die Leitlinie der Deutschen Gesellschaft für Zahn-, Mund- und Kieferheilkunde (DGZMK) belegt.[8]

Das Argument, Patienten seien bei DVTs einer erheblich höheren Strahlenbelastung ausgesetzt als bei herkömmlichen

Panorama-Röntgenaufnahmen, ist zum Glück auch überholt.

Längst gibt es moderne Geräte mit Ultraniedrigdosiseinstellungen. Sie ermöglichen uns aussagekräftige Aufnahmen mit einer ähnlichen Strahlenbelastung wie bei einer 2D-Panoramaaufnahme, oftmals sogar niedriger dosiert.

Untersuchungsergebnisse und Maßnahmen für zu Hause

Mit dem Gesamteindruck von Anamnese, Untersuchungen und Röntgenaufnahmen setze ich mich zum Abschluss dieses ersten Termins mit dem Patienten wieder an den runden Tisch und wir besprechen die vorläufige Diagnose. Diese basiert auf einem international etablierten Diagnostiksystem namens DC/TMD (Diagnostic Criteria for Temporomandibular Disorders) und bezieht die Ergebnisse der körperlichen Untersuchung (Achse 1) und die Auswertung der psychosozialen Faktoren (Achse 2) ein.

Achse 1 (körperliche Diagnosen)

Mögliche Diagnosen:

- Schmerzhafte Beschwerden im Bereich der Kaumuskulatur
- Anteriore Verlagerung des Discus articularis
- Arthralgie, aktivierte Arthrose, Arthrose

Achse 2 (psychosoziale Diagnosen)

- Schmerzbezogene Beeinträchtigungen täglicher Aktivitäten
- Depressive Verstimmung
- Unspezifische somatische Symptome

Bevor weitere Termine vereinbart werden, gebe ich eine Empfehlung, ob meines Erachtens eine CMD-Therapie überhaupt sinnvoll ist und wie sie gestaltet sein sollte. Anhand der Befunde zeige und erläutere ich die Zusammenhänge zwischen dem Status quo und den von den Patienten beschriebenen Symptomen. Auch nenne ich ein Ziel, in welchem Maße sich die Beschwerden in den nächsten drei Monaten meines Erachtens bessern sollten: Verstehen Betroffene die Zusammenhänge und merken, dass Hoffnung auf eine Besserung der Beschwerden besteht, steigert das die Motivation zur Zusammenarbeit und aktiviert die Selbstheilungskräfte des Körpers.

Es kann aber auch durchaus sein, dass ich zu dem Schluss komme, dass keine umfangreiche CMD-Therapie in der Praxis erforderlich ist. Bei sehr gering ausgeprägten Symptomen beispielsweise reichen auch schon zwei Sofortmaßnahmen, die ich allen Patienten an die Hand gebe und die sie ganz einfach in ihren Alltag integrieren können.

Zwei sehr effektive Sofortmaßnahmen:

1. **Selbstbeobachtung.** Das bedeutet, die eigene Aufmerksamkeit auf die Vermeidung von Zahnkontakt und schädlichen Gewohnheiten wie Pressen und Knirschen im Laufe des Tages zu lenken. Natürlicherweise haben wir nur 12–15 Minuten Zahnkontakt am Tag. Meistens geschieht dies beim Essen und ganz leicht beim Schlucken. Jeder intensive Zahnkontakt, der darüber hinausgeht, führt zu einer Überbeanspruchung der Muskeln und der Gelenke und somit häufig zur Entstehung einer CMD – wie Sie im vorangehenden Kapitel bereits lesen konnten.
2. **Eigenübungen für den Kiefer.** Hierfür gebe ich Patienten 18 Übungen (Seite 56)

mit genauen Anleitungen an die Hand. Sie fördern die Beweglichkeit und die Koordination der Kaumuskeln sowie der Kiefergelenke. In Summe werden sie besser durchblutet, besser mit Sauerstoff versorgt und können sich auf diese Weise schneller regenerieren.

Zum Abschluss gebe ich – falls die bisherigen Untersuchungen ergeben haben, dass es für den jeweiligen Patienten erforderlich ist – noch die Diagnostikschiene und Überweisungen zur MRT-Untersuchung sowie zur manuellen Erstuntersuchung in einer physiotherapeutischen Praxis mit. Die Informationen aus diesen Untersuchungen liegen mir idealerweise spätestens zum nächsten Termin vor, da sie Einfluss auf die Gestaltung der weiteren Therapieschritte haben können.

Diagnostikschiene mit typischem Knirschmuster

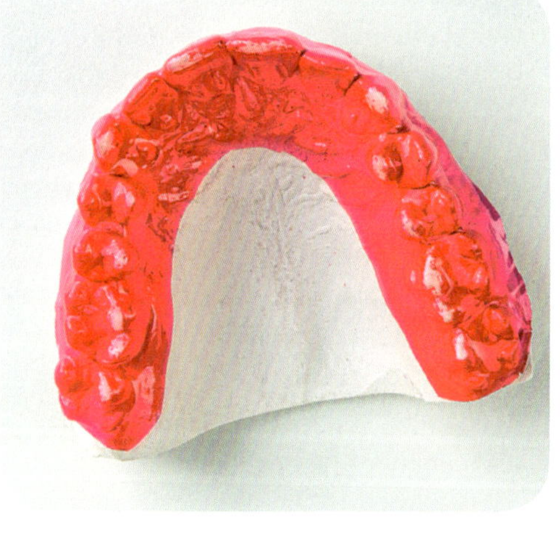

Folgemaßnahmen nach den ersten Untersuchungen

Diagnostikschiene

Die bereits während meiner Untersuchungen angefertigte Diagnostikschiene gebe ich zum Abschluss des ersten Termins mit einer Erläuterung zur Handhabung mit. Diese »Schiene« ist sehr filigran und sorgsam anzuwenden: Sie besteht aus einer zwei Millimeter dünnen, einseitig mit Lebensmittelfarbe beschichteten Folie, die mit einem speziellen Gerät in der Praxis an das Gipsmodell des Patienten angepasst wurde. Sie ist nicht permanent zu tragen, sondern soll nur vor dem nächsten Termin in einer möglichst normalen Nacht – ohne vorherige Feier oder nach einem besonders stressigen Tag – getragen werden.

Durch die Abnutzung der Farbbeschichtung an den Stellen, an denen Zahnkontakt entstanden ist, kann ich erkennen, wie das Press- oder Knirschverhalten in dieser Nacht war. So gibt mir die Diagnostikschiene Auskunft darüber, ob es überhaupt zu einem Zahnkontakt kam und wie intensiv dieser gegebenenfalls war. Vor allem zeigt sie mir, wo es zu Zahnkontakt kam: weiter vorne oder hinten, eher links oder mehr rechts. Zudem zeigt sie, ob eher gepresst oder geknirscht wurde.

Dadurch entscheidet sich, ob überhaupt eine Therapie mit einer Aufbissschiene erfolgen und, wenn ja, wie diese gestaltet werden muss, damit die später angefertigte Aufbissschiene (mehr dazu im Kapitel zu Aufbissschienen, Seite 60) die Auswirkungen der individuellen schädlichen Aktivitäten des Kiefers am besten kompensieren und die Therapie unterstützen kann.

Überweisung zur Magnetresonanztomographie

Da Röntgenaufnahmen, egal ob zwei- oder dreidimensional, in erster Linie Knochen darstellen, benötigt man für die Beurteilung der Gelenkscheibe, des sogenannten Diskus, eine Magnetresonanztomographie (MRT) – auch als Kernspintomographie bezeichnet. Klagen Patienten über Schmerzen im Bereich der Kiefergelenke und ein gleichzeitiges Knacken oder über eine Kiefersperre und ist mir aufgrund der körperlichen Untersuchung nicht ganz klar, was mit der Gelenkscheide genau los ist, stelle ich die Überweisung für eine MRT aus. Über eine spezielle Kiefergelenkspule können radiologische Praxen Aufnahmen anfertigen, die die Gelenkscheibe und eventuelle Flüssigkeitsanreicherungen im Bereich der Gelenkkapsel als Folge einer Entzündung zeigen. Und das ganz ohne Röntgenstrahlung. Allerdings dauert die Untersuchung 45 Minuten. Da viele Patienten, die teilweise ohnehin durch ihre langwierigen Beschwerden vorbelastet sind, diese lange Verweildauer in der »Röhre« als sehr unangenehm empfinden, fordere ich diese Aufnahmen nur an, wenn sie wirklich therapierelevant sind.

Überweisung zu anderen Fachdisziplinen

Haben sich durch meine Untersuchungen Verdachtsmomente ergeben, dass die CMD in einer Wechselbeziehung mit weiteren Teilen des Bewegungsapparats wie Halswirbelsäule, Beckenbereich etc. steht, bitte ich die Patienten, sich möglichst vor dem nächsten Termin manualtherapeutisch untersuchen zu lassen. Zu diesem Zweck gebe ich ihnen eine Überweisung mit mehreren Fragen an den Therapeuten mit.

Hier möchte ich wissen:

- Gibt es weitere Befunde im Bewegungsapparat außerhalb des Kieferbereichs?
- Welche dieser Befunde können manualtherapeutisch behandelt werden?
- Welche dieser Befunde, die manualtherapeutisch behandelt werden, können in Verbindung mit einer CMD stehen?

Das Ergebnis dieser Untersuchung mit den Antworten auf meine Fragen werte ich spätestens beim nächsten Termin aus und berücksichtige sie bei der Planung des individuellen Behandlungskonzeptes. Sei es bei der Planung des Designs der Aufbissschiene oder bei der Verordnung manualtherapeutischer Behandlungen.

Gleichzeitig erfolgt nun gegebenenfalls auch die Überweisung zu allen anderen notwendigen Fachdisziplinen. Beispielsweise zu einem Psychotherapeuten, Neurologen, HNO-Arzt oder Orthopäden. Das klingt umfassend, ist in manchen Fällen aber wirklich notwendig, und die Betroffenen, von denen viele einen langen Leidensweg hinter sich haben, erkennen von sich aus die Notwendigkeit dieser interdisziplinären Herangehensweise, denn CMD ist ganzheitliches Phänomen. Das bedeutet, dass oftmals mehrere Disziplinen Hand in Hand arbeiten müssen.

Selbsttest: Habe ich CMD?

Natürlich ist es ohne eingehende Untersuchung nicht möglich, eine CMD-Erkrankung einwandfrei und exakt zu diagnostizieren.

Durch ein paar einfache Selbstuntersuchungen und die Beantwortung einiger Fragen können Sie trotzdem schon jetzt herausfinden, ob das Vorliegen einer CMD bei Ihnen eher wahrscheinlich oder unwahrscheinlich ist. Somit kann dieser Selbsttest Ihnen als erste Orientierung dienen.

Sollte die Auswertung ergeben, dass eine CMD bei Ihnen wahrscheinlich ist, empfehle ich Ihnen, einen Untersuchungstermin zur genauen Diagnostik und Einleitung einer gegebenenfalls erforderlichen Therapie zu vereinbaren.

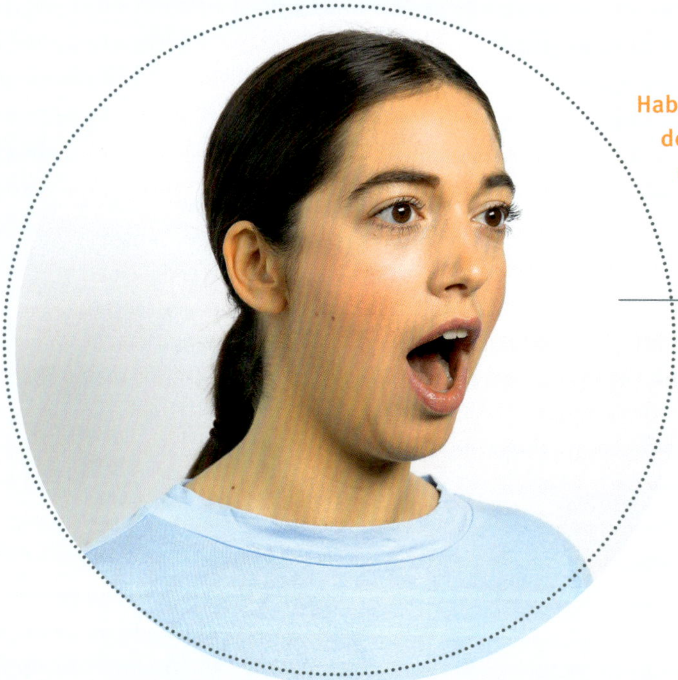

Haben Sie Schmerzen bei Bewegungen des Unterkiefers wie Öffnen, Vorschub und Links-rechts-Bewegung?

☐ JA ☐ NEIN

Öffnen: Öffnen Sie den Mund so weit wie möglich und schließen Sie ihn wieder. Achten Sie dabei darauf, ob ein Schmerz oder ein unangenehmes Gefühl auftritt.

Vor- und Rückschub: Gleiten Sie mit dem Unterkiefer, ohne ihn zu öffnen, so weit es geht nach vorne und wieder zurück. Achten Sie dabei darauf, ob ein Schmerz oder ein unangenehmes Gefühl auftritt.

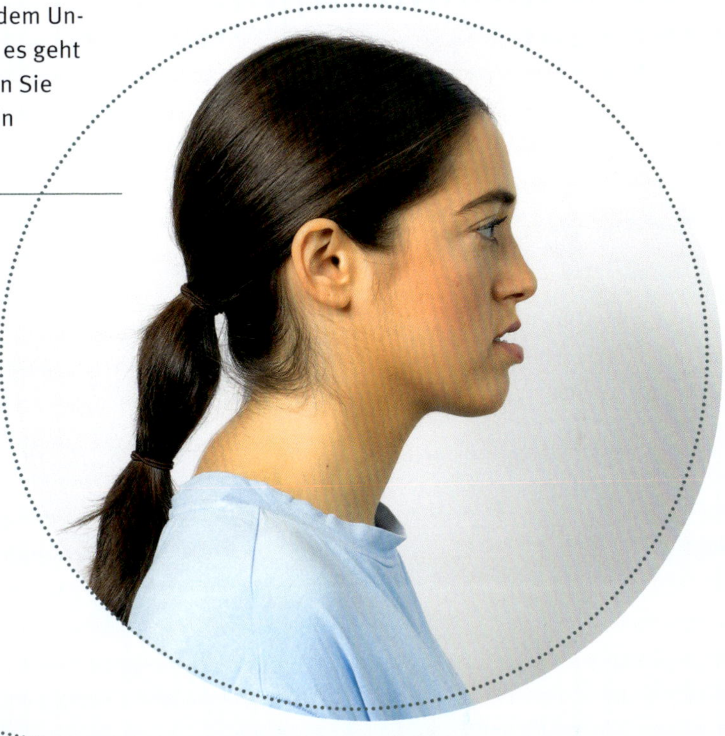

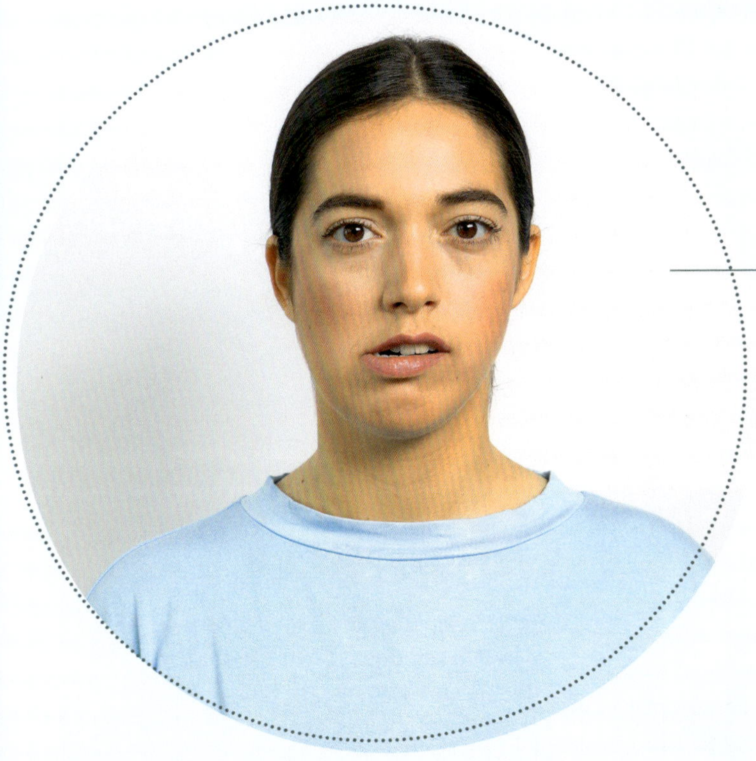

Links-rechts-Bewegung: Gleiten Sie mit dem Unterkiefer, ohne ihn zu öffnen, nach rechts und nach links. Achten Sie dabei darauf, ob ein Schmerz oder ein unangenehmes Gefühl auftritt.

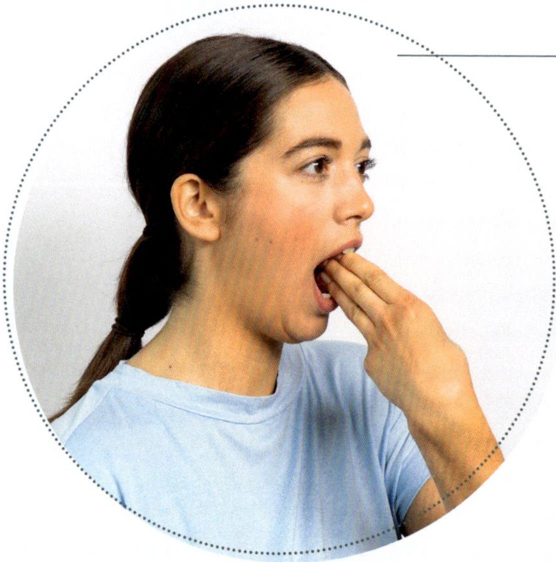

Können Sie Zeige-, Mittel- und Ringfinger problemlos senkrecht übereinander zwischen Ihre Zähne schieben?

☐ JA ☐ NEIN

Öffnen Sie den Mund so weit wie möglich und schieben Sie die Finger bis zum zweiten Fingerglied in den Mund. Achten Sie dabei darauf, ob ein Schmerz oder ein unangenehmes Gefühl auftritt.

Weicht Ihr Unterkiefer bei der Öffnung zu einer Seite ab?

☐ JA ☐ NEIN

Öffnen Sie den Mund langsam so weit es geht und achten Sie dabei darauf, ob sich der Unterkiefer dabei auf einer geraden Linie bewegt oder abweicht. Orientieren Sie sich dabei an dem Zahnzwischenraum der unteren mittleren Schneidezähne.

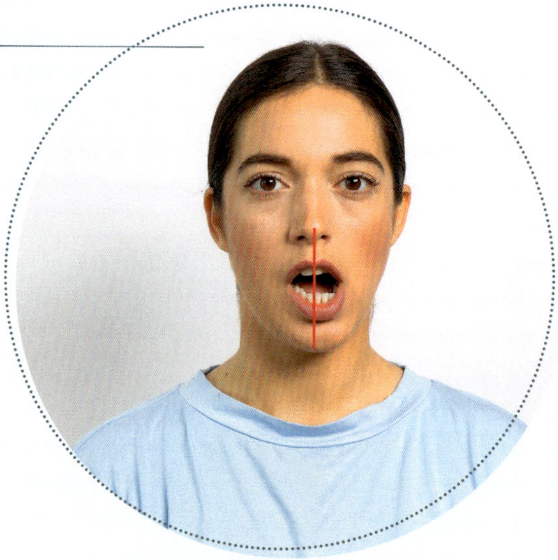

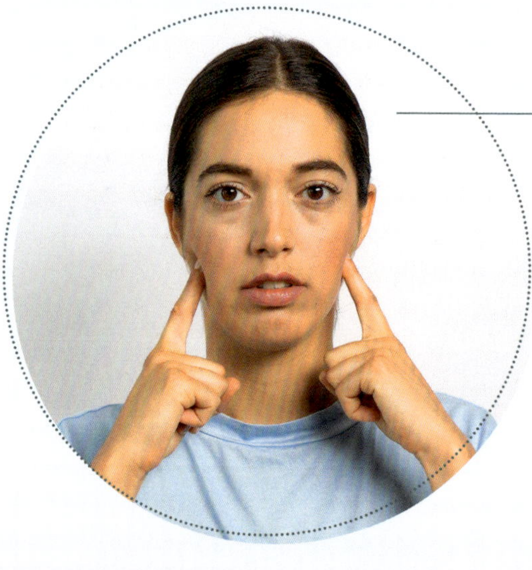

Können Sie, wenn Sie mit den Fingern auf Ihre Kaumuskulatur drücken, Verhärtungen ertasten oder Schmerzen auslösen?

☐ JA ☐ NEIN

Tasten Sie mit den Kuppen Ihrer Zeigefinger den Massetermuskel (Hauptkaumuskel) und den Schläfenmuskel ab. Spüren Sie Knoten oder Verhärtungen? Können Sie bei mittlerem Druck Schmerzen auslösen?

Haben Sie Kiefergelenkschmerzen?

☐ JA ☐ NEIN

Hören Sie bei Mundbewegungen ein Knacken oder Reiben im Bereich der Kiefergelenke?

☐ JA ☐ NEIN

Haben Sie das Gefühl, dass Ihr Biss nicht stimmt oder Ihre Zähne nicht richtig aufeinanderpassen?

☐ JA ☐ NEIN

Haben Sie Schwierigkeiten beim Kauen?

☐ JA ☐ NEIN

Leiden Sie häufig unter Kopfschmerzen?

☐ JA ☐ NEIN

Leiden Sie unter Verspannungen im Nacken?

☐ JA ☐ NEIN

Leiden Sie unter Schulterverspannungen?

☐ JA ☐ NEIN

Haben Sie Schmerzen in der Wirbelsäule?

☐ JA ☐ NEIN

Haben Ihre Zähne häufig Kontakt, der über das Kauen bei den Mahlzeiten hinausgeht?

☐ JA ☐ NEIN

Wird Ihnen häufig schwindelig?

☐ JA ☐ NEIN

Knirschen Sie mit den Zähnen?

☐ JA ☐ NEIN

Pressen Sie oft die Zähne aufeinander?

☐ JA ☐ NEIN

Leiden Sie unter Ohrgeräuschen wie Tinnitus?

☐ JA ☐ NEIN

Leiden Sie unter Augenschmerzen oder Augenflimmern?

☐ JA ☐ NEIN

Haben Sie sehr empfindliche Zähne?

☐ JA ☐ NEIN

Auswertung

Zählen Sie die Fragen, die Sie mit **Ja** beantwortet haben, zusammen.

0 bis 1: Eine CMD-Erkrankung ist unwahrscheinlich. Solange Sie keine Beschwerden haben, können Sie beruhigt sein. Natürlich können Sie sich, um ganz sicherzugehen oder der Entstehung einer CMD vorzubeugen, Rat von einem Spezialisten holen.

2 bis 3: Eine CMD-Erkrankung ist möglich. Ich empfehle Ihnen, sich bei Gelegenheit von einem Spezialisten untersuchen zu lassen und zu besprechen, was Sie tun können, um schon bestehende Symptome zu bessern und einer Verschlechterung vorzubeugen. Mit der Lektüre dieses Buches haben Sie schon den ersten Schritt getan.

4 oder mehr: Eine CMD-Erkrankung ist wahrscheinlich. Lassen Sie sich von einem Spezialisten untersuchen, um eine genaue Diagnose und einen Therapieplan erstellen zu lassen.

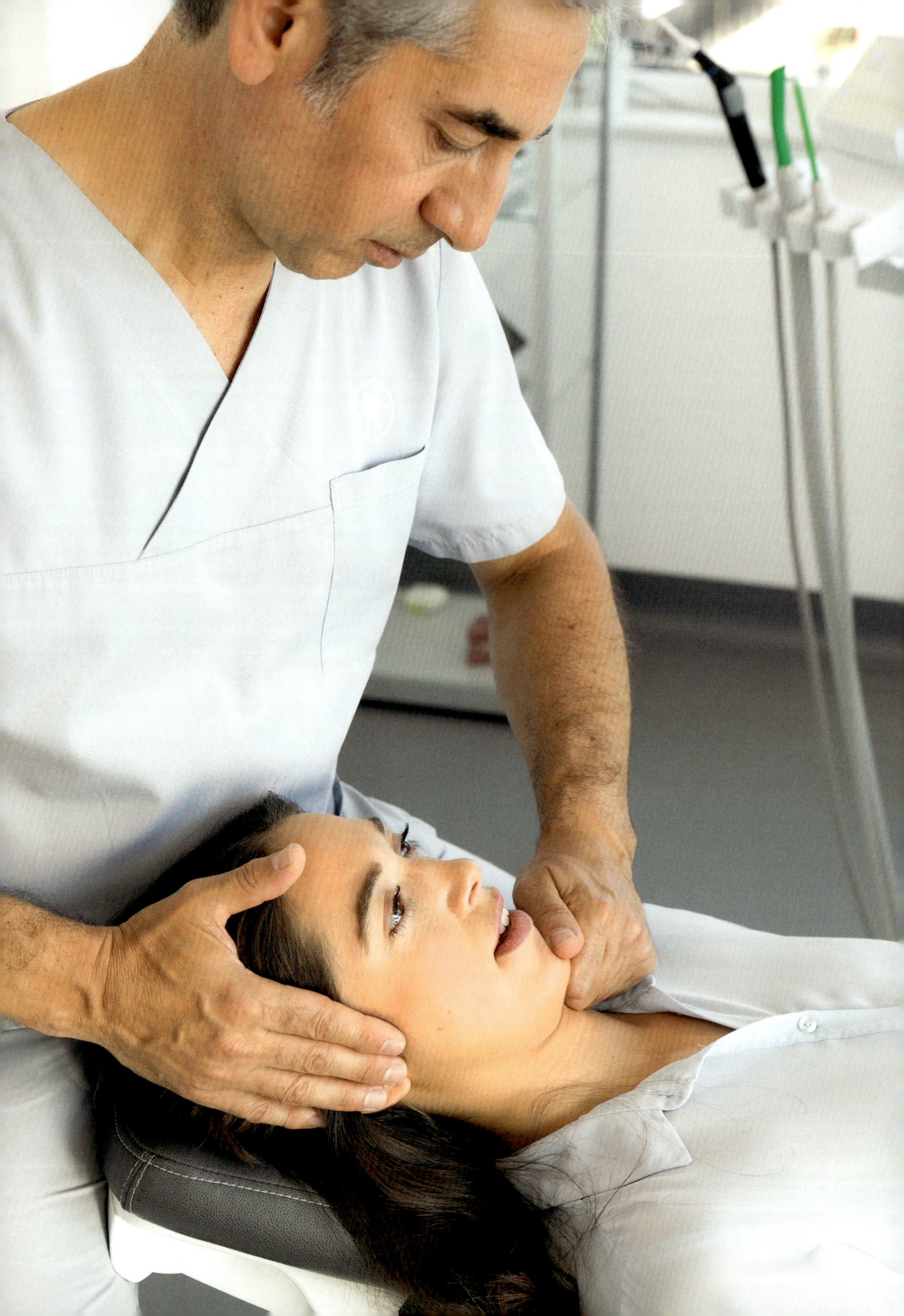

Ganzheitlich zum Erfolg – das TEAMS-PLUS®-Konzept

Da eine CDM oftmals verschiedene Ursachen und Einflussfaktoren hat, ist es wichtig, sie ganzheitlich zu behandeln. Dafür habe ich das sogenannte TEAMS-PLUS®-Konzept entwickelt.

Das TEAMS-PLUS®-Konzept und seine Säulen

Idealerweise wird die CMD mit einem multimodalen Ansatz behandelt. So ist das TEAMS-PLUS®-Konzept entstanden, das auf langjähriger Erfahrung in der CMD-Therapie basiert.

Lautet die Diagnose nach der Auswertung der körperlichen Untersuchung und der psychosozialen Faktoren vereinfacht gesagt »behandlungsbedürftige CMD«, stehen wir gemeinsam am Anfang eines ganzheitlichen Therapieprozesses. Dieser dauert zunächst ungefähr drei bis vier Monate und in dieser Zeit versuchen wir, die Beschwerden zu reduzieren. Wie gut uns das gelingt, ist individuell unterschiedlich. Es hängt vom jeweiligen Befund ab und davon, wie lange die CMD bereits andauert. Damit die Patienten möglichst schnell beschwerdefrei werden, setzen wir nicht nur auf ein Therapiemittel, sondern setzen verschiedenen Therapieelemente ein, um positiv auf das Beschwerdebild einzuwirken. Es kann durchaus sein, dass wir später nicht wissen, welcher Faktor am meisten zur Linderung beigetragen hat. Nach meiner Erfahrung ist es jedoch das Wichtigste, die Schmerzen schnellstmöglich zu lindern und die Lebensqualität zu verbessern. Auf dieser Erfahrung basiert auch mein ganzheitliches Kieferbehandlungskonzept TEAMS-PLUS.

Es setzt sich aus sechs Therapiesäulen zusammen:

- **T** für die Therapie der Triggerpunkte in der betroffenen Muskulatur
- **E** für Eigenübungen und die Instruktion zur Durchführung
- **A** für Aufbissschiene, damit die Behandlung des Aufbisses patientenindividuell geschieht
- **M** für die manuelle Therapie durch entsprechend fortgebildete Manualtherapeuten
- **S** für die Anleitung zur Selbstbeobachtung
- **PLUS** für alles Zusätzliche, das Patienten selbst tun können, um ihre Beschwerden zu lindern, indem sie beispielsweise den Druck auf den Kiefer als Ventil zur Verarbeitung seelischer Einflüsse reduzieren. Aber auch, um für sich andere Ventile zu finden.

Entscheidend für den Erfolg der Behandlung ist die hohe Eigenmotivation und Disziplin der Patienten. Denn diese Art der Therapie durchzuführen, ist nur sinnvoll, wenn sie sie auch selbst wollen. Sei es, weil sie Schmerzen oder Bewegungseinschränkungen loswerden oder einer Verschlimmerung bestehender Symptome vorbeugen wollen. Es ist wichtig, sich dessen bewusst zu sein. Auch, dass diese Behandlung kein Sprint, sondern ein Langstreckenlauf ist. Wir wissen nicht, wo wir nach drei Monaten stehen werden. Schließlich beginnt die Therapie meist auf der Grundlage jahrelang bestehender Verspannungen und Bewegungsmuster. Zu Beginn ist das selten eine angenehme Wellnessbehandlung. In den ersten Sitzungen kann die manuelle Therapie zum Beispiel bei verhärteten und schlecht durchbluteten Muskeln durchaus schmerzhaft sein. Manchmal tritt auch eine Erstverschlimmerung ein, bis die betroffenen Strukturen auf die Therapie ansprechen. Stellt man den Therapieverlauf grafisch dar, ist er selten eine gerade, stetig ansteigende Linie. Stattdessen schlängelt er sich eher wellenförmig nach oben. Entscheidend ist daher, am Ball zu bleiben und die Geduld nicht zu verlieren.

Bevor die Behandlung startet, werfen wir Behandler einen ganz genauen Blick auf die Bewegungen der Kiefergelenke und die Kieferanatomie. Mit einer computergestützten Funktions- und instrumentellen Modellanalyse lassen sich die dynamischen Bewegungsmuster – Öffnen, Schließen, Vorschub des Unterkiefers, Seitwärts- und Kaubewegungen – aufzeichnen, abspielen und exakt darstellen. Diese Informationen zeigen uns eventuelle Ursachen der CMD und ermöglichen uns, bereits in den Gelenken erkennbare Folgen der CMD aufzuspüren. Damit verfügen wir (neben der vorherge-

Computergestützte Aufzeichnung der Bewegungsbahnen des Unterkiefers

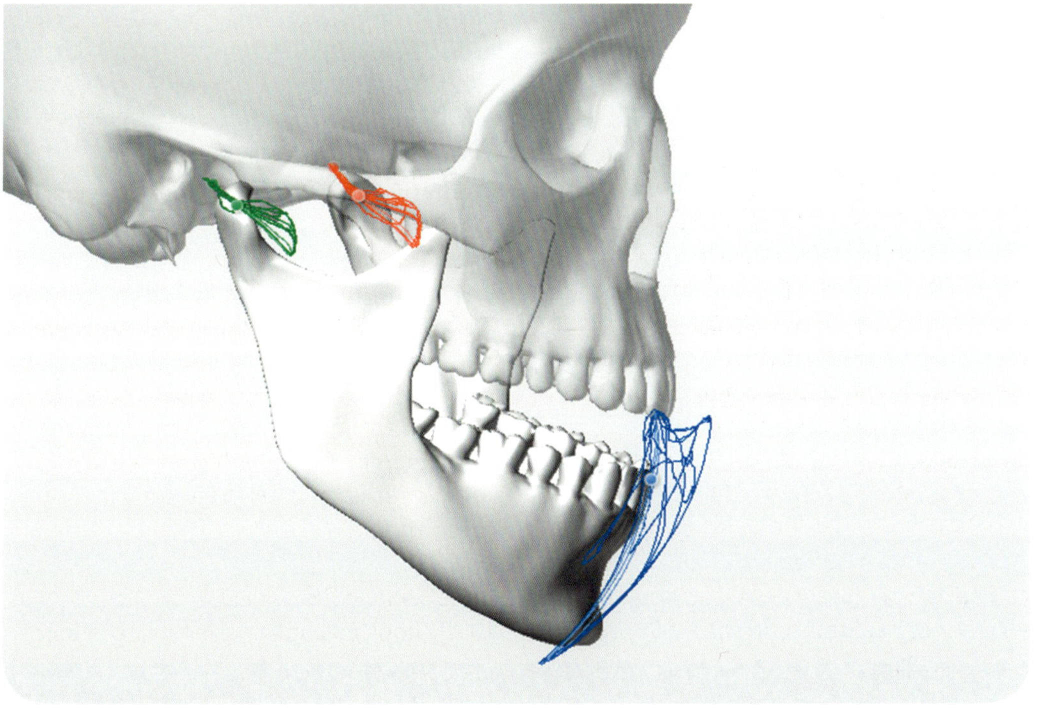

henden Anamnese) über zusätzliche objektive und nachmessbare Werte. Sie geben den Ist-Zustand wieder und können bei späteren Nachuntersuchungen als Vergleich dienen. Gleichzeitig stellen wir diese Werte dem zahntechnischen Labor für die Anfertigung der Aufbissschiene zur Verfügung. Mit der exakten dreidimensionalen Darstellung der Position der Kiefer im Schädel und mit den Bewegungsgraden und -winkeln des Unterkiefers kann es die Schiene bestmöglich individuell anfertigen.

Wichtig ist, meiner Erfahrung nach, dass gerade einer so komplexen Therapie wie der CMD-Behandlung ein strukturiertes Konzept zu Grunde liegt. So ist immer gewährleistet, dass unabhängig vom Patienten oder der Tagesform des Behandlers, weder bei der Untersuchung noch bei der Therapieplanung wichtige Aspekte vergessen oder vernachlässigt werden. Auch ist das Konzept nicht starr und für alle Zeiten in Stein gemeißelt, sondern befindet sich ständig in der Entwicklung. Selbst jetzt, da Sie dieses Buch in den Händen halten, wird sich das TEAMS-PLUS®-Konzept in kleinen Details ein wenig verändert und weiterentwickelt haben. Denn der (zahn-)medizinische Fortschritt steht nicht still und dieser Umstand bewegt mich, die neuesten Erkenntnisse laufend in das TEAMS-PLUS®-Konzept aufzunehmen.

Säule 1: Triggerpunkt-Therapie

Der Therapie-Booster für schnelle Besserung. Denn Triggerpunkte verursachen Schmerzen – sowohl lokal im Muskel als auch ausstrahlenden Schmerz.

Was haben Triggerpunkte mit CMD zu tun?

Eine CMD beruht meist auf muskulären Funktionsstörungen. Daher gilt es herauszufinden, wo der Unruheherd liegt, von dem die Schmerzen ausgehen. Sehr schnell stoßen wir da in den betroffenen Muskeln auf die sogenannten muskulären Triggerpunkte. Um die davon ausgehenden Schmerzen zu lindern, setzen wir an der Stelle mit der sogenannten Triggerpunkt-Therapie an. Doch mit einer Triggerpunkt-Therapie allein erreichen wir keine langfristige Verbesserung, solange die sogenannten unterhaltenden Faktoren wie Pressen und Knirschen weiterhin ungehindert auf die Muskulatur einwirken. Daher stellt die Triggerpunkt-Therapie immer nur eine symptombezogene Schmerzbehandlung als schnelle Hilfe dar – meist zu Beginn der CMD-Therapie.

Aktive und latente Triggerpunkte

Wir unterscheiden zwischen den sehr sensiblen aktiven Triggerpunkten, die auch im Alltag als schmerzhafte Punkte präsent sind, und latenten Triggerpunkten. Letztere tun nur weh, wenn man auf sie drückt, können sich aber auch zu aktiven Triggerpunkten entwickeln. Beiden Arten von Triggerpunkten ist gemein, dass sie die Beweglichkeit der betroffenen Muskeln einschränken.

Bei einer schmerzhaften CMD mit Muskelbeteiligung werden Schmerzen

- im Bereich des Triggerpunktes selbst oder
- am Ansatz des betroffenen Muskels empfunden oder aber
- sie strahlen in andere Bereiche des Körpers aus. Diese würde man selbst nicht unbedingt mit dem auslösenden Muskel in Verbindung bringen. Man spricht in einem solchen Fall auch von projizierten Schmerzen.

Hintergrundwissen Kaumuskulatur und Triggerpunkte

Gesunde Kaumuskeln sind glatt, weich und gut durchblutet. Sie schmerzen nicht, wenn man sie abtastet, und bewegen sich entspannt und geschmeidig. Vor allem durch zwei Einflussfaktoren kann sich die Muskulatur verändern:

- akute oder chronische Überlastung durch exzessives Knirschen und Pressen bei Stress;
- Überdehnung durch zu weites und gewaltsames Öffnen des Mundes, wie es bei einer schwierigen Weisheitszahnentfernung vorkommen kann.

In der Folge treten meist Verhärtungen auf. Diese kann ich als harte Muskelstränge – die muskuläre Hartspane genannt werden – ertasten. In den betroffenen Muskelbündeln befinden sich winzig kleine Knoten aus Muskelfasern, die verkrampft sind und sich nicht mehr von allein voneinander lösen können. Das sind die muskulären Triggerpunkte: Sie sind schlecht durchblutet und dadurch sauerstoffarm und reagieren beim Betasten schmerzhaft. Darüber hinaus sind in der CMD-Therapie auch die Triggerpunkte in den Sehnen und Bändern interessant, die sogenannten tendinösen und ligamentären Triggerpunkte. Diese behandle ich bei der Triggerpunkt-Therapie mit.

Triggerpunkte und Zahnschmerzen

Triggerpunkte im Masseter- und im Schläfenmuskel können zum Beispiel als eindeutige Zahnschmerzen empfunden werden. Dies müssen Zahnärzte immer bedenken, wenn keine eindeutige Ursache im Bereich der Zähne für Schmerzen zu erkennen ist. Daher kann es passieren, dass Patienten aufgrund unerklärlicher Zahnschmerzen mit der dringenden Bitte, ihnen endlich zu helfen und sie von den Schmerzen zu befreien, immer wieder bei ihrem Zahnarzt vorstellig werden. Die Zähne sehen im Mund und auf dem Röntgenbild gesund aus. Trotzdem wird irgendwann der hauptverdächtige Zahn aufgebohrt, es wird nichts gefunden und der Zahn wieder verschlossen. Da die Schmerzen in diesem Fall nicht besser werden, wäre der nächste Schritt die Entfernung des Zahnnervs mit einer sogenannten Wurzelkanalbehandlung. Da auch das den Schmerz nicht lindert, folgt die operative Wurzelspitzenresektion und zu guter Letzt zieht man aus lauter Verzweiflung den vermeintlichen Unruhestifter. Mit dem Ergebnis, dass die Schmerzen immer noch fortbestehen und angenommen wird, dass wohl doch der Nachbarzahn der Auslöser war und das Ganze von vorne losgeht.

Eine sehr nette Patientin, die kaum noch Backenzähne im Mund hatte, als sie zu mir kam, hatte genau diese Leidensgeschichte mit all ihren Folgen für Körper und Seele hinter sich. Als ich bei der Untersuchung mit dem Finger auf ihre muskulären Triggerpunkte drückte, konnte ich eindeutig die Zahnschmerzen auslösen, die sie jahrelang beschrieben hatte. Nach wenigen Monaten CMD-Therapie waren die Schmerzen so gut wie weg und wir konnten uns um den Ersatz der fehlenden Zähne kümmern. Leider ist sie kein Einzelfall, wenn auch glücklicherweise nicht alle Patienten erst so spät zu einem Zahnarzt mit Erfahrung im Bereich der CMD kommen.

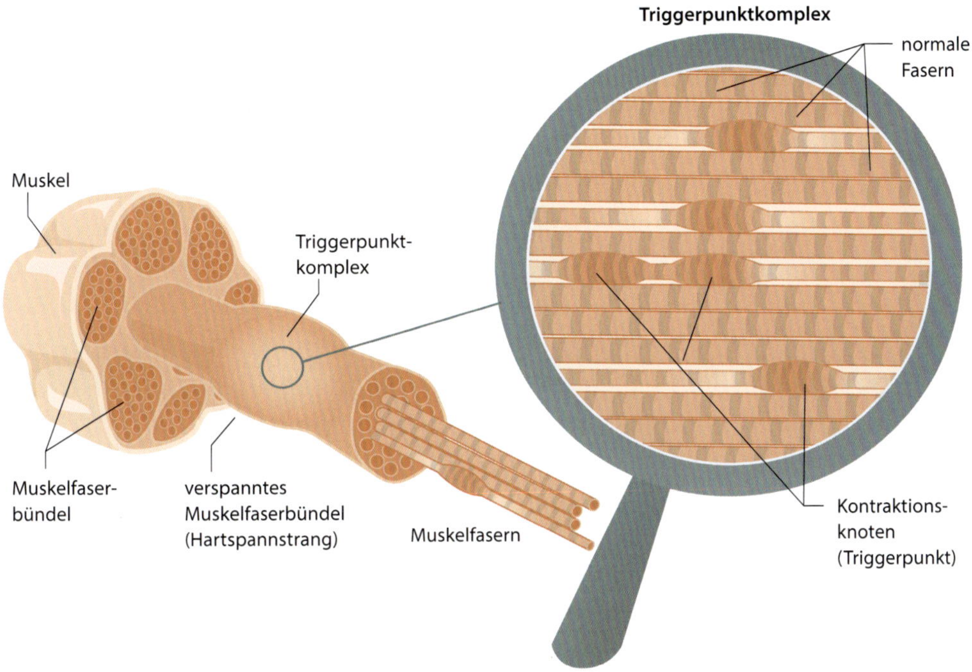

Gautschi R. Triggerpunkte & Faszien: Schmerzen selbst behandeln: Hintergründe verstehen – Ursachen erkennen – Schmerzen lindern.1. Aufl. Stuttgart: TRIAS; 2022

Muskulärer Triggerpunkt-Komplex

Alle anderen Maßnahmen, die wir im Rahmen der CMD-Therapie ergreifen und die Sie in diesem Buch kennenlernen werden, zielen darauf ab, zur Entspannung der Muskulatur und zur Verbesserung der Durchblutung beizutragen und somit die Triggerpunkte aufzulösen.

Wie wird die Triggerpunkt-Therapie angewandt?

Da Triggerpunkte schlecht durchblutete und verkrampfte Muskelknoten sind, zielt die Triggerpunkt-Therapie darauf ab, diese besser mit Blut zu versorgen und die Verkrampfungen zu lösen. Schließlich ist die elementarste Aufgabe unseres Blutes neben der Immunabwehr und der Wundheilung die Versorgung unseres Körpergewebes mit Sauerstoff. Das machen wir uns bei der Triggerpunkt-Therapie in der Praxis zu Nutze. Mit folgenden Maßnahmen versuchen wir, die Durchblutung der Muskulatur anzuregen.

Dry Needling

Das aus der Akupunktur bekannte Dry Needling ist nichts anderes als die Reizung des Triggerpunkts durch ein Auf- und Abbewegen einer feinen Akupunkturnadel. Das schlecht durchblutete Triggerpunkt-Gewebe wird auf diese Weise minimal verletzt. Die kleine Blutung löst eine bessere Sauerstoffversorgung aus und mit dem einsetzenden Heilungsprozess wird das verklebte Gewebe repariert: Es kann sich in normale Muskelfasern umwandeln. Gleichzeitig hat die Reizung der Schmerzrezeptoren Einfluss auf die

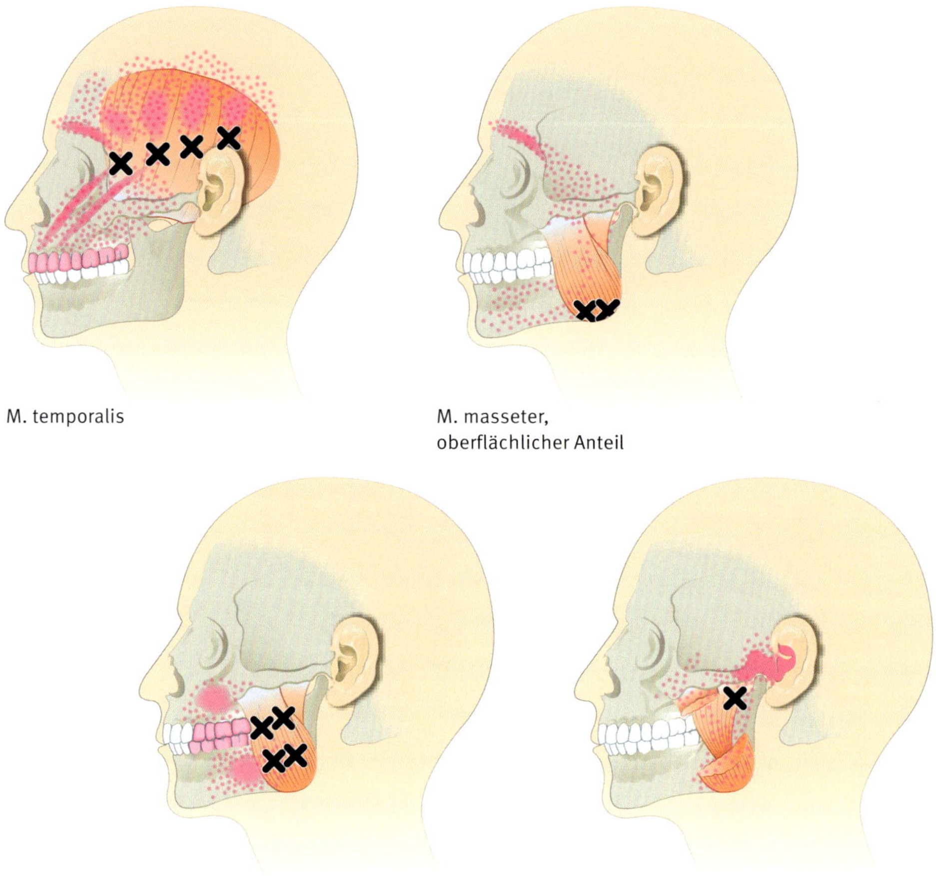

M. temporalis

M. masseter, oberflächlicher Anteil

M. masseter, oberflächlicher Anteil

M. masseter, tiefer Anteil

Behr M, Fanghänel J. Kraniomandibuläre Dysfunktionen. 1. Aufl. Stuttgart: Thieme; 2019.

Hier sehen Sie, wo Triggerpunkte auftreten können. Sie werden durch Kreuze symbolisiert. Die Schmerzfelder, in denen der Schmerz wahrgenommen werden kann, sind als rote Bereiche dargestellt.

Schmerzverarbeitung im Gehirn. Folglich kann das Dry Needling bei CMD zu einer sofortigen Linderung der Schmerzen und Verbesserung der Kieferbeweglichkeit führen, die etwa eine Woche lang anhält. Ein Nachteil des Dry Needling ist, dass kurz nach der Durchführung Schmerzen an der Einstichstelle auftreten können.

Triggerpunkt-Injektionstherapie

Die Injektionstherapie ist die von mir am häufigsten angewandte Form der Triggerpunkt-Therapie. Die Akupunkturnadel wird hier durch eine Spritze mit Lokalanästhetikum ersetzt. Das Lokalanästhetikum wird in geringsten Mengen appliziert und hat eine betäubende Wirkung von ungefähr einer Stunde. Ich verwende dafür eine ganz normale zahnärztliche Betäubungsspritze, allerdings ohne den Zusatz von Adrenalin. Adrenalin wirkt gefäßverengend und durchblutungsmindernd und ist daher üblicherweise Bestandteil von zahnärztlichen Lokalanästhetika. Das Hormon soll einen schnellen Abtransport des Wirkstoffes aus dem Betäubungsgebiet verhindern, damit seine Wirkung länger anhält. Für die Triggerpunkt-Injektionstherapie wäre das jedoch kontraproduktiv, da wir genau die gegenteilige Wirkung, nämlich eine Durchblutungssteigerung, anstreben.

Mit dem Lokalanästhetikum gelingt es besser als mit einem reinen Dry Needling, schmerzhaft verkrampftes Gewebe durch die leichte Betäubung zu lösen und das Ganze ohne Schmerzen auszuführen. Häufig tritt ein Sekundeneffekt ein: Wochen- und monatelang empfundene Schmerzen lösen sich spontan in Luft auf. Dieser Effekt kann Stunden oder Tage anhalten. Manchmal sind die Schmerzen sogar während der gesamten CMD-Therapie spurlos verschwunden.

In der Regel wenden wir diese Form der Triggerpunkt-Therapie drei- bis viermal innerhalb der ganzheitlichen CMD-Therapie kombiniert mit den Schienenkontrollen an, um die Auflösung von Triggerpunkten zu beschleunigen und so eine rasche Verbesserung der Symptome zu erreichen.

Spray and Stretch

Diese Methode nutzen wir bei der Behandlung von Triggerpunkten, wenn der Patient Angst vor Spritzen und Nadeln hat. Hierfür dehnen wir die Muskeln, in denen sich die Triggerpunkte befinden, und behandeln sie gleichzeitig mit Kältespray. Durch die Kälteanwendung auf dem gedehnten Muskel lassen sich die Aktivität des Triggerpunkts und die Schmerzweiterleitung aus dem zentralen Nervensystem blockieren. Gleichzeitig erhöht sich nach der Kälteanwendung die Durchblutung des Triggerpunkt-Gewebes und damit die Zufuhr von Sauerstoff.

Darüber hinaus können Triggerpunkte mit weiteren Methoden wie der Elektrotherapie, der Ultraschallbehandlung oder der Stoßwellentherapie behandelt werden.

Säule 2: Eigenübungen für den Kiefer

Selbstständig durchgeführte Eigenübungen sind nicht nur bei einer CMD eine der wichtigsten Behandlungssäulen, sondern bei allen schmerzhaften Erkrankungen des Bewegungsapparats.

Im Gegensatz zur manuellen Therapie in der physiotherapeutischen Praxis, die ein- bis zweimal pro Woche stattfindet, können Sie diese täglich und überall praktizieren. Zahlreiche Studien zeigen, dass Eigenübungen nachweislich CMD-Symptome lindern. Täglich durchgeführt sind sie genauso effektiv wie das alleinige Tragen einer Aufbissschiene. Sie können diese Übungen auch wunderbar vorbeugend durchführen, wenn Sie beispielsweise Spannungen in den Kaumuskeln spüren, aber noch keine Schmerzen haben.

Ein Mix mit zwei verschiedenen Therapiezielen

Das Ziel der Eigenübungen ist es, die normale Funktion des Kiefers wiederherzustellen. Die Mischung aus verschiedenen Übungen soll

- die Durchblutung und Kräftigung der Muskulatur anregen und
- durch Koordinationsübungen das Gehirn zum Umlernen anregen, und so das Pressen und Knirschen mit den Zähnen reduzieren.

Durch Selbstmassage der schmerzenden und verhärteten Muskelbereiche können Sie zum Beispiel die hyperaktive und dadurch ermüdete und verspannte Muskulatur entspannen und Triggerpunkte auflösen. Zudem reduziert eine verbesserte Durchblutung Entzündungen. Das geschädigte Gewebe kann sich leichter regenerieren.

Am Anfang fallen Ihnen die Koordinationsübungen vielleicht noch etwas schwer. Ihre Kaumuskeln und der Kiefer lassen sich kaum kontrolliert bewegen, da Sie sie bisher nur zum Kauen und zum Pressen oder Knirschen verwendet haben. Doch mit der Zeit finden Sie in eine geschickte Kontrolle Ihrer Kieferbewegung und können die Übungen geschmeidiger ausführen. Die Koordinationsübungen haben nicht nur einen positiven Effekt auf die Geschmeidigkeit der Kieferbewegungen, sondern auch auf die für diese Muskeln und Bewegungen zuständigen Hirnareale. Das ist ein großer Vorzug gerade für Patienten mit bereits länger andauernden Schmerzen. Ihre ständig unter Feuer stehenden und gereizten Hirnbereiche können umlernen, sich beruhigen und wieder normal empfindlich reagieren. Das Gehirn lernt, dass diese Muskeln viel mehr können, als nur als Stressventil zu dienen. Das seit Langem etablierte Verhaltensmuster von Stress und Anspannung wird somit mit neuen Informationen überschrieben. Meiner Erfahrung nach ist dies, kombiniert mit der Selbstbeobachtung, auf die ich noch später eingehen werde, einer der effektivsten Wege, dauerhaft nicht nur das Knirschen und das Pressen mit den Zähnen oder das Zungenpressen am Tage, sondern auch die unbewusste Durchführung dieser schädlichen Angewohnheiten im Schlaf zu reduzieren. Voraussetzung ist jedoch die tägliche Durchführung der Übungen über mehrere Wochen und Monate und am besten auch darüber hinaus. Wenn Sportler über einen langen Zeitraum regelmäßig trainieren, damit ihnen neue komplexe Bewegungen in Fleisch und Blut übergehen, bewirken sie damit im Endeffekt nichts anderes als die Bildung neuer Nervenbahnen. Wir sprechen hier auch von der Neuroplastizität des Gehirns, also der Fähigkeit des Gehirns, sich in jedem Alter umzubauen und zu verändern. Genau so müssen Sie sich das auch bei CMD-Patienten vorstellen, die die im Folgenden beschriebenen Eigenübungen praktizieren, um den beabsichtigten Erfolg zu erzielen. Darüber hinaus sind diese Übungen ein aus dem Körper kommender schmerzstillender Impuls. Er entsteht vermutlich durch die Ausschüttung körpereigener Opioide.

Somit hat insbesondere die Kombination der Übungen einen optimalen und sehr wirksamen Trainings- und Therapieeffekt. Sie ist ein hochwirksames Therapiemittel, das Sie sofort nutzen und jederzeit einsetzen können. Am besten wiederholen Sie dazu das gesamte Übungsprogramm. Sie können es auch aufteilen und einen Teil morgens und einen Teil abends durchlaufen. Einige Übungen kommen ganz ohne den Einsatz Ihrer Hände aus. Es wäre daher denkbar, sie beispielsweise im Auto beim Warten an einer Ampel oder am Schreibtisch zu machen. Achten Sie darauf, dass Sie alle Übungen nur bis zum Schmerzpunkt und – sofern vorhanden – bis zum Knackpunkt durchführen. Bei starken und länger bestehenden Schmerzen empfehle ich, die Übungen zunächst kontrolliert und langsam auszuführen. Picken Sie sich bitte nicht nur Ihre Lieblingsübungen heraus, denn die Übungen sind alle ganz bewusst aufeinander abgestimmt und entfalten ihre volle Wirkung am besten, wenn Sie sie in der gezeigten Reihenfolge und vollständig durchführen. Auch und gerade die, die Ihnen schwerfallen, sollten Sie trotzdem immer trainieren. Sie werden sehen, es zahlt sich aus!

18 wirksame Übungen

Um alle Übungen nacheinander auszuführen, benötigen Sie etwa zehn Minuten Zeit. Sie können die Übungen aber auch – wie bereits erwähnt – auf morgens und abends aufteilen.

Übung 1

- Kreisen Sie mit leichtem Druck mit dem Zeige- und Mittelfinger auf dem Schläfenmuskel.
- Wechseln Sie nach 1 Minute die Richtung.

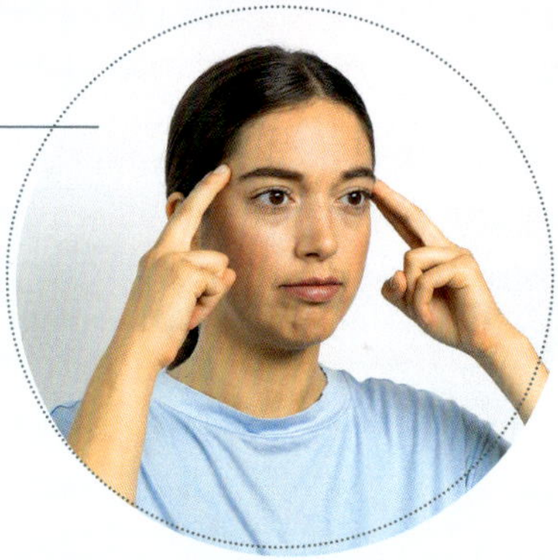

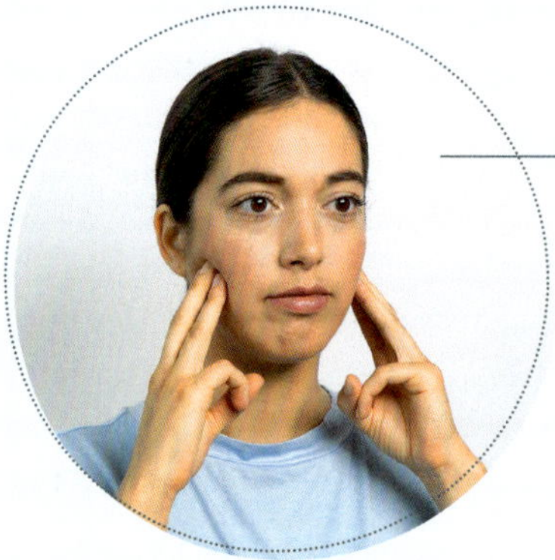

Übung 2

- Führen Sie mit leichtem Druck kreisende Bewegungen mit Ihrem Zeige-, Mittel- und Ringfinger auf dem Kaumuskel aus.
- Wechseln Sie nach 1 Minute die Richtung.

Übung 3

- Üben Sie mit der Daumeninnenfläche leichten Druck von innen gegen den Kaumuskel aus.
- Wechseln Sie nach 1 Minute die Seite.

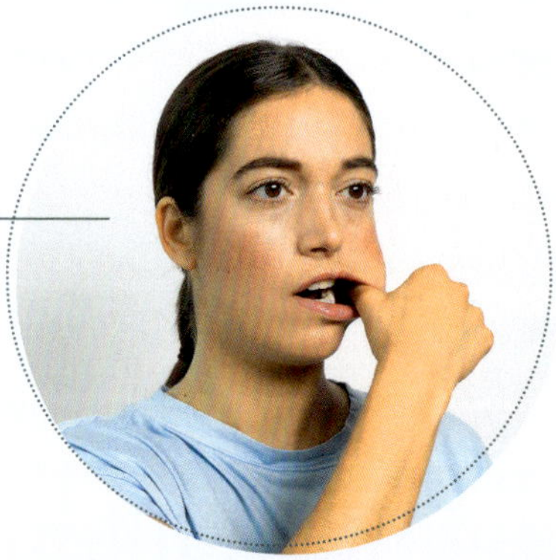

Übung 4

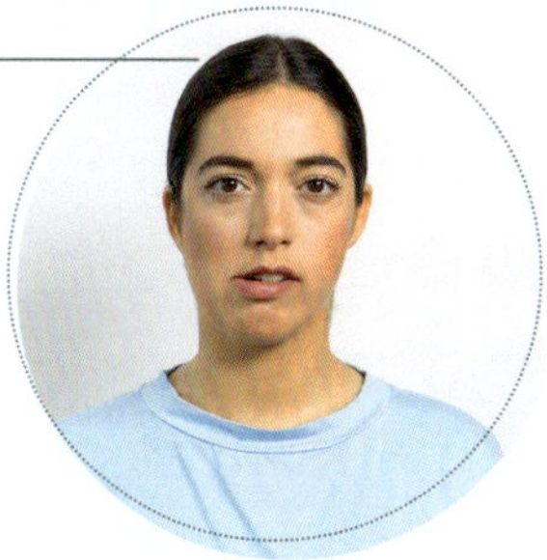

- Gleiten Sie mit Ihrem Unterkiefer von rechts nach links und zurück.
- Wiederholen Sie diese Übung 7-mal.

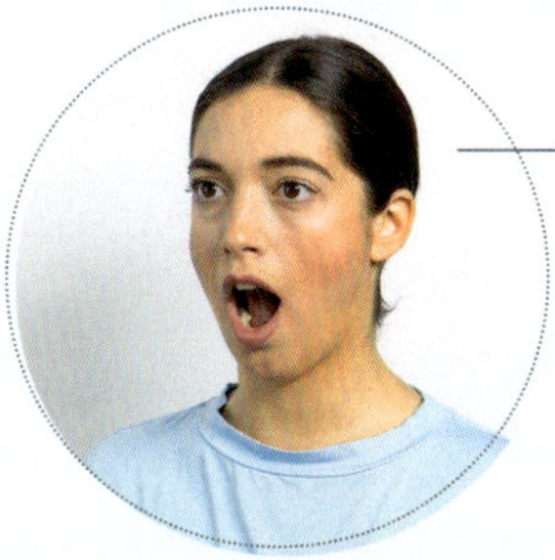

Übung 5

- Legen Sie Ihre Zungenspitze ohne Druck in die Gaumenmitte.
- Öffnen Sie 7-mal weit den Mund.

Übung 6

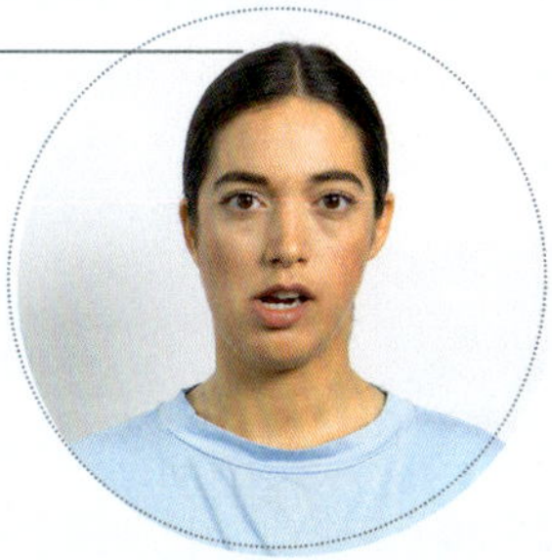

- Legen Sie Ihre Zungenspitze ohne Druck in die Gaumenmitte und öffnen Sie leicht den Mund.
- Zeichnen Sie mit den Bewegungen des Unterkiefers eine liegende Acht.
- Führen Sie diese Bewegung 7-mal in jede Richtung aus.

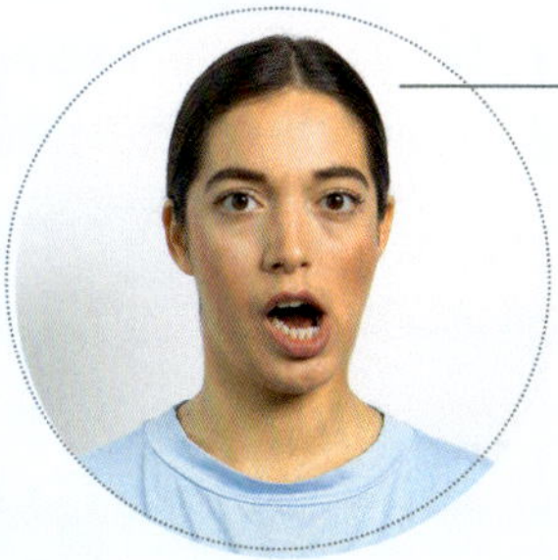

Übung 7

- Vergrößern Sie die liegende Acht.
- Führen Sie diese Bewegung 7-mal in jede Richtung aus.

Übung 8

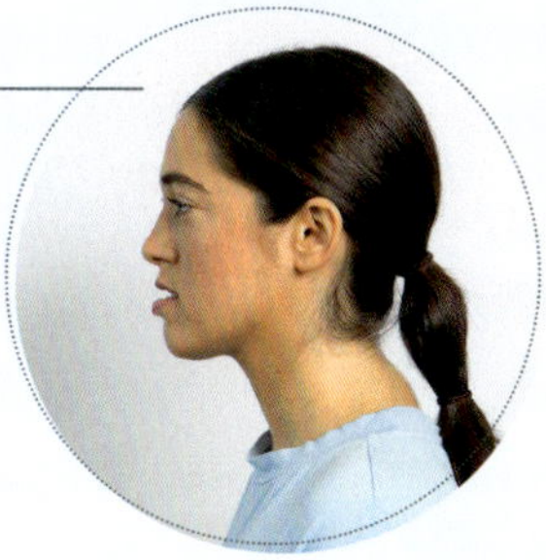

- Schieben Sie den Unterkiefer nach vorne.
- Gleiten Sie, ohne den Mund zu öffnen, über Ihre Schneidekanten.
- Halten Sie diese Position 5 Sekunden und ziehen Sie dann den Kiefer wieder zurück.
- Wiederholen Sie diese Übung 7-mal.

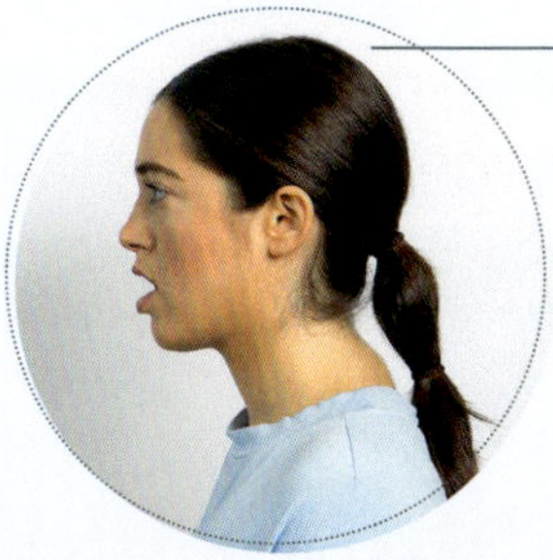

Übung 9

- Schieben Sie den Unterkiefer nach vorne und öffnen Sie dann den Mund weit.
- Schließen Sie den Mund in dieser Position wieder.
- Ziehen Sie nun den Kiefer wieder zurück.
- Wiederholen Sie diese Übung 7-mal.

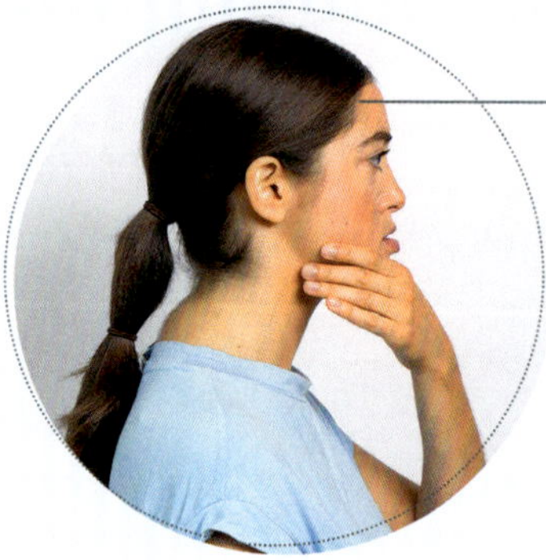

Übung 10

- Legen Sie Ihre Hand auf Ihr Kinn.
- Schieben Sie den Unterkiefer gegen den Widerstand der Hand nach vorne und halten Sie die Spannung 5 Sekunden.
- Wiederholen Sie diese Übung 7-mal.

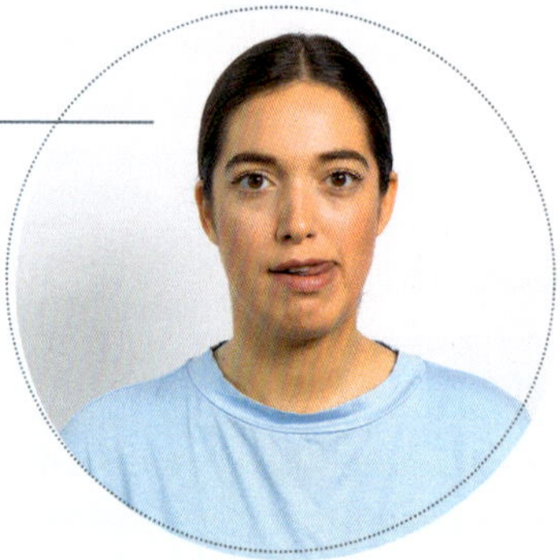

Übung 11

- Fahren Sie mit Ihrer Zunge 7-mal in jede Richtung an Ihren Lippen entlang.

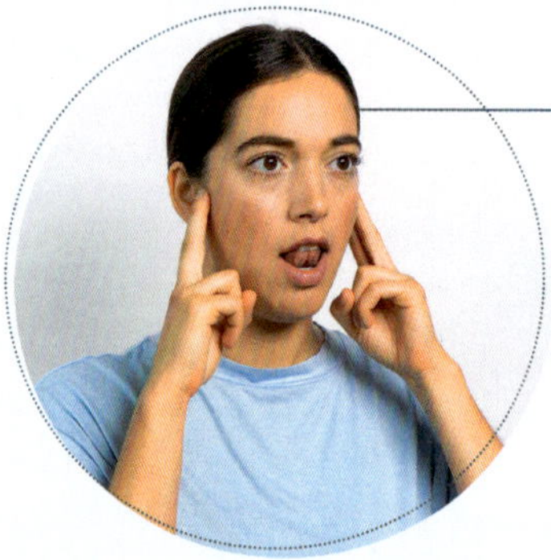

Übung 12

- Öffnen Sie Ihren Mund und schließen Sie ihn.
- Dabei betasten Ihre Zeige- und Mittelfinger die Kiefergelenkköpfchen.
- Die Zunge liegt hierbei die ganze Zeit hinter den Schneidezähnen am Gaumen.

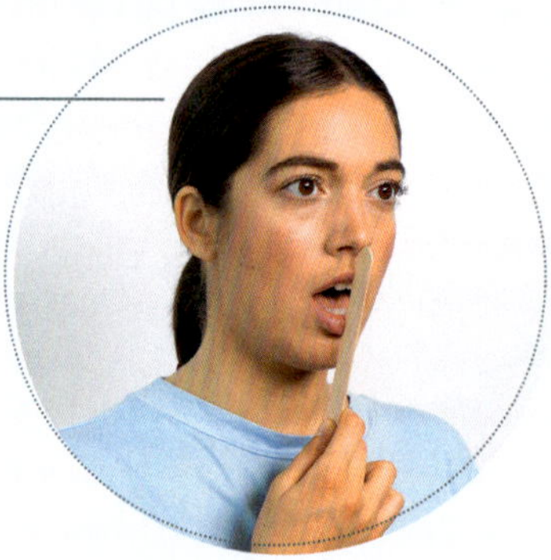

Übung 13

- Legen Sie vor einem Spiegel einen Spatel, Bleistift oder Ähnliches mittig an Oberlippe, Unterlippe und Kinn.
- Öffnen Sie den Mund, bleiben Sie dabei mit der Unterkiefermitte auf einer Linie. Das Kinn entfernt sich leicht vom Spatel.
- Wiederholen Sie diese Bewegung 7-mal.

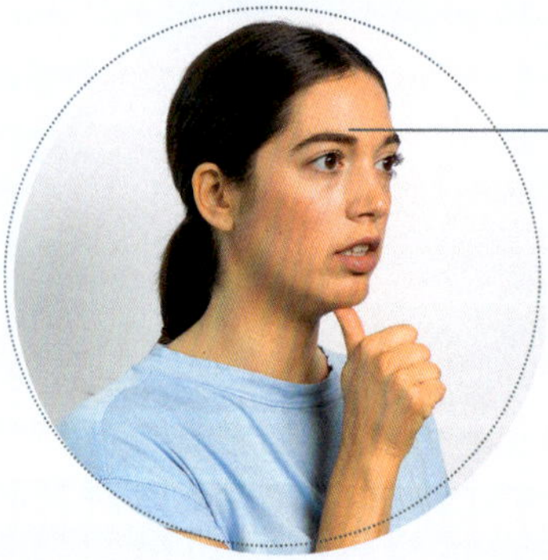

Übung 14

- Legen Sie einen Daumen an Ihr Kinn.
- Drücken Sie mit leichter Kraft den Unterkiefer gegen den Widerstand des Daumens, als sollte der Mund geöffnet werden; führen Sie dabei keine Bewegung aus.
- Zählen Sie bis 15.
- Wiederholen Sie diese Übung 3-mal.

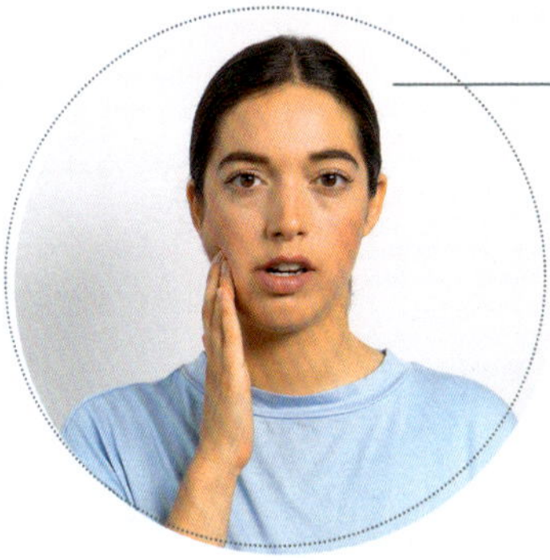

Übung 15

- Legen Sie eine Hand an die gleichseitige Wange.
- Drücken Sie mit leichter Kraft den Unterkiefer seitlich gegen den Widerstand der Hand. Führen Sie dabei keine Bewegung aus.
- Zählen Sie bis 15.
- Wiederholen Sie diese Übung 3-mal je Seite.

Übung 16

- Öffnen Sie den Mund leicht und legen Sie zwei Fingerspitzen auf Ihre unteren Schneidezähne.
- Ziehen Sie den Unterkiefer leicht nach unten und halten Sie die Dehnung 5 Sekunden.
- Wiederholen Sie diese Übung 3-mal.

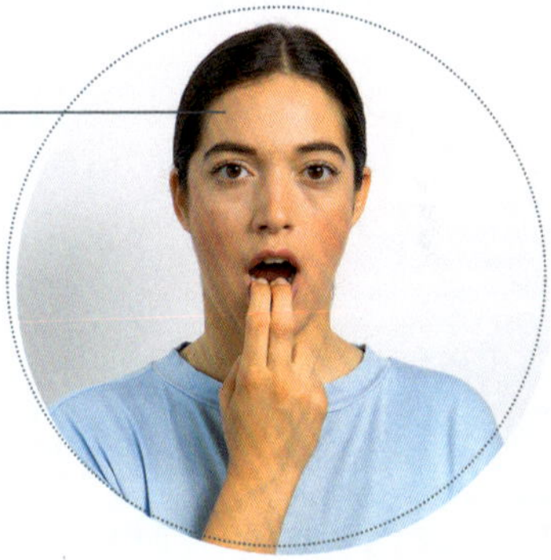

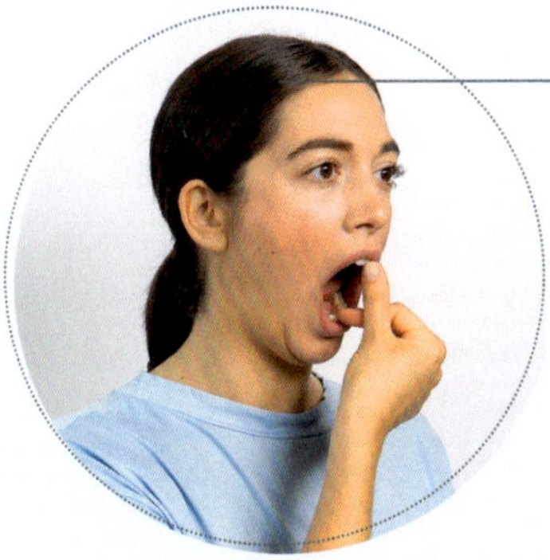

Übung 17

- Öffnen Sie den Mund, bis Sie ein leichtes Spannungsgefühl wahrnehmen.
- Nun öffnen Sie den Mund mit Hilfe von Daumen und Zeigefinger noch etwas weiter.
- Halten Sie die Dehnung 30 Sekunden.

Übung 18

- Bewegen Sie Ihren Unterkiefer von rechts nach links.
- Legen Sie dabei eine Hand ans Kinn und unterstützen Sie diese Bewegung mit leichtem Druck.
- Führen Sie diese Bewegung 15-mal je Seite durch.

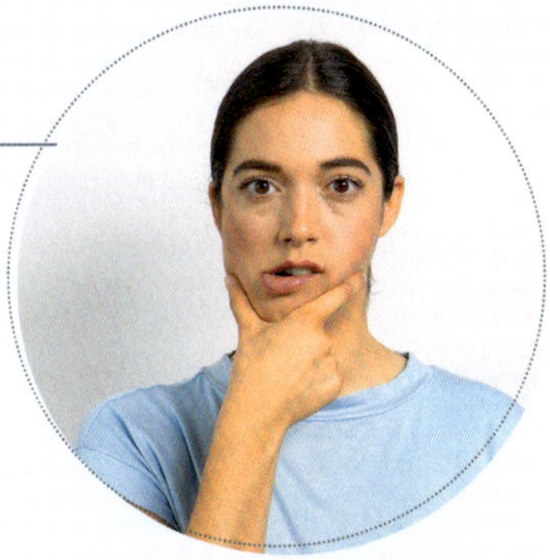

Sie werden merken, dass Ihnen die Übungen mit der Zeit immer leichter fallen. Wichtig ist, dass Sie die angegebenen Zeiten und die Anzahl der Wiederholungen einhalten. Diese sind so gewählt, dass sie – regelmäßig praktiziert – die gewünschten Veränderungen im Weichgewebe und in den Gelenken bewirken.

Säule 3: Aufbissschienen und andere Therapien

Die Diagnose »Craniomandibuläre Dysfunktion« ist für viele gleichbedeutend mit der Anfertigung einer Aufbissschiene durch den Zahnarzt. Doch es steckt weit mehr dahinter.

Eine solche Schiene sieht ein Großteil der Betroffenen als das einzige seligmachende Allheilmittel an. Nicht selten kommen langjährige CMD-Patienten mit dem Wunsch nach genau dieser oder jener Schiene zu mir.

Heute wissen wir, dass es *die eine* Wunderschiene, die man sich anpassen lässt, einsetzt und alles ist gut, nicht gibt. Sonst wäre dieses Buch sehr kurz ausgefallen. Ich hätte diese Schiene auf wenigen Seiten vorgestellt und fertig. Gleichzeitig ist die Aufbissschiene neben den anderen in diesem Kapitel vorgestellten Therapiebausteinen eines der wichtigsten Elemente für die wirkungsvolle Behandlung einer CMD.

Die vielen Arten von Schienen, die es gibt, aufzuzählen, würde den Rahmen dieses Kapitels sprengen. Nach dem Motto »Wer hilft, hat Recht!«, gibt es nicht *die eine* richtige oder falsche Schiene. Und welches Schienenkonzept tatsächlich benötigt wird, ist sehr individuell. Selbst einfache, aus wenigen Millimeter dicken Folien hergestellte Tiefziehschienen reichen bei leichten und noch nicht lange bestehenden Beschwerden häufig als Aufbissschiene aus, weil sie schon allein durch ihre Anwesenheit die Aufmerksamkeit auf den Kiefer lenken und somit zu einer Verhaltensveränderung führen. Bei einer ausgeprägten CMD bringen sie jedoch meist nur eine kurzfristige Linderung.

Allen Aufbissschienen, egal welcher Machart, ist gemein, dass sie eine Veränderung im Muskelreflexmuster initiieren. Auf diese Weise werden schmerzende und lädierte Muskelbereiche entlastet und somit entspannt. Dies hat zur Folge, dass sich die gereizten Nerven beruhigen und das Schmerzempfinden heruntergefahren wird.

Bei stärkeren und schon länger bestehenden CMD-Beschwerden mit deutlichen muskulären und gelenkbezogenen Befunden und damit verbundenen Schmerzen reichen einfache Schienen meist aber nicht aus. Sie berücksichtigen nämlich nicht die genaue Diagnose, die Muster der schädlichen Angewohnheiten des Unterkiefers und die Kräfte, die zur CMD geführt haben.

Drei Grundarten von Schienen – je nach Indikation

Die Voraussetzung für die Anfertigung einer effektiven Aufbissschiene ist immer eine genaue Untersuchung und Diagnosestellung, wie ich sie im vorherigen Kapitel beschrieben habe. Jemand, der knirscht, erhält eine andere Schiene als jemand, der presst. Kommen die Schmerzen von der Muskulatur, sieht die Schiene anders aus als bei Beschwerden, die von den Gelenken ausgelöst werden. Daraus ergibt sich, ob eine Aufbissschiene überhaupt erforderlich ist und, wenn ja, welche Art von Aufbissschiene und wie diese im Detail zu gestalten ist. Manchmal kann es sogar sein, dass es für eine bestmögliche Therapie zwei Schienen braucht: eine für tagsüber und eine für nachts.

Grundsätzlich unterscheiden wir drei Arten von Schienen, abhängig von der genauen Diagnose und vom Beschwerdebild:

- Relaxationsschienen, wenn überwiegend geknirscht wird
- Reflexschienen, wenn überwiegend gepresst wird
- Positionierungsschienen, wenn eine Fehlstellung des Unterkiefers die Ursache der Beschwerden ist

Lässt die Auswertung der Anamnese und der Befunde das Anfertigen einer Aufbissschiene sinnvoll erscheinen, ist der nächste Schritt, gemeinsam mit dem Patienten zu entscheiden, ob dies auch tatsächlich der Fall sein soll. In seltenen Ausnahmen verzichten wir auf die Eingliederung einer Aufbissschiene. Sei es, weil der Patient einen so starken Würgereiz hat, dass er dauerhaft keinen Fremdkörper im Mund ertragen kann. Sei es, weil der Patient sich und mir offen eingesteht, dass er sich selbst gut kennt und weiß, dass er eine Aufbissschiene nicht dauerhaft tragen wird. Dann muss ich mir, je nach Diagnose, Alternativen überlegen, um die Beschwerden zu lindern. Das kann beispielsweise eine Ohrakupunkturbehandlung sein, eine Triggerpunkt- oder Botox-Injektionstherapie oder eine zahnärztliche Hypnotherapie mit Anleitung zur »Selbsthypnose« (Seite 149).

In einigen Fällen ist auch die Anwendung des Dahl-Prinzips (Seite 73), auf das ich im weiteren Verlauf dieses Kapitels eingehen werde, möglich und auch sehr wirkungsvoll. In den allermeisten Fällen ist jedoch die Aufbissschiene fester Bestandteil des funktionstherapeutischen Konzepts.

Vermessung der Kiefer- und Kopfanatomie

Der Anfertigung jeder Aufbissschiene geht sinnvollerweise zunächst eine Registrierung des Bisses und eine Vermessung der Kiefer- und Kopfanatomie sowie eine elektronische Analyse der Kiefergelenkbewegungen voraus. Bei gesunden Patienten ohne Beschwerden und ohne CMD ist das keine große Herausforderung, da man die ideale Bissposition bei ihnen nicht erst aufwendig finden muss. Sie setzen sich möglichst aufrecht und gerade hin. Dann wird auf die Zahnreihen ein Registriermaterial aus Silikon oder Kunststoff aufgebracht. Anschließend schließen sie den Mund so, dass die Zähne in der gewohnten Art aufeinander liegen, nach einigen Sekunden ist das Registriermaterial fest. Wichtig ist, dass der Zahnarzt darauf achtet, dass der Unterkiefer nicht verschoben wird und dass die Beine nicht übereinandergeschlagen sind, um zu verhindern, dass dadurch der Aufbiss verschoben wird.

Bei Patienten mit einer ausgeprägten CMD ist die Registrierung des aktuell idealen Bisses schon deutlich anspruchsvoller. Es geht darum, die momentan ideale Lage des Unterkiefers gegenüber dem Oberkiefer zu finden.

Bissregistrat

Je nach Diagnose kann es zum Beispiel darum gehen, die beste Lage der Kiefergelenkköpfchen in der Gelenkpfanne zu ermitteln – die sogenannte zentrische Kondylenposition. Wobei das Wort »Kondylen« für die Gelenkköpfchen steht. Dies ist bei Patienten der Fall, bei denen Gelenkbeschwerden im Vordergrund stehen.

Bei Patienten mit Muskelschmerzen ist es das Ziel, die Position des Unterkiefers zu finden, die die Nerven und Muskeln in der augenblicklichen Situation am liebsten hätten, die sogenannte neuromuskuläre Zentrik.
Es gibt viele Methoden, bei diesen Patienten diese ideale Position herauszufinden. Meistens werden von Zahnärzten hierfür Wachs- oder Kunststoffplatten und/oder aus Kunststoff gefertigte Frontzahnaufbisse, sogenannte JIGs, verwendet. Auch ob der Unterkiefer während der Findung der Bissposition vom Behandler mit den Händen geführt wird oder nicht, ist von Zahnarzt zu Zahnarzt unter Umständen unterschiedlich.

Ist die Position gefunden, wird sie mit einer sogenannten Bissnahme registriert. Dieses Bissregistrat wird vom zahntechnischen Labor dafür verwendet, das Oberkiefermodell und das Unterkiefermodell für das Anfertigen der Schiene korrekt aufeinanderzusetzen.

Wichtig zu wissen ist, dass die zu Beginn der Funktionstherapie ermittelte Unterkieferposition bei CMD-Patienten in der Regel nicht

Warum übereinandergeschlagene Beine Einfluss auf den Biss haben können

Durch das Übereinanderschlagen der Beine verdreht sich das Becken und das bewirkt bei vielen Menschen eine leichte Veränderung des Aufbisses. Probieren Sie es gerne einmal bei sich selbst aus, ob das bei Ihnen auch der Fall ist. Setzen Sie sich gerade auf einen Stuhl und stellen Sie die Beine nebeneinander auf den Boden. Halten Sie Ihren Kopf gerade und schließen Sie die Zahnreihen. Fühlen Sie dabei ganz genau, wie und wo sich Ihre Zähne berühren. Jetzt überkreuzen Sie Ihre Beine und wiederholen das Ganze. Noch deutlicher spüren Sie diesen Zusammenhang, wenn Sie sich im Stehen zunächst mit beiden Füßen barfuß auf den Boden stellen und dann einen Fuß auf ein am Boden liegendes Buch stellen, der andere Fuß verbleibt am Boden. Wenn Sie jetzt einen veränderten Kontakt von Ober- und Unterkieferzähnen spüren, gehören Sie zu den Menschen, deren Kieferstellung mit der Beckenstellung verknüpft ist.

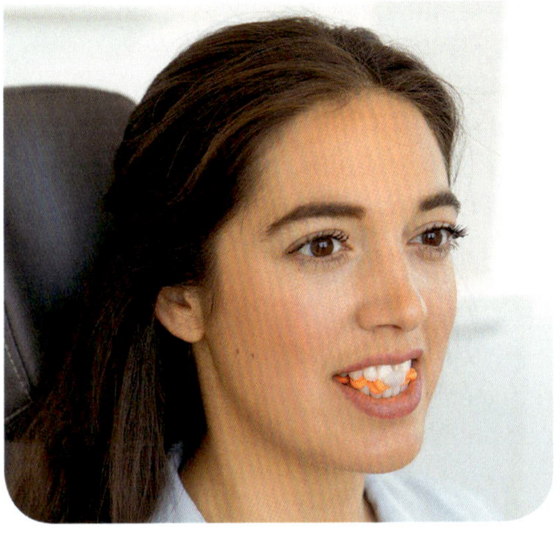

Bissregistrat

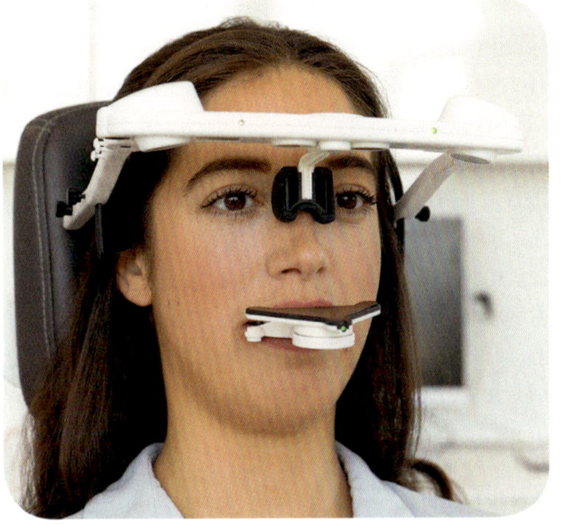

Gesichtsbogenregistrat

die dauerhaft ideale Position ist und zunächst nur eine Momentaufnahme darstellt. Durch die während der Behandlung entstehende Entlastung der unter Umständen gequetschten Gelenkstrukturen und die Lockerung der Kaumuskulatur kommt es nach und nach zu einer entspannteren Bissposition auf der Aufbissschiene. Deshalb sollte bei CMD-Patienten, die einen ungleichmäßigen Aufbiss auf den Zähnen verspüren, zu Beginn der Therapie auch niemals an den Zähnen geschliffen werden: Mit großer Wahrscheinlichkeit werden sich während der Therapie Biss und Zahnkontakt verändern.

Gesichtsbogenregistrat

Da kein Kopf dem anderen gleicht und bei keinem Menschen der Oberkiefer im Schädel so positioniert ist wie bei einem anderen, ist es für Zahnärzte wichtig, auch diese Position genau zu erfassen und dem Labor zu übermitteln. Diese individuelle dreidimensionale Oberkieferposition wird mit Hilfe eines sogenannten Gesichtsbogenregistrats ermittelt. Dies kann klassisch mit einem mechanischen Gesichtsbogen erfolgen oder auch mit einem elektronischen Messverfahren. Ziel ist es, die Neigung des Oberkiefers im Kopf beziehungsweise die Position, wie er im Schädel eingebaut ist, festzuhalten.

Aufzeichnung der Bewegungsbahnen der Kieferbewegungen

Mit Hilfe eines computergesteuerten optischen Messverfahrens zeichnen Zahnärzte die Bewegungsbahnen der beiden Kiefergelenke sowie die momentane Position der Kiefergelenkköpfchen in der Gelenkpfanne auf. Diese exakten und objektiven Informationen über die Kieferbewegungen dienen als Ausgangssituation der Therapie.

Durch die Analyse der Bewegungsbahnen der Kiefergelenke erhält man zusätzliche Informationen über gelenkbezogene Befunde sowie über muskuläre Asymmetrien und Dysbalancen. Außerdem kann im Laufe des Behandlungsverlaufs oder nach Ablauf der ersten Phase der Funktionstherapie durch erneute Messungen erkannt werden, ob und, wenn ja, was sich hinsichtlich der Unterkieferbewegungen verändert hat und ob sie gleichmäßiger und balancierter geworden sind.

Die Registrate und auch die Aufzeichnungen der Bewegungsbahnen werden an das zahntechnische Labor gesendet, das die Aufbissschiene herstellt. Auf diese Weise ist es in der Lage, den sogenannten Artikulator individuell einzustellen.

Artikulator

Der Artikulator ist ein Gerät zur Simulation der Kieferbewegungen. In ihn werden – mit Hilfe der ins Labor mitgelieferten Registraten – die Kiefermodelle für die Anfertigung der Aufbissschiene exakt so eingesetzt, wie es im Kopf des Patienten der Fall ist. Gleichzeitig werden die Bewegungen der Artikulatorgelenke mit den Aufzeichnungen genau so eingestellt, wie sich die Gelenke des Patienten bewegen. Die auf diese Weise angefertigte Aufbissschiene bietet damit eine größere Wahrscheinlichkeit, die gewünschte therapeutische Wirkung zu erzielen, als eine herkömmlich hergestellte Aufbissschiene.

Selbstverständlich kann man eine Schiene auch ohne diese Maßnahmen herstellen. Der Aufwand und die Kosten wären wesentlich

Weiche oder harte Aufbissschiene

Gelegentlich werde ich in der Praxis mit der Frage konfrontiert, ob ich nicht eine Aufbissschiene aus weichem Kunststoff anfertigen könne, weil sie komfortabler zu tragen sei. Doch haben sich in der Funktionstherapie ganz klar die harten Schienen durchgesetzt. Denn durch ihre Struktur sind weiche Schienen nicht in der Lage, Kräfte aufzunehmen, um sie gleichmäßig zu verteilen und so die Gelenke und Muskeln zu entlasten. Darüber hinaus animieren sie durch ihr weiches, kaugummiartiges Kaugefühl erst recht dazu, zu kauen und zu pressen. Womit das Gegenteil dessen, was wir anstreben, erreicht wird.
Es gibt genau drei Indikationen für die Anfertigung einer dauerhaften weichen Schiene, von denen jedoch keine etwas mit CMD zu tun hat. Sie wird eingesetzt als:

- Sportmundschutz bei Sportarten wie Boxen, aber auch bei Fußball oder Hockey zum Schutz der Frontzähne. Dieser Schutz wird aus einem recht dicken und weichen Material hergestellt und im Oberkiefer getragen.
- Strahlenschutzschienen im Ober- und Unterkiefer für Tumorpatienten, die im Kopf- und Halsbereich bestrahlt werden sollen. Sie schützen die Schleimhäute bei Patienten mit metallischen Teilen im Mund, beispielsweise Titanimplantaten, Metallfüllungen, -kronen und Brücken, vor Strahlenschäden durch die Reflexion der Strahlen.
- Medikamententrägerschienen aus dünnem weichem Material. Diese eignen sich zum Befüllen mit Gel und Pasten zur intensiven Mineralisierung der Zähne und zur Behandlung entzündeter Schleimhäute. Bei entsprechender Formgebung werden sie mit bleichendem Gel auch zur Zahnaufhellung eingesetzt.

geringer, aber leider auch die Wahrscheinlichkeit, dass die Schiene den gewünschten Therapieerfolg erzielt.

Für jeden Patienten, jede Indikation die ideale Schiene

Im Folgenden möchte ich die in unserer Praxis verwendeten Schienenarten beschreiben. Grundsätzlich sollten Aufbissschienen in der CMD-Funktionstherapie niemals zu dünn sein. Um eine muskel- und gelenkentlastende Wirkung zu entfalten, sollten sie, je nach Indikation, zwischen zwei und fünf Millimeter Stärke besitzen.

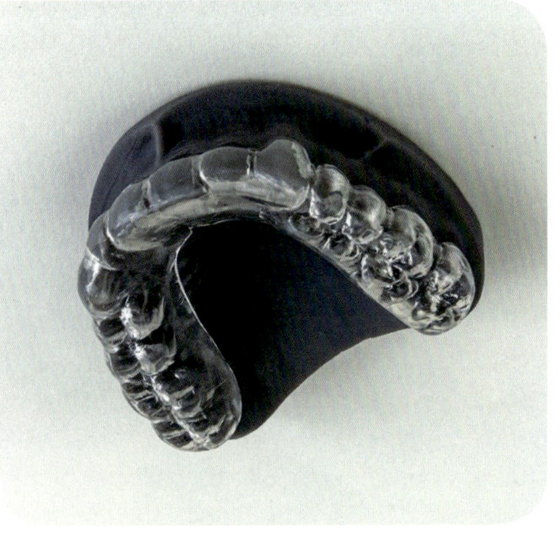

Michiganschiene

Relaxationsschienen

Relaxationsschienen werden auch als Stabilisierungs- oder Äquilibrierungsschienen bezeichnet. Sie eignen sich für Patienten, die überwiegend knirschen und sowohl gelenk- als auch muskelbezogene Symptome haben. Mit ihrer Hilfe soll ein gleichmäßiger, entspannender Aufbiss auf der Schiene erfolgen. Gleichzeitig dient die Erhöhung des Eckzahnbereichs auf der Schiene bei exzessiven Knirschbewegungen zur Entlastung der Kiefergelenke. Sie haben nur geringfügige oder gar keine muldenartigen Einbisse und bieten dem Unterkiefer so die Möglichkeit, die angenehmste Position einzunehmen. In dieser sogenannten MCP (most convenient position) fühlen sich Muskeln und Nerven am wohlsten.

Die Michiganschiene

Sie ist die Klassikerin unter den Aufbissschienen. Sie ist die weltweit am weitesten verbreitete und als Goldstandard propagierte Schiene. In der Regel wird sie nur nachts im Oberkiefer getragen und umfasst dort alle Zähne. Sie wird in vielen Zahnarztpraxen meist unabhängig von den tatsächlich vorliegenden Befunden verwendet, da sie an vielen Universitäten auch heute noch als Standardschiene zum Einsatz kommt. Dabei zeigt sie als Relaxationsschiene bei Patienten, die pressen, nur eine sehr geringe Wirksamkeit. Außerdem macht ihre Einschränkung der Sprache durch das Tragen im Oberkiefer ihren Einsatz als Tagesschiene nur sehr eingeschränkt möglich. Soll die Aufbissschiene auch tagsüber getragen werden und sind Pressen oder eine nicht korrekte Unterkieferposition mit im Spiel, stößt sie daher an ihre Grenzen. In unserer Praxis kommt sie deshalb nur sehr selten zum Einsatz, da in unserem Therapiekonzept vorgesehen ist, dass die Patienten ihre Schienen in den ersten sechs bis acht Wochen rund um die Uhr tragen. Auf die Gründe hierfür gehe ich später (Seite 70) genauer ein.

Wir setzen die Michiganschiene nur noch bei Patienten ein, die tagsüber austherapiert sind und bei denen aus kosmetischen und kieferorthopädischen Gründen durch regelmäßiges nächtliches Tragen, quasi nebenbei, ein Verschieben der Frontzähne verhindert werden soll.

Die zweigeteilte TEAMS-PLUS®-Schiene für den Unterkiefer

Diese von mir – ausgehend von bestehenden Schienenkonzepten – weiterentwickelte Schienenart ist, je nach Beschwerdebild, sowohl als Relaxations- als auch als Reflexschiene (Seite 67) einsetzbar. Ihr genaues Design wird je nach vorliegendem Bewegungsmuster modifiziert. Sie kommt bei ungefähr 95 Prozent unserer Patienten im Unterkiefer zum Einsatz. Ihr großer Vorteil ist, dass sie nur vom Eckzahn, manchmal auch erst vom ersten kleinen Backenzahn, bis zum letzten Backenzahn reicht und die Front ausspart. Die beiden Schienenteile sind weder durch Metall- noch durch Kunststoffbügel miteinander verbunden. Sie werden nur auf die Seitenzähne aufgeklickt und geben so der Zunge maximalen Freiraum. Das erhöht den Tragekomfort und schränkt die Sprechfähigkeit nicht ein. Für Außenstehende ist die Schiene so optisch und akustisch kaum wahrnehmbar.

TEAMS-PLUS®-Schiene für den Unterkiefer

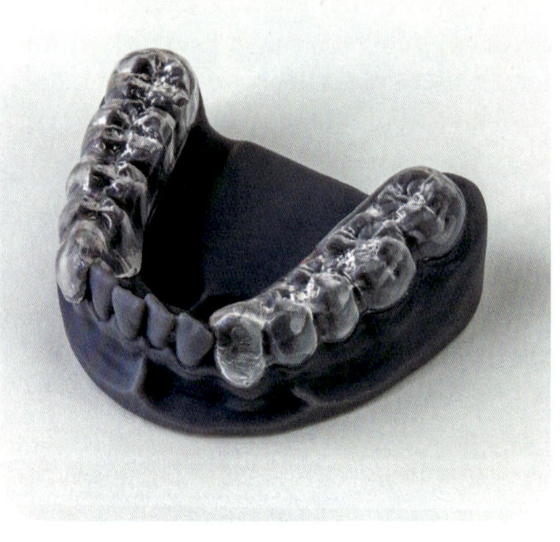

In den ersten ein bis zwei Tagen empfehle ich immer, abends ein Stündchen laut zu lesen, damit die Zunge sich an den leicht reduzierten Bewegungsspielraum gewöhnen kann.

Voraussetzung für die sichere Verwendung der Schiene ist der optimale Sitz: Patienten sollten sie nicht mit der Kraft ihrer Zunge von den Zahnreihen lösen können. Hierfür ist ein perfektes Zusammenspiel zwischen der Zahnarztpraxis und einem erfahrenen zahntechnischen Labor unabdingbar. In meiner Praxis kommt diese Schiene seit nun über 15 Jahren erfolgreich zum Einsatz.

Als Relaxationsschiene konzipiert, zeichnet sich die TEAMS-PLUS®-Schiene durch einen gleichmäßigen Aufbiss und eine Erhöhung im Bereich der Eckzähne aus, wodurch bei exzessivem Knirschen lediglich die Eckzähne belastet werden. Zum einen sind die Eckzähne aufgrund ihrer großen Pfahlwurzeln in der Lage, diese Kräfte aufzunehmen. Zum anderen sind sie weit von den Kiefergelenken und der Kaumuskulatur entfernt, was zur Folge hat, dass diese nicht so stark belastet werden wie bei einem Zahnkontakt auf den Mahlzähnen.

In Sonderfällen, in denen die Eingliederung einer Aufbissschiene im Unterkiefer nicht möglich ist, kann sie auch im Oberkiefer eingesetzt werden.

Die Gelb-Schiene

Die von Prof. Howard Gelb ursprünglich zur Repositionierung einer verlagerten Gelenksscheibe entwickelte Schiene wird im Unterkiefer eingesetzt und kann ebenfalls auch tagsüber getragen werden, da sie in der Front frei ist. Im Unterschied zu unserer TEAMS-PLUS®-Schiene sind bei ihr die beiden Schienenhälften mit einem unterhalb der unteren Schneidezähne verlaufenden Metallbügel verbunden. Wir greifen in unserer Praxis auf sie zurück, wenn durch eine ungünstige Zahnbogenanatomie eine zweigeteilte Schiene nicht genügend Halt hätte und sich lösen würde.

Die zahnfarbene Polycarbonatschiene
Diese in den letzten Jahren neu entwickelte Schienenart bietet uns, je nach Konstruktion, vielfältige Möglichkeiten. Gerade bei einer geplanten Veränderung der Bisshöhe ist ihr zahnfarbenes und zahnförmiges Aussehen von großem Vorteil. Mit ihr kann neben der CMD-Therapie gleichzeitig die spätere Form der Zähne und die Akzeptanz einer zukünftigen Bisserhöhung erprobt werden. Sie kann im Ober- und Unterkiefer, häufig auch gleichzeitig in beiden Kiefern getragen werden. Zum Einsatz kommt sie hauptsächlich bei Patienten mit starker Abnutzung und Verkürzung der Zähne, bei denen die Wiederherstellung einer gelenk- und muskelschonenden Bissposition im Mittelpunkt steht (mehr dazu ab Kapitel »Wie geht es nach Abschluss der ersten Phase der CMD-Therapie weiter?«, Seite 91).

Gelb-Schiene

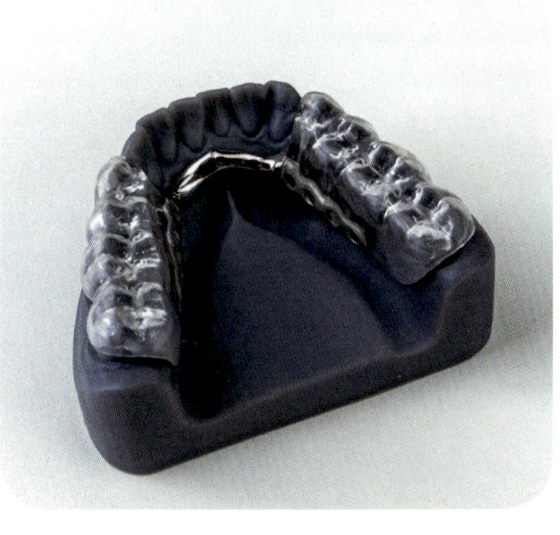

Reflexschienen

Wird überwiegend gepresst und nicht geknirscht, kommt idealerweise eine Reflexschiene zum Einsatz. Hierbei macht man sich zu Nutze, dass ein punktueller Aufbiss im vorderen Bereich des Gebisses als unangenehm empfunden wird, wenn wir zu stark aufbeißen. Wir lösen dann reflexhaft den Biss, daher der Name Reflexschiene. Zudem ist es biomechanisch gar nicht möglich, auf den Schneidezähnen oder auf den ersten kleinen Backenzähnen genauso fest zuzubeißen und die Muskulatur so fest anzuspannen wie auf den hinteren Backenzähnen.

Die TEAMS-PLUS®-Schiene als Reflexschiene
Bei Patienten, die pressen, wird dieser Schienentyp durch den Aufbau eines kleinen, maximal um einen Millimeter erhöhten Plateaus im Bereich der ersten kleinen Backenzähne zur Reflexschiene. Auch bei Patienten, bei denen wir die Schiene zunächst als Relaxationsschiene gestaltet haben, kann das Labor sie einfach zu dieser Schienenart umgestalten. Diesen Vorteil nutzen wir immer dann, wenn sich im Lauf der Funktionstherapie typische Pressmuster statt der ursprünglich vermuteten Knirschmuster auf der Schiene zeigen, was gar nicht so selten der Fall ist. Das hier zu Grunde liegende Aufbisskonzept nennt sich Interzeptor. Es wurde bereits in den 1960er-Jahren von Prof. Willi Schulte in Tübingen entwickelt. Auch hier führt der punktuelle, vorne gelegene Aufbiss zur Entlastung der mundschließenden Muskulatur und zum reflexartigen Öffnen des Bisses bei Pressen.

Die JIG-Schiene

Diese Schienenform erhalten Patienten, die extrem pressen und besonders schmerzende Mundschließer haben. Im Oberkiefer eingesetzt, sorgt sie für den punktuellen Aufbiss auf den Unterkieferfrontzähnen und damit für eine maximale Schonung der verspannten Kaumuskulatur. Wie die Abbildung deutlich macht, kann sie nur getragen werden, wenn man nicht sprechen muss oder sich nicht in Gesellschaft befindet.

Die NTISS-Schiene

Diese Sofortschiene kann für Patienten, die pressen, innerhalb weniger Minuten in der Praxis hergestellt und eingesetzt werden. Ihr Wirkprinzip ist dasselbe wie bei der JIG-Schiene. Durch die körpereigene Wärme in der Mundhöhle lässt ihre Passgenauigkeit und somit ihr Halt jedoch nach, da bei ihr ein hartes konfektioniertes Kunststoffteil mit einem Material, das sich bei Wärme verformt, aufgefüllt wird, damit es sich so an die Zähne anpasst.

Positionierungsschienen

Die Farrarschiene

Diese im Oberkiefer getragene Nachtschiene setze ich sehr gerne bei Patienten ein, bei denen es beim Zubiss zu einer schmerzhaften Überbelastung im hinteren und auch im oberen Bereich des Kiefergelenks kommt. Die eingebaute Aufbissrampe im Schneidezahnbereich gewährleistet beim Zubiss ein kontrolliertes Vorwärtsgleiten des Unterkiefers. Ist der Mund geöffnet, kann der Unterkiefer sich frei bewegen. Auf diese Weise werden die Gelenkstrukturen wunderbar entlastet, ohne den Unterkiefer die ganze Nacht in eine Vorschubposition zu zwängen, wie das bei der nachfolgend beschriebenen Unterkieferprotrusionsschiene der Fall ist. Abhängig vom Knirsch- oder Pressverhalten kann man den Aufbiss gleichmäßig oder punktuell im Schneidezahnbereich gestalten, um so auch die Muskulatur mitzubehandeln und zu entlasten. Parallel zur Farrarschiene kommt bei Patienten, die auch im Wachzustand pressen oder knirschen, tags-

TEAMS-PLUS®-Schiene als Reflexschiene

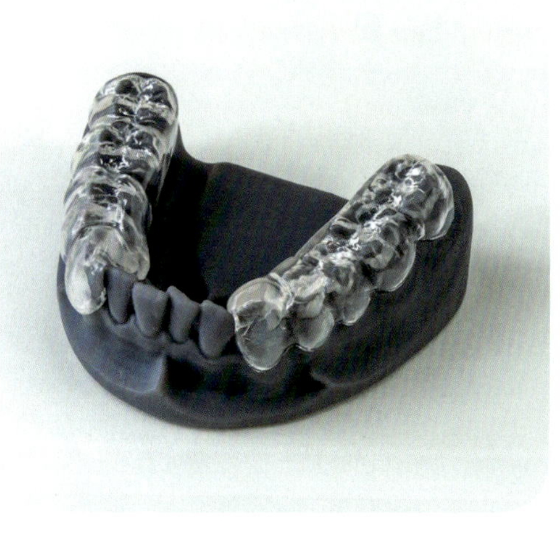

JIG-Schiene

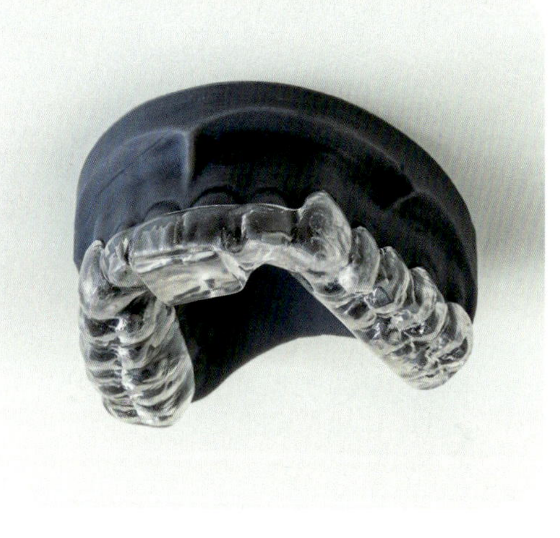

Beispiele zur Indikation verschiedener Schienentypen

	Pressen	Knirschen
Tag	Reflexschiene: UK-Interzeptor Interzeptor (nach Schulte)	Relaxierungsschiene: UK-Schiene (Typ Michigan) frontal offene UK-Schiene
Nacht	Reflexschiene: OK-JIG Interzeptor (nach Schulte)	Relaxierungsschiene (Typ Michigan): OK-Schiene UK-Schiene

Imhoff B. Indikationsgerechte Schienentherapie für CMD-Patienten. ZMK 2020;36:570–577

über die zweigeteilte TEAMS-PLUS®-Schiene als unterkiefergetragene Tagesschiene zum Einsatz.

Die Unterkieferprotrusionsschiene (UKPS)
Diese klassische Positionierungsschiene besteht eigentlich aus zwei Schienen, einer im Oberkiefer und einer im Unterkiefer. Über eine Mechanik sind sie so miteinander verbunden, dass der Unterkiefer mit der Schiene weiter vorne positioniert wird als der Unterkiefer. Im Gegensatz zu der von mir bevorzugten TEAMS-PLUS®-Schiene haben Patienten weit mehr Masse an Schienenmaterial im Mund. Manchmal jedoch kommen wir nicht umhin, sie einzusetzen. Und zwar in folgenden Fällen:

Schnarchen und Schlafapnoe bei CMD – zwei Fliegen mit einer Klappe: Haben Patienten neben der CMD auch das Problem, dass sie schnarchen oder dass sie gar unter einer fachärztlich diagnostizierten leicht- oder mittelgradigen Schlafapnoe leiden, setzen

NTISS-Schiene

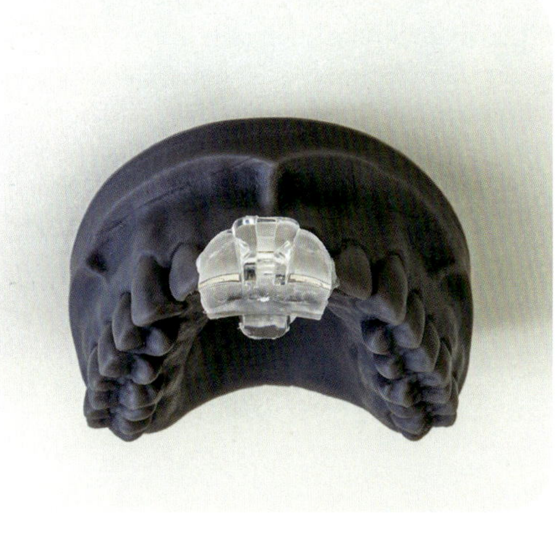

Farrarschiene

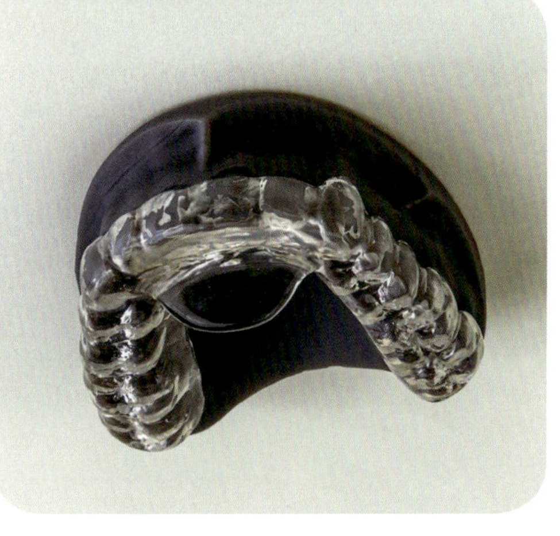

wir die UKPS als Ergänzung zur am Tag getragenen TEAMS-PLUS®-Schiene als Nachtschiene ein. Beim Schnarchen und bei einer verbreiteten Form der Schlafapnoe kommt es in der Regel zu einer Verengung der Atemwege im Halsbereich durch ein Zurückfallen des Unterkiefers im Schlaf – man spricht dann von einer obstruktiven Schlafapnoe.

Relaxations- und Reflexschienen können diesen nächtlichen Effekt durch ihre entspannende Wirkung auf die Muskulatur zusätzlich verstärken. Die UKPS hilft, dies dauerhaft zu vermeiden und gleichzeitig die nächtlichen Auswirkungen des Pressens und Knirschens zu therapieren.

Die Unterkieferprotrusionsschiene bei Gelenkschmerzen: Sehr effektiv ist die UKPS auch zur Behandlung von Gelenkschmerzen, da sie durch den Vorschub des Unterkiefers die Gelenkstrukturen während der Tragedauer permanent entlastet. Bei anfangs starken Beschwerden wird sie rund um die Uhr – außer bei den Mahlzeiten – getragen. Lassen die Schmerzen im Laufe der Therapie nach und wird die Kaumuskulatur entspannter, kann die Tragedauer tagsüber nach und nach reduziert werden, um die Gelenke wieder an die alte Gelenkposition zu gewöhnen. Gelingt dies, reicht nächtliches Tragen danach meist vollkommen aus, um erneuten Beschwerden vorzubeugen. Klappt der Auslassversuch nicht und schmerzen die Gelenke nach wie vor ohne UKPS, ist es notwendig, den mit der UKPS erreichten beschwerdefreien Biss durch eine kieferorthopädische Umstellung der Kieferposition oder durch die dauerhafte Veränderung des Aufbisses mit Teilkronen oder Kronen zu unterstützen (mehr dazu ab Kapitel »Wie geht es nach Abschluss der ersten Phase der CMD-Therapie weiter?«, Seite 91).

Unterkieferprotrusionsschiene

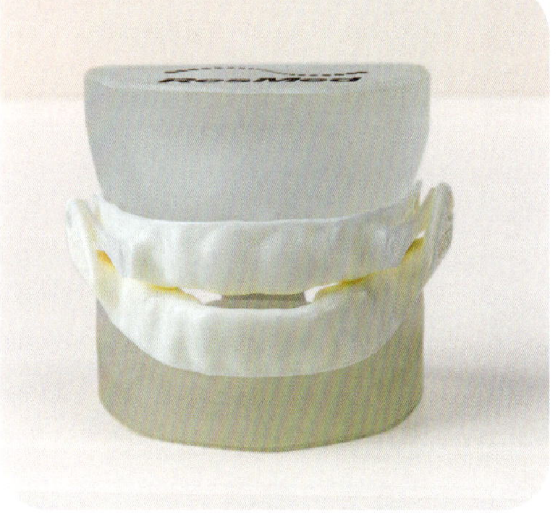

Trageweise und -dauer der Schienen

Die Tragedauer richtet sich nach dem Therapiebedarf und der Schienenart. Es gibt Nachtschienen und Schienen, die man rund um die Uhr tragen kann. Allen Schienen gemeinsam ist, dass sie mehr oder weniger gewöhnungsbedürftig sind. Kunststoff im Mund assoziiert immer, dass etwas zwischen den Zähnen ist, das eingespeichelt werden muss. In den ersten Tagen kann dieses automatische Denken unseres Körpers an Nahrung zu einer erhöhten Speichelproduktion führen. Es dauert in der Regel bis zu einer Woche, bis man sich ganz daran gewöhnt hat. In den ersten Tagen ist es daher auch in Ordnung, die Schiene zum Schlafen herauszunehmen. Gleichzeitig gilt es, am Ball zu bleiben und nicht zu verzagen.

Die TEAMS-PLUS®-Schiene ist aufgrund ihrer geringen Sichtbarkeit und Beeinträchtigung der Sprachfähigkeit sehr gut als sogenannte 23-Stunden-Schiene geeignet, die lediglich zum Essen herausgenommen wird. Damit wird das Pressen und Knirschen auch tagsüber unterbunden und auf diesem Weg abgewöhnt. Das Gefühl, auf unseren eigenen Zähnen aufzubeißen, ist uns so vertraut, dass es uns meistens nicht auffällt. Die tagsüber getragene Schiene hingegen ist ein Fremdkörper, der uns sofort signalisiert, dass wir gerade einen unnötigen Zahnkontakt haben. Dies soll uns daran erinnern, dass wir den Kiefer locker lassen und die unter dem Abschnitt Selbstbeobachtung für diese Situation beschriebene Übung (Seite 81) durchführen.

Nach etwa acht Wochen ist die Schiene nur noch nachts zu tragen: Ein längerer Rund-um-die-Uhr-Einsatz könnte unbeabsichtigte Umbauten und Veränderungen im Bereich der Kiefergelenke nach sich ziehen, die unter Umständen nicht rückgängig zu machen wären. Nach Abschluss der Therapiephase nutzen die Patienten die Schiene also nur noch nachts zum Erhalt des erzielten Behandlungsergebnisses. Sind die Beschwerden längere Zeit nicht mehr aufgetreten, kann die Schiene tageweise ganz weglassen und nur noch bei Bedarf getragen werden.

Schienenkontrollen – für Balance sorgen und Spuren lesen

Die in diesem Kapitel beschriebenen Behandlungsmaßnahmen reduzieren die Muskelspannung und entlasten die Gelenkstrukturen, wodurch es bereits innerhalb weniger Tage zu einem veränderten Aufbiss auf der Schiene kommt. Daher ist es unbedingt erforderlich, die Schiene regelmäßig zu kontrollieren und den Aufbiss anzupassen. Werden die Zahnkontakte auf der Schiene nämlich ungleichmäßig, kann gar eine Verschlechterung eintreten, da wir unbewusst versuchen, die ungleichmäßigen Zahnkontakte auf der Schiene wieder gleichmäßig zu knirschen. Idealerweise findet die erste Kontrolle spätestens nach einer Woche statt, die weiteren Kontrollen im Abstand von zwei bis drei Wochen.

Ein weiterer wichtiger Aspekt bei den Schienenkontrollen ist das Spurenlesen. Auch wenn die im Laufe der Jahre entstandene Abnutzung der Zähne, die Eigenbeobachtung des Patienten und die Auswertung der Diagnostikschiene die Vermutung nahelegen, dass jemand eher presst oder knirscht, kann anhand von Abnutzungsspuren, die sich im Zuge des dauerhaften Tragens auf der Schiene zeigen, bemerkt werden, dass dies doch anders ist. Dann kann die Oberfläche der Schiene entsprechend umgestaltet werden – aus einer Reflexschiene kann eine Relaxationsschiene gemacht werden und umgekehrt.

Wasserbett für den Kiefer. Ich bitte meine Patienten, 90 Minuten vor jeder Kontrolle die Schienen herauszunehmen und eine weiche konfektionierte wassergefüllte Schiene oder eine Silikonschiene einzusetzen. Sie sind nicht für den Dauergebrauch geeignet, haben jedoch eine Eigenschaft, die sich die Zahnmedizin zu Nutze macht. Sie sind wie ein Wasserbett, auf dem der Kiefer ruht. Damit erhalten wir einen unverfälschten Aufbiss, der nicht vom Zubiss auf der Schiene oder auf den eigenen Zähnen beeinflusst ist. Dies stellt sicher, dass die Patienten ihre Kaumuskulatur auf dem Weg in die Praxis, etwa im Auto, nicht vollkommen verspannt haben,

Die 5 häufigsten Gründe, aus denen ich Schienen neu anfertigen musste, und was man deshalb mit einer Aufbissschiene niemals tun sollte.

In ein Taschentuch oder eine Serviette wickeln

Schienen, die beim Restaurantbesuch in eine Serviette oder zu Hause schnell mal in ein Taschentuch gewickelt werden, landen gerne im Müll, im Kamin oder werden die Toilette hinuntergespült. Die Erkenntnis, dass die Schiene eingewickelt war, kommt dann meist zu spät, verbunden mit einem heiß-kalten Schauer, der über den Rücken läuft.

Wärme aussetzen

Schienen sind aus Kunststoff, der nicht unbegrenzt hitzebeständig ist. Schon manch eine Aufbissschiene meiner Patienten wurde ein Opfer zu großer Hitzeeinwirkung, beispielsweise durch Kochen in heißem Wasser zur Desinfektion oder weil sie im Sommer auf dem Armaturenbrett des Autos liegen gelassen wurde.

In den Mund legen und draufbeißen, um sie einzusetzen

Die Aufbissschiene, die gedankenverloren falsch herum in den Mund gelegt wird, oder die zweigeteilte Schiene, deren Seiten vertauscht werden und die dann nicht mit den Fingern heruntergedrückt, sondern durch Draufbeißen eingesetzt werden, überstehen dieses Manöver nur in den seltensten Fällen unbeschadet.

In Reichweite von kleinen Kindern oder Hunden ablegen

Kleine Kinder, die Aufbissschienen in ihrem Spielzeughaufen verschwinden lassen oder im Garten vergraben, werden als lustigster Grund für unvorhergesehene Schienenneuanfertigungen nur noch von Hunden übertroffen, die auch einmal probieren wollen, wie es sich auf so einer Schiene wohl kauen lässt.

Mit dem Auto über die Aufbissschiene fahren

Der sicherlich kurioseste Grund, aus dem ich je eine Schiene neu anfertigen musste, war, dass einer Patientin die Schienendose samt der darin befindlichen Schiene aus der Jackentasche gefallen war, als sie zu Hause ins Auto stieg. Sie hatte sich den restlichen Arbeitstag gefragt, wo sie wohl sei, ohne es sich erklären zu können. Des Rätsels Lösung fand sie, als sie wieder auf ihre Auffahrt fuhr und dort die Reste ihrer Schiene vorfand.

weil sie sich geärgert und auf den Zähnen bzw. der Schiene gepresst oder geknirscht haben. Dieses »Wasserbett« für den Kiefer dient somit der Kalibrierung der Schienenkontrollen und gibt mir die Möglichkeit, von Kontrolle zu Kontrolle eventuelle Veränderungen des Aufbisses auf der Schiene zu beobachten und die Schiene dem immer entspannteren Muskeltonus anzupassen. Fast immer werden die nötigen Anpassungsmaßnahmen, die meist ein Einschleifen und selten ein Aufbauen des Schienenaufbisses sind, von Mal zu Mal geringer, bis irgendwann ein entspannter und konstanter Aufbiss auf der Schiene entstanden ist.

Wann immer es möglich ist, bitte ich die Patienten, ihre Manualtherapie kurz vor den Schienenkontrolltermin zu legen, da ich so den Schienenaufbiss gleich an den entspannten und blockadefreien Tonus im Bewegungsapparat anpassen kann.

Die Schienenkontrollen verbinde ich gerne mit der Triggerpunkt-Therapie oder mit Akupunkturbehandlungen, um die Beschwerden möglichst schnell zu lindern.

Schienenpflege

Natürlich will das kostbare Stück auch gut gepflegt sein. Am besten findet die Reinigung unter fließendem Wasser mit einer milden Zahnpasta, besser sogar mit einer Flüssigseife oder mit Spülmittel und einer Zahnbürste beziehungsweise einer eigenen Prothesen- oder Fingernagelbürste statt. Ich empfehle, die Schiene auch ein- bis zweimal pro Woche ein paar Minuten mit Prothesen- oder Klammerreinigungstabletten zu reinigen, da diese nicht nur den Zahnstein und die Beläge entfernen, sondern auch desinfizierend wirken. So kann man gerade nach Infektionskrankheiten einer erneuten Ansteckung vorbeugen.

Das Dahl-Prinzip – eine Sonderbehandlung ohne Schiene

Knirschen auf den Schneidezähnen kann zu einer starken Abnutzung der Zähne und dazu führen, dass der Biss sich senkt. Durch Aufbringen von erhöhten Kunststoffaufbissen an den Schneidezähnen gelingt es, dem entgegenzuwirken und sogar eine Erhebung des Bisses im gesamten Kiefer zu erzielen. Dieses Therapiekonzept basiert auf einem Effekt, den der norwegische Zahnarzt Bjørn L. Dahl 1975 erstmals in einer Studie beschrieb.[9] Grundlage dieser Erkenntnis ist die Tatsache, dass natürliche Zähne bei fehlendem Kontakt mit den Gegenzähnen Kontakt suchen und gemeinsam mit dem Kieferknochen dem gegenüberliegenden Zahn entgegenwachsen. Bauen wir die abgeknirschten Schneide- und Eckzähne im Ober- und Unterkiefer mit ästhetischem Kunststoff unsichtbar wieder so auf, wie sie natürlicherweise aussahen, führt das zu einem ausschließlichen Kontakt im Frontzahnbereich. Zwischen den Backenzähnen zieht wieder der frühere Abstand zueinander ein. Somit hat der frontale Aufbiss den gleichen Effekt wie eine Reflexschiene und entlastet Muskeln und Gelenke.

Aufgrund des oben beschriebenen Effekts wachsen die Backenzähne innerhalb weniger Wochen und Monate einander entgegen und finden Kontakt. Die Folge ist eine Anhebung des Bisses, wodurch sich die Muskeln nicht mehr so sehr verspannen können wie vor der Behandlung und die Gelenke dauerhaft entlastet werden.

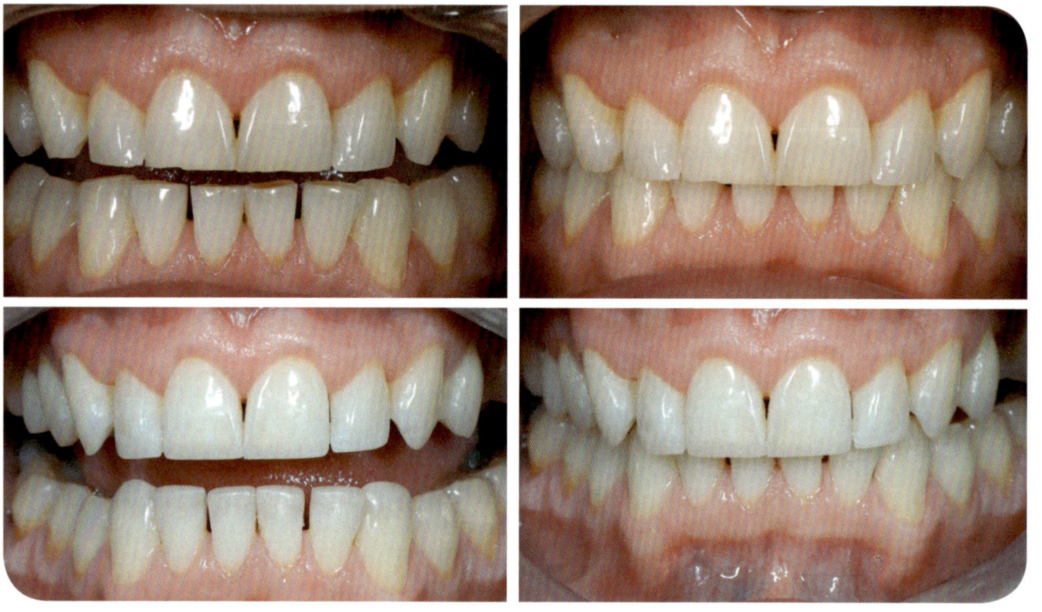

Frontzähne vorher – nachher bei Dahl mit Abstand der Zahnreihen zueinander unmittelbar nach Aufbau der Schneidekanten mit Kompositkunststoff

Anschließend können die Kunststoffaufbauten auf den Frontzähnen bleiben oder gegen keramische Aufbauten ausgetauscht werden. Diese haben gegenüber Kunststoff den Vorteil der besseren Haltbarkeit und Ästhetik. Sehr häufig benötigen Patienten nach Abschluss dieser Behandlung keine weitere Aufbissschiene. Wir setzen dieses Konzept sehr gerne bei abgeknirschten Frontzähnen und dabei gut erhaltenen Kauflächen im Backenzahnbereich ohne Brücken und Implantaten ein, da diese ein Entgegenwachsen verhindern würden.

Säule 4: Manuelle Therapie – ein absolutes Muss

Seit Jahren zeigen wissenschaftliche Studien, dass die manuelle Therapie ein unverzichtbarer Bestandteil eines ganzheitlichen CMD-Behandlungskonzeptes sein sollte.

Denn beide zusammen – zahnärztliche CMD-Therapie und manuelle Therapie in der physiotherapeutischen Praxis – liefern weit bessere Ergebnisse als die alleinige Anwendung einer dieser Therapieformen. Ich selbst sehe dieses äußerst förderliche Zusammenspiel tagtäglich bestätigt. Daher findet in meiner Praxis eine CMD-Therapie nicht ohne gleichzeitige Verordnung einer manuellen Therapie statt.

Die Überweisung zur manuellen Therapie ist von Patient zu Patient unterschiedlich. Sie beinhaltet die von mir gestellte Diagnose inklusive der Zusammenhänge, die ich aufgrund meiner Erstuntersuchung zwischen Kiefer und Bewegungsapparat vermute, mit der Bitte, diese abzuklären und gegebenenfalls mitzubehandeln.

Damit der Physiotherapeut alle erforderlichen Therapietechniken in Ruhe anwenden kann, stelle ich meistens Rezepte über eine Doppelbehandlung für manuelle Therapie und Krankengymnastik aus. So ist es wahrscheinlicher, dass sich das bestehende Beschwerdebild schnell verbessert. Wie vieler Therapiesitzungen es letztlich bedarf, hängt vom individuellen Verlauf ab. Nach Abklingen der Beschwerden empfehle ich zur dauerhaften Stabilisierung des Ergebnisses und zur Vorbeugung gegen ein erneutes Auftreten der CMD-Symptomatik, die manuelle Therapie in größeren Abständen fortzusetzen. Beispielsweise einmal monatlich.

Dabei verwende ich den Begriff »manuelle Therapie« – streng genommen – nicht ganz korrekt. Schließlich geht das Behandlungsspektrum der manualtherapeutisch ausgebildeten Physiotherapeuten bei der Mitbehandlung der CMD deutlich über die eigentliche Manualtherapie hinaus. Tatsächlich kann sie, je nach Bedarf, folgende Behandlungsinstrumente umfassen:

- physikalische Therapie mit Anwendung von Wärme und Kälte
- Massage und Dehnung der schmerzenden Muskulatur
- Triggerpunktbehandlung

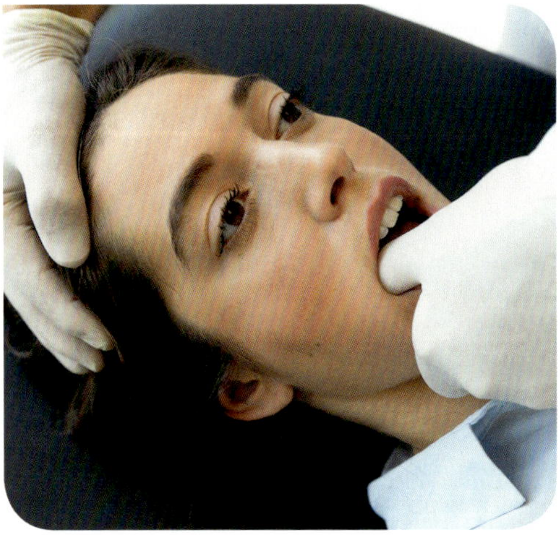

Manuelle Therapie mit Fingern im Mund bei einseitiger passiver Kaudaltraktion des Unterkiefers

- manuelle Therapie der Mund- und Gesichtsregion und der Halswirbelsäule
- Haltungstraining
- Anleitung zu Eigenübungen für Kiefer und Wirbelsäule

Die Qualität der Therapie-Instrumente steht und fällt mit der Erfahrung des manualtherapeutischen Behandlers. Diese ist mindestens genauso wichtig wie die Erfahrung und Qualifizierung des zahnärztlichen Spezialisten.

Wen würde ich empfehlen?

Diese Frage ist nicht einfach zu beantworten, da ich allein aus berufsrechtlichen Gründen keine konkreten Namen nennen darf. Kommt der Patient aus der näheren Umgebung, kann ich natürlich sagen, mit welchen Physiotherapeuten meine Patienten in der Vergangenheit gut gefahren sind. Reisen die Patienten jedoch – wie es in unserem Praxisalltag meistens der Fall ist – aus größerer Entfernung an, gestaltet sich die Angelegenheit deutlich schwieriger. Gleichzeitig kann ich vielen Patienten aufgrund positiver Beobachtungen, die ich in den vielen Jahren Therapieerfahrung sammeln konnte, Physiotherapeuten in ihrer Nähe nennen. Ist dies nicht möglich, empfehle ich die Webseite der CRAFTA® (Seite 207) mit ihrer bundesweiten Therapeutenliste zertifizierter CRAFTA®-Therapeuten. CRAFTA steht hier für **C**ranio **F**aciale **T**herapie **A**kademie, also die Behandlung von Schädel- und Gesichtsschmerzen mit Schwerpunkt auf der Behandlung der Craniomandibulären Dysfunktion.

Ich bin weder Mitglied noch auf andere Weise mit der CRAFTA® verbunden. Meine Erfahrung zeigt mir aber seit Jahren, dass CRAFTA®-Therapeuten einfach gut behandeln. Das liegt an der wissenschaftlich fundierten Weiterbildung, die aus mehreren aufeinander aufbauenden Modulen besteht und mit einer anspruchsvollen Zertifikatprüfung abschließt. Was nicht bedeuten soll, dass andere Physiotherapeuten keine guten CMD-Therapeuten sein können. Ich kenne persönlich etliche, bei denen das der Fall ist. Da jedoch das Wissen und die Techniken bei der manualtherapeutischen Behandlung der CMD kein nennenswerter Bestandteil der physiotherapeutischen Ausbildung darstellen, ist man als Patient auf die Eigeninitiative und Qualität der Weiterbildung in Sachen CMD angewiesen – ohne diese anhand objektiver Kriterien beurteilen zu können.

Anbieter für CMD-Weiterbildungskurse für Physiotherapeuten gibt es viele. Häufig finden diese Kurse an mehreren Wochenenden statt und sind sicherlich nicht immer unbedingt schlechter als die CRAFTA®. Da das Niveau aber insgesamt sehr unterschiedlich ist, habe ich mit der CRAFTA® ganz einfach die besten Erfahrungen gemacht.

Kriterien für einen guten CMD-Manualtherapeuten

- In der ersten Therapiesitzung sollten eine eigene Anamnese und eine gründliche Untersuchung des Kiefers und des Bewegungsapparats erfolgen.
- Eine manuelle Therapie bei CMD ist leider keine Wellnessmassage. Sie kann besonders in den ersten Sitzungen schmerzhaft sein.
- Der Therapeut behandelt mit Handschuhen auch im Mund, um die Muskulatur und die Gelenke von innen mit Techniken zu bearbeiten, die von außen nicht möglich wären.
- Die Behandlung der durch die CMD beeinträchtigten Bereiche des Bewegungsapparats, beispielsweise der Nacken, sollte Bestandteil der Therapie sein.
- Patienten sollten Haltungs-, Kiefer- und Nackenübungen für die Zukunft erlernen mit dem Ziel, Symptomen rechtzeitig vorzubeugen und bereits beim ersten Auftreten selbst für Abhilfe zu sorgen.
- Mit dem zahnärztlichen Behandler sollte eine schriftliche oder mündliche Kommunikation stattfinden, um Fragen zu klären oder Feedback über den Therapieverlauf zu geben. Das kann unter Umständen auch einfach ein Notizzettel sein, den man dem Patienten mitgibt.

Behandlungsinstrumente und ihr Wirkspektrum

Physikalische Therapie mit Anwendung von Wärme und Kälte

Vor der eigentlichen Behandlung kann es manchmal sinnvoll sein, den Patienten durch Temperaturanwendung darauf vorzubereiten. Das macht die Therapie, die besonders zu Beginn als unangenehm empfunden werden kann, für ihn erträglicher und erleichtert die Arbeit des Behandlers. Beliebte Wärmeanwendungen sind heiße Rollen oder Infrarotstrahler. Sie entspannen die Muskulatur, indem sie die Schmerzempfindung reduzieren und durch die Weitung der Gefäße die Durchblutung und somit die Sauerstoffversorgung des behandelten Gewebes verbessern. Liegen Entzündungen in den Kiefergelenken vor, ist Kälteanwendungen der Vorzug zu geben. Sie bewirken ein Abschwellen des entzündeten Weichgewebes und eine Schmerzreduktion vor einer späteren Mobilisation durch den Manualtherapeuten.

Massage und Dehnung der schmerzenden Muskulatur

Mit Massagetechniken, bei denen mit den Fingern auf der verhärteten Muskulatur gekreist, gestrichen und geknetet wird, wird die Durchblutung der Muskulatur weiter gesteigert, Verklebungen werden gelöst und Verkürzungen beseitigt. Diese Techniken werden von außen, beim Massetermuskel auch von innen angewandt. Die Behandlung des seitlichen Flügelmuskels dagegen wird indirekt mit sogenannten isometrischen Techniken, ähnlich der Eigenübung Nr. 15 (Seite 56), durchgeführt. Der Muskel setzt unterhalb der Schädelbasis innen am Kiefer an und lässt sich mit den Fingern nicht erreichen. Verkürzte Kaumuskeln und die Muskeln des Nackenbereichs werden ebenfalls mit entsprechenden Techniken gedehnt und gelockert.

Triggerpunktbehandlung

Bei der manuellen Triggerpunktbehandlung wird mit den Fingerbeeren auf den knotenartigen Triggerpunkt gedrückt. So lange, bis sich das Gewebe weich anfühlt. Oder der Triggerpunkt wird mit langsamen, gleitenden Bewegungen quasi ausradiert.

Manuelle Therapie der Mund- und Gesichtsregion und der Halswirbelsäule

Im Anschluss an die Entspannung und Lockerung der Muskulatur strebt der manuelle Therapeut die Mobilisation und Stabilisierung der Gelenke an. Dabei versucht er, die gestörte Bewegungsfunktion zu normalisieren und das Zusammenspiel von Nerven, Muskeln und Gelenken zu harmonisieren. Das erfolgt mit Techniken, die die Kiefergelenke und die Halswirbelsäule durch Zug und Druck in eine bessere Stellung bringen und beweglicher machen.

Haltungstraining

Da die Körper- und die Kieferhaltung in direktem Zusammenhang stehen, sollte das Training einer natürlicheren Körperhaltung immer Bestandteil einer manuellen Therapie bei CMD sein. Allein das Bewusstmachen dieses Umstands, kombiniert mit einfachen Haltungsübungen, zeigt in zahlreichen Studien eine deutliche Verbesserung der Symptome wie Schmerzen und eingeschränkter Mundöffnung.[10]

Anleitung zu Eigenübungen für Kiefer und Wirbelsäule

Die in diesem Buch beschriebenen täglichen Eigenübungen (im Buchteil »Das PLUS zum TEAMS-PLUS®-Konzept«, Seite 101) werden idealerweise im Rahmen der manuellen Therapie durch den Physiotherapeuten überprüft und gegebenenfalls angepasst und ergänzt. Das dient der Stabilisierung des Behandlungsergebnisses und der zusätzlichen Motivation, diese sehr wichtige Säule der CMD-Therapie umzusetzen.

Säule 5: Selbstbeobachtung und -aufmerksamkeit

Sich selbst mehr Aufmerksamkeit zu schenken, ist gerade bei CMD ein besonders wichtiger Faktor, um schädliche Verhaltensweisen zu erkennen und zu verändern.

Von Natur aus sollten sich unsere Zähne am Tag ungefähr 15 Minuten berühren. Nämlich beim Essen und gelegentlich beim Schlucken. In den übrigen 23 Stunden und 45 Minuten berühren sich nur unsere Lippen. Der Unterkiefer ist in diesem Zustand locker und die Zahnreihen schweben übereinander – mit einem Abstand von wenigen Millimetern. Alle darüberhinausgehenden, stärkeren Zahnkontakte führen auf Dauer zu einer Überlastung und Schädigung der Muskulatur sowie der Gelenke.

Es gibt durchaus CMD-Patienten, die tagsüber keinen oder nur sehr wenig Zahnkontakt haben. Die allermeisten jedoch pressen und knirschen auch im Wachzustand, ohne es zu bemerken. Wir nennen das Wachbruxismus. Gleichzeitig haben sie tagsüber die wunderbare Möglichkeit, das zu beobachten und sich so auf die Schliche zu kommen. Stresssituationen oder konzentriertes, angespanntes Arbeiten können Wachbruxismus auslösen, aber auch körperliche Anstrengung. Selbst die einfache Anwesenheit bestimmter Personen kann triggern und zu diesem selbstschädigen Verhalten führen. Häufig erkennen Patienten im Laufe der Therapie, dass sie bei der Begegnung mit ihrem Vorgesetzten, unangenehmen Arbeitskollegen oder einem bestimmten Schüler verkrampfen und auf ihre Zähne beißen.

Das ist eine interessante Erkenntnis aus zweierlei Gründen:

1. Sie erkennen, was sie stresst, und
2. sie haben – was im Zusammenhang mit einer CMD sehr wichtig ist, um eine schnelle Linderung der Beschwerden herbeizuführen – die Möglichkeit, sich dieses Verhalten tagsüber abzutrainieren. Dazu ist es notwendig, sich wenigstens für einen gewissen Zeitraum anzugewöhnen, verstärkt auf sich und das eigene Verhalten zu achten.

Biofeedback mit einfachsten Mitteln

Selten allerdings achtet man beim Wachbruxismus auf den eigenen Kiefer. Meist ist man abgelenkt oder zu konzentriert auf eine Sache. Daher ist es sinnvoll, sich das Bewusstmachen mit kleinen Hilfsmitteln zu erleichtern. Sehr einfache und gut funktionierende Erinnerungsanker sind selbstklebende Markierungspunkte. Diese gebe ich allen CMD-Patienten bereits bei der Erstuntersuchung mit. Ich bitte sie, diese Pünktchen an Stellen zu kleben, auf die sie häufig schauen. Das kann ihr Smartphone sein, der Bildschirm am Arbeitsplatz, die eigene Tasche, die auf dem Lehrerpult steht, oder der Innenspiegel im Auto. Eine Patientin hatte sich sogar mit Nagellack Punkte auf ihre Nägel gemalt – eine super Idee, wie ich finde, da man seine Fingernägel tatsächlich recht häufig im Blickfeld hat.

Sie können diese Punkte auch für kleines Geld in jedem Schreibwarengeschäft kaufen oder im Internet bestellen und sie als Biofeedbacksystem nutzen, indem Sie sich jedes Mal beim Anblick eines dieser Punkte fragen, was Ihre Zähne gerade machen und wie sich Ihr Kiefer anfühlt.

Einfaches Biofeedback mit Klebepunkten

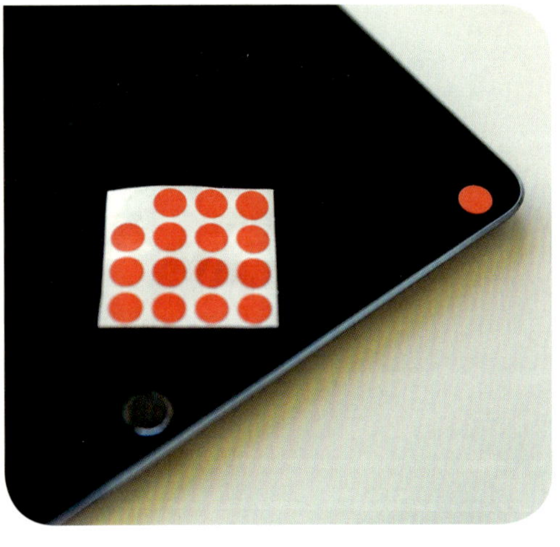

Stellen Sie sich beim Anblick der Punkte folgende Fragen, die Sie am besten alle mit Ja beantworten:
- Sind die Zahnreihen ohne Kontakt?
- Hängt der Unterkiefer locker und entspannt?
- Liegt die Zunge locker und ohne Druck in der Mundhöhle?
- Sind meine Wangen locker und nicht zwischen die Zahnreihen gesaugt?

Gegenmittel anwenden

Ertappen Sie sich dabei, dass Sie zubeißen, lassen Sie den Unterkiefer bei geschlossenen Lippen locker hängen. Erlaubt es die Situation, sollten Sie, wann immer es geht, die unten gezeigte Übung durchführen. Sie stärkt die unterhalb des Unterkiefers befindlichen Mundöffner, die Gegenspieler der verspannten Mundschließer. Die Mundöffner sind bei CMD-Patienten im Vergleich zu den mundschließenden Muskeln sehr schwach. Regelmäßiges Anwenden der Übung stärkt sie und führt zu einem besseren Gleichgewicht zwischen beiden Muskelgruppen. Gleichzeitig spüren Sie jedes Mal, wenn Sie diese Übung praktizieren, dass sich Ihr Unterkiefer anfühlt, als würde er wie von einer unsichtbaren Hand sanft nach unten gezogen. Damit entsteht zumindest in den nächsten Minuten nicht mehr die Tendenz zuzubeißen.

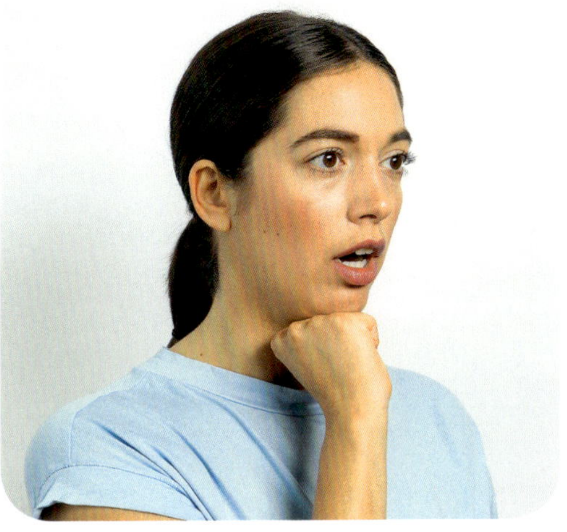

Effektive Gegenmaßnahme bei Zahnkontakt

Für die Übung: Öffnen Sie leicht den Mund und drücken Sie den Unterkiefer mit leichter Kraft gegen den Widerstand der Faust, ohne eine Bewegung auszuführen (siehe Foto oben). Am besten machen Sie die Übung jedes Mal, wenn Sie sich selbst beim Pressen oder Knirschen ertappen.

Selbstbeobachtung als Einstieg

Mit der Selbstbeobachtung können meine Patienten gleich nach dem ersten Untersuchungstermin beginnen. Weitere Verstärkung erhält der Erkenntnis-Effekt durch das Tragen der Aufbissschiene. Wird sie tagsüber getragen, stellt sie im Vergleich zu den eigenen Zähnen einen Fremdkörper dar und weist deutlich auf Zahnkontakt hin. So gelingt das Abgewöhnen falschen Stressverhaltens im Wachzustand umso schneller. Tatsächlich gibt es nicht wenige Patienten, deren Wachbruxismus sich schon nach einer Woche deutlich reduziert oder gar abklingt. Sehr hilfreich als Reminder – selbst wenn ich gerade bei CMD-Patienten ein großer Freund des digitalen Detox bin – sind Apps. Etwa die kostenlose »BruxApp«. Sie bietet die Möglichkeit, zusätzlich oder statt der Punkte per Smartphone erinnert zu werden. Die Häufigkeit, den Zeitraum und den Klingelton kann der Nutzer selbst bestimmen, und so mag sie für den einen oder anderen eine gute Unterstützung bei der Selbstbeobachtung sein. Um immer schön locker zu bleiben!

Bevor wir gleich zum PLUS kommen, also zu dem, was Sie tun können, um Ihre Beschwerden zu lindern, möchte ich auf den folgenden Seiten noch auf einen weiteren Punkt eingehen: die ergänzenden Maßnahmen.

Säule 6: Ergänzende Maßnahmen

Bei manchen Patienten ist es neben den TEAMS-Therapiebausteinen notwendig, ergänzende Maßnahmen zu ergreifen, um die CMD-Symptome schnellstmöglich zu bessern.

Diese Maßnahmen reichen von Botox-Injektionen und Akupunktur über Hypnose bis hin zu medikamentöser Therapie und Psychotherapie.

Wann ist Botox sinnvoll bei CMD?

Bei einigen CMD-Patienten können wir die Muskelschmerzen trotz aller Maßnahmen nicht vollständig beseitigen. Bei ihnen ist die Anwendung von Botulinumtoxin ein sehr sinnvolles und auch wirksames Therapiemittel im Rahmen der Funktionstherapie.

Botulinumtoxin, oder kurz Botox, ist das stärkste uns bekannte Gift, jedoch in der verwendeten Verdünnung und Dosierung vollkommen unbedenklich. Es wird vom Bakterium Clostridium botulinum produziert und bewirkt durch Unterbrechung der Reizübertragung vom Nerv auf den Muskel eine lokale Lähmung, die genutzt werden kann, um sehr verspannte und schmerzende Muskulatur zu entspannen.

Jeder hat schon mal von Botox gehört und eine Meinung zu Botox. Die einen lieben es, schwärmen davon und können ihre nächste Botox-Behandlung gar nicht erwarten, die anderen haben sofort Bilder von »Botox-Opfern« mit totgebotoxten Gesichtern vor Augen, deren Gesichtszüge erstarrt sind und keine normale Mimik mehr zulassen. Wie immer in der Medizin steht und fällt alles mit der richtigen Anwendung und Dosierung. Richtig dosiert und an der richtigen Stelle angewandt, ist Botox ein wunderbares Medikament zur Behandlung von Spasmen und Spannungsschmerzen. Bei richtiger Indikationsstellung kann es sogar zur Beschwerdebesserung bei Depressionen eingesetzt werden.[11] Erst, als man bei der Behandlung von spasmischen Muskelkrämpfen im Bereich der Augenbrauen entdeckt hat, dass sich ganz nebenbei auch Falten im Gesicht glätten, hat Botox Einzug in die ästhetische Medizin gehalten.

Bei extrem starken und therapieresistenten Muskelschmerzen ist die Injektion von Botox in die Kaumuskeln eine bewährte Möglichkeit, eine schnelle Linderung innerhalb weniger Tage zu erzielen. Richtig angewandt ist diese Therapieform vollkommen nebenwirkungsfrei. Die ganze Wirkung entfaltet sich innerhalb weniger Tage und hält bis zu sechs Monate an. In erster Linie setze ich Botox in meiner Praxis im Bereich des Hauptkaumuskels Musculus masseter ein, da dieser meistens der stärkste Auslöser von muskulären CMD-Beschwerden ist. Manchmal steht jedoch auch der vordere Anteil des Schläfenmuskels Musculus temporalis im Zentrum des Schmerzgeschehens und muss ebenfalls behandelt werden. Die Patienten berichten, dass die Schmerzen innerhalb weniger Tage deutlich nachlassen und dass die Muskulatur sich viel entspannter anfühlt.

Da die Therapie mit Botox nur die Symptome, nicht aber die Ursache therapiert, kommen die Beschwerden meistens nach einigen Monaten zurück, sobald die Wirkung des Botox nachlässt und sich die Muskulatur wieder verspannt. Daher muss die Therapie dann wiederholt werden. Deswegen empfehle ich die Botox-Anwendung nicht als Standardtherapie, sondern immer im Zusammenhang mit einer regulären Funktionstherapie. Wenn Patienten jedoch sagen, dass sie sich nicht vorstellen können, eine Schiene zu tragen, sei es, weil sie keine Lust haben oder unter einem extremen Würgereiz leiden, ist diese Therapieform eine mögliche Alternative zur Aufbissschiene. Aber auch Trauma-Patienten, die lange auf ihre

Injektionspunkte bei einer Botoxtherapie des Massetermuskels

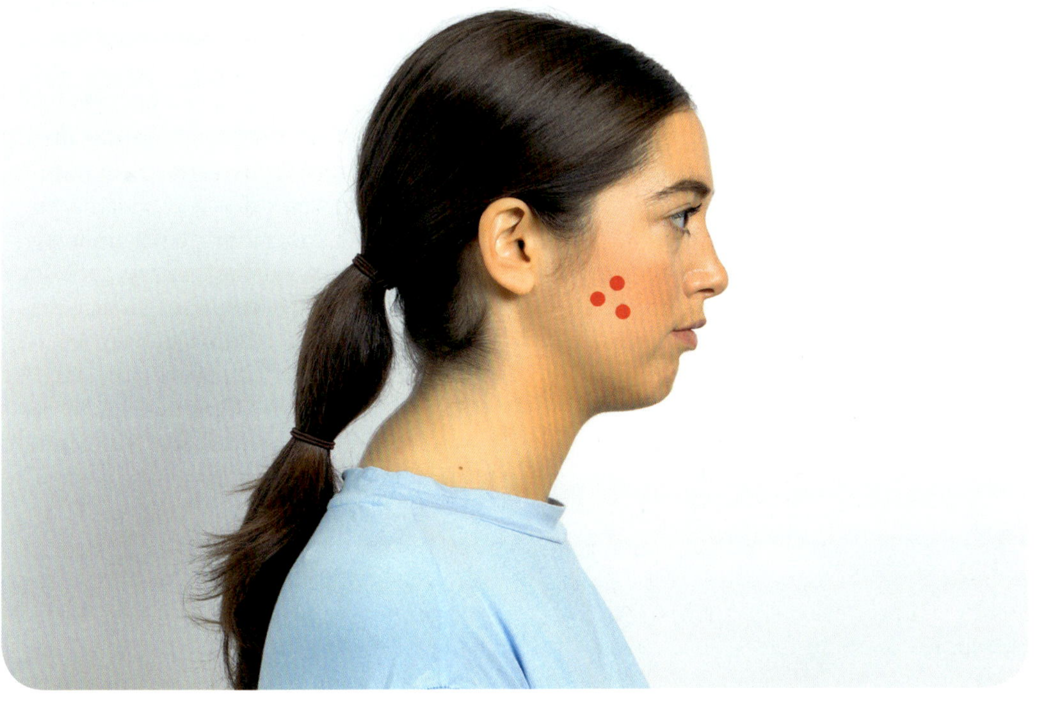

Psychotherapie warten müssen und stark unter ihren Muskelschmerzen leiden, kann ich mit Botox bei der Überbrückung dieser Zeit helfen.

Akupunktur und Ohrakupunktur

Allgemein verbindet man mit dem Begriff der Akupunktur die traditionelle chinesische Medizin, kurz TCM genannt. Die Akupunktur ist inzwischen ein auch in der CMD-Therapie anerkanntes Verfahren, das seine therapeutische Wirkung nachgewiesen hat.

Insbesondere bei muskulären Beschwerden im Kieferbereich stellt die Akupunktur eine einfach umzusetzende und schnell wirksame Therapieoption dar. Mit Hilfe weniger Akupunkturnadeln kann ich so die bei muskulären Verspannungen und Schmerzen wirksamen TurboAkupunktur™-Punkte nach meinem Kollegen Dr. Thay Joe Tan gemeinsam mit den übergeordneten Punkten zur Lösung des blockierten Qis behandeln. Die hierbei gesetzten Nadeln lasse ich eine halbe Stunde wirken, bevor ich sie wieder entferne. Häufig verspüren die Patienten bereits innerhalb der ersten Therapiesitzung eine deutliche Besserung ihrer Beschwerden. Die meist im Rahmen von Schienenkontrollen durchgeführten weiteren Akupunkturbehandlungen haben dann, um auf das Bild des überlaufenden Fasses zurückzukommen, das Ziel, den Ablaufhahn weiterhin offen zu halten und den Körper und somit auch die Seele zu entlasten.

Patientin mit Akupunkturnadeln, gesetzt nach TCM

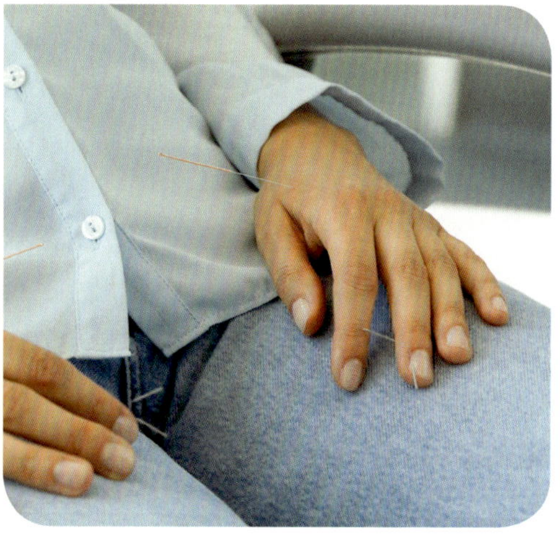

Aufgrund meiner Erfahrung und der sehr einfachen Handhabung wende ich neben der traditionellen chinesischen gelegentlich auch die europäische Ohrakupunktur an.
In seinem 1969 veröffentlichten »Lehrbuch der Auriculotherapie« schildert der französische Arzt Paul Nogier (1908–1996) eine erstaunliche Erkenntnis. Etwa im Jahre 1950 stellte er bei der Landbevölkerung in der Gegend von Lyon, wo er seine Praxis hatte, Narben in den Ohrmuscheln einiger Patienten fest. Auf Nachfrage erfuhr er, dass diese Stellen verbrannt wurden, um die teilweise seit langem bestehenden und erfolglos behandelten Ischiasbeschwerden zu therapieren. Diese hätten wenige Stunden nach der Behandlung tatsächlich nachgelassen. Interessiert begann er Nachforschungen anzustellen und fand heraus, dass es auf dem Ohr Reflexpunkte für alle Organe gibt. Kurioserweise ist ihre Lage vergleichbar mit der eines Embryos in der Gebärmutter.

Übrigens setzten bereits Ärzte im alten Ägypten und in Griechenland auf die Hilfe von Ohrpunkten. Auch im China der Tang-Dynastie (617–907) war die Methode zur Behandlung von Schmerzen bekannt, bevor sie im Laufe der letzten Jahrhunderte in Vergessenheit geriet.

Interessanterweise unterrichtet die U.S. Army unter dem etwas martialischen Namen »Battlefield Acupuncture«, auf Deutsch »Schlachtfeldakupunktur«, ihr medizinisches Personal in einer modifizierten Form der Ohrakupunktur. Entwickelt wurde das Verfahren während der Irak- und Afghanistan-Einsätze Anfang der 2000er-Jahre von einem Arzt der Air Force, Colonel Richard Niemtzow, M.D. Ziel war und ist es, Soldaten mit chronischen Schmerzen und verletzten Soldaten mit starken Schmerzen eine schnelle und nebenwirkungsfreie Linderung anbieten zu können.

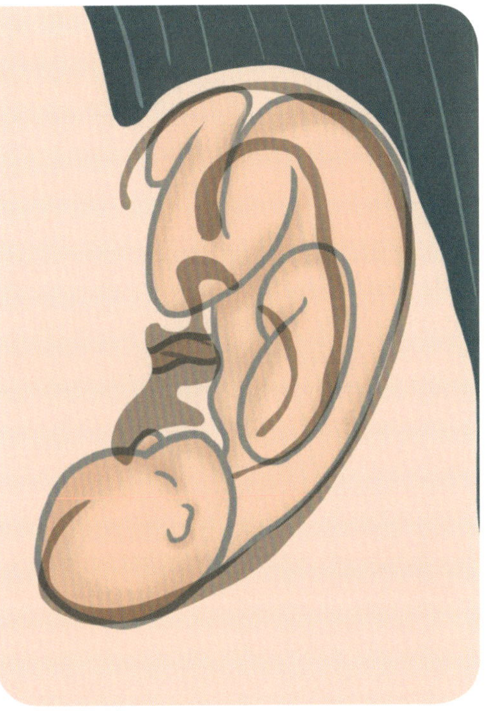

Embryo als Projektion der Ohr-Reflexpunkte

Hypnose und Selbsthypnose

Vielen ist der Begriff Hypnose, wenn ich ihn im Zusammenhang mit der CMD-Therapie fallen lasse, zunächst suspekt. Sie denken dabei an okkulte Praktiken oder an Showhypnose, wie sie sie im Fernsehen oder im Varieté gesehen haben. Oder dass Hypnose nichts für sie sei, weil man sie nicht hypnotisieren könne. Doch ist klinische Hypnose weder Hokuspokus noch die Aufgabe der Selbstkontrolle, sondern eine wissenschaftlich fundierte Therapieform. Jeder Mensch kann hypnotisiert werden und sich selbst hypnotisieren. Grundlage dafür ist die Trance, und die Trance ist etwas, was wir seit unserer frühesten Kindheit kennen und immer wieder erlebt haben und erleben: Als Kind spielte man in seiner Traumwelt und vergaß alles um sich herum. Als Erwachsener starrt man vielleicht gedankenverloren einfach ins Leere und bekommt nicht mit, was sich im Außen abspielt. All das sind Formen der Trance.

In der klinischen Hypnose wird der Zustand der Trance genutzt, um mit Hilfe starker Suggestion das Unbewusste zur Entspannung, zur Schmerzkontrolle und zum Stressabbau zu nutzen. Diese Autosuggestionen können so stark sein, dass man nachts beim Pressen oder Knirschen ganz von allein wach wird, sich die gerade vorhandene innere Anspannung bewusst macht, sie loslässt, sich umdreht und entspannt weiterschläft. Voraussetzung für die Selbsthypnose ist, dass man einmal hypnotisiert wurde und den Zustand der Trance kennengelernt hat, damit man sich später nach einer entsprechenden Anleitung selbst wieder in diesen Zustand versetzen kann.

Führe ich die erste Hypnose in meiner Praxis durch, führe ich den Patienten in der Trance an seinen Wohlfühlort. Diesen hat er mir in einem Vorgespräch genau beschrieben. Dort angekommen, gehe ich mit Suggestionen auf seine CMD-Beschwerden und die innere Anspannung ein, die sich in Pressen und Knirschen ein Ventil sucht. Nun kann ich diese Anspannung so umleiten, dass sie sich nicht mehr im Körper festsetzen kann. Gleichzeitig leite ich den Patienten an, wie er sich selbst hypnotisieren kann, um diese jederzeit selbst praktizieren zu können. Das darf gerne abends im Bett geschehen, da sich der Übergang von der Trance in den Schlaf positiv auf die Schlafqualität und die Festigung der Autosuggestion auswirkt.

Häufig lösen sich die Verspannungen bereits nach der ersten Hypnose, sodass die Bereitschaft, die Selbsthypnose zu Hause durchzuführen, von Anfang an gegeben ist. Da ich aber niemals versuchen würde, Patienten zu einer Hypnosetherapie zu überreden, erwähne ich diese zusätzliche Therapieoption lediglich kurz im Rahmen des Erstgesprächs. Nur, wenn Patienten ein echtes Interesse daran zeigen, ist es sinnvoll, Hypnose einzusetzen und anzuleiten. Wie Sie diese Methode selbst anwenden können, finden Sie im Kapitel »Selbsthypnose« (Seite 149).

Wärme und Kälte – die schnelle Akuthilfe

Kälte und Wärme sind sehr gute und auch zu Hause einfach anzuwendende Hilfsmittel für der Eigenbehandlung. Zur Wärmebehandlung eignen sich Körnerkissen, feucht-warme Lappen oder Infrarotlampen, zur

Wärme und Kälte – wann ist was sinnvoll?

Was macht Kälte?

- verengt Blutgefäße
- betäubt Schmerzen
- lindert Entzündungen
- verhindert Blutergüsse
- mindert Schwellungen

Kälteanwendung bei:

- pochendem Kopfschmerz
- frisch gezerrter Muskulatur
- Verstauchungen
- Gelenkentzündungen
- Sehnenentzündungen

Was macht Wärme?

- erhöht die Durchblutung
- entspannt die Muskulatur
- lindert Gelenkschmerzen
- beschleunigt die Reparatur des Gewebes

Wärmeanwendung bei:

- verspannter Muskulatur
- chronischer Arthritis
- steifen Gelenken
- Nackenverspannungen

Kälteanwendung Kühlpads oder zerstoßenes Eis in einem Waschlappen. Allerdings sollten Sie dabei immer wieder Pausen einlegen, damit es nicht zu Erfrierungen der Haut kommt.

Abhängig von der CMD-Symptomatik rate ich:

- bei muskulären Beschwerden und unbeweglichen Kiefergelenken zu Wärme. Im schmerzenden und schlecht durchbluteten Gewebe führt Wärme zu einer Gefäßweitung. Es wird besser mit Blut und dadurch mit Sauerstoff und Mikronährstoffen versorgt. Gleichzeitig erfolgt ein schnellerer Abtransport von Stoffwechselabbauprodukten, die bei diesem Reparaturprozess anfallen;
- bei Schwellungen oder entzündeten Kiefergelenken, aber auch nach chirurgischen Eingriffen zu Kälte. Sie verengt die Gefäße und reduziert die Durchblutung des Gewebes. Das vermindert die Ausdehnung von Blutergüssen, verringert Schwellungen und bremst den Entzündungsprozess.

Medikamentöse Therapie

Natürlich komme ich nicht immer umhin, Medikamente einzusetzen, gerade bei Patienten mit starken Schmerzen. Die Palette der Schmerzmittel reicht von Klassikern wie Ibuprofen über Diclofenac und Muskelrelaxantien bis hin zu Antiepileptika zur Behandlung von Nervenschmerzen oder schwachen Opioid-Schmerzmitteln oder gar Antidepressiva. Sie werden je nach Beschwerdebild und Indikation, teilweise natürlich nach Rücksprache mit dem Hausarzt, verordnet. Und ich versuche, das ist mir wichtig zu erwähnen, die Einnahmedauer so kurz wie möglich zu halten.

Eine interessante nebenwirkungsarme Therapiemöglichkeit ohne Wechselwirkungen mit anderen Medikamenten bei chronischen Schmerzen und Entzündungen im Zusammenhang mit einer CMD bietet PEA (Palmitoylethanolamid).[12] Es ist ein sogenanntes Fettsäureamid, also eine wasserunlösliche, fettartige Substanz, die in unserem Körper, aber auch in Nahrungsmitteln wie Bohnen, Nüssen und Eigelb vorkommt.

Die positiven Wirkungen von PEA wurden in zahlreichen wissenschaftlichen Studien nachgewiesen. In einer Studie über einen Einnahmezeitraum von 14 Tagen schnitt die natürliche Substanz sogar besser ab als Ibuprofen in der Tageshöchstdosis über denselben Zeitraum. PEA ist nicht rezeptpflichtig und kann als Nahrungsergänzungsmittel frei erworben werden.

Tipp: Sehr fein pulverisiertes, sogenanntes mikronisiertes PEA soll vom Körper besonders gut aufgenommen werden und somit wirksamer sein.

Lebensmittel, die PEA enthalten:

- Kuhmilch
- Bohnen
- Erbsen
- Tomaten
- Mais
- Sojabohnen
- Soja
- Erdnüsse
- Eigelb
- Kaffee
- Äpfel
- Linsen
- Kartoffeln

Psychotherapie

Der enge Zusammenhang zwischen Psyche und Zähnen ist uns allen bekannt: An schwierigen Situationen »haben wir zu knabbern«, passt uns etwas nicht, müssen wir es »zähneknirschend hinnehmen« oder bei Stress »die Zähne zusammenbeißen«. Psychische Erkrankungen sind selbstverständlich auch bei Patienten anzutreffen, die sich wegen CMD-Beschwerden in der zahnärztlichen Praxis vorstellen. Erkenne ich vor oder im Verlauf der Therapie, dass für einen langfristigen Behandlungserfolg auch eine Psychotherapie sinnvoll ist, empfehle ich meinen Patienten, sich diesbezüglich an Psychotherapeuten zu wenden. Einige Patienten sind dann überrascht, dass ein Zahnarzt, den sie wegen ihrer körperlichen Beschwerden aufgesucht haben, ihnen eine Psychotherapie empfiehlt. Nicht jeder kann das für sich akzeptieren, da psychische Leiden nach wie vor mit dem Makel des »Verrücktseins« behaftet sind. Daher spreche ich bei diesen Patienten manchmal von Schmerz- bzw. Stress-Management statt von Psychotherapie, da Management ein Umstand ist, mit dem sie sich eher anfreunden können als mit der Tatsache, dass ihre Psyche Aufmerksamkeit braucht.

Gründe für eine Psychotherapie

Übermäßiger Stress

Grundsätzlich haben Patienten im Zusammenhang mit CMD übermäßig Stress und eine unzureichende Stressverarbeitung. Eine Stressreaktion ist eigentlich ein Mechanismus unseres Gehirns, der dem Körper Gefahr signalisiert und zum Schutz unserer Gesundheit und unseres Lebens dient. Sind wir jedoch permanent in einem Zustand, in dem wir uns Stress ausgesetzt und bedroht fühlen, führt dies zu einer Überlastung der Seele und infolgedessen auch zu einer Überlastung von Gewebestrukturen – wie den Kaumuskeln bei der CMD.

Somatische Belastungsstörungen

Patienten mit somatischen Belastungsstörungen, die häufig schon bei vielen Zahnärzten waren und denen bisher keiner helfen konnte, bedürfen ebenfalls der Mitbehandlung durch Psychotherapeuten. Sie steigern sich in den Aufbiss ihrer Zähne, in Verspannungen, die sie in der Kaumuskulatur spüren, oder in das Tastgefühl ihrer Zunge an einzelnen Zähnen hinein. Lässt sich bei der Untersuchung körperlich nichts Gravierendes erkennen und zeigt sich ein Missverhältnis zwischen dem Ausmaß des beschriebenen Leidens und den tatsächlichen Befunden, ist eine psychotherapeutisch behandlungsbedürftige, somatische Belastungsstörung wahrscheinlich.

Traumata

Eine ebenfalls sehr häufig bei CMD-Patienten auftretende psychische Erkrankung ist das Trauma und aus diesem resultierende sogenannte posttraumatische Belastungsstörungen (PTBS). Der seelische Schmerz, der während der traumatisierenden Erfahrung erlitten wurde und die Psyche überfordert hat, zeigt sich bei diesen Patienten als körperlicher Schmerz. Er ist mit den üblichen Methoden, mit denen unzureichende Stressverarbeitung oder somatische Belastungsstörungen behandelt werden, beispielsweise kognitive Verhaltenstherapie, psychotherapeutische Hypnotherapie oder Biofeedback, nicht behandelbar. Auslöser von Traumata können sexualisierte Gewalt, Misshandlungen, Todesfälle in der Familie, lebensbedrohliche Unfälle oder Krankheiten, aber auch Mobbing sein. Aber auch eine frühkindliche Vernachlässigung, an die sich Patienten nicht mehr erinnern, kann traumatisierend wirken. Bei Traumapatienten ist der seelische Schmerz – vereinfacht ausgedrückt – im Körpergewebe eingefroren. Sie haben Kopf-, Nacken- und Rückenschmerzen, aber auch eine sehr schmerzhaft reagierende Kaumuskulatur. Im Gegensatz zu Patienten, bei denen Stress im Vordergrund steht, ist bei diesen Patienten die Beweglichkeit der Kaumuskulatur vollkommen normal. Habe ich also in der Erstuntersuchung Patienten vor mir, die auf das Abtasten der Kaumuskeln sehr stark reagieren, jedoch normal weite Kieferbewegungen durchführen können, bitte ich sie immer, in sich zu gehen und sich zu fragen, ob ein Erlebnis oder eine Phase in der Vergangenheit vorliegen könnte, die auf ein Trauma hindeutet.

Einige Patienten signalisieren mir gleich im Gespräch, dass sie meinen zu wissen, worum es sich handelt, anderen fällt hierzu nichts ein. Da Traumata jedoch in der frühen Kindheit erlebt und deshalb vergessen oder eventuell komplett verdrängt worden sein können, empfehle ich diesen Patienten, einen Traumatherapeuten aufzusuchen. Denn wird dieser Umstand nicht aufgeklärt, kommen wir bei diesen Patienten, um wieder das Bild mit der Ampel zu verwenden, ohne Traumatherapie niemals in den grünen Bereich, sondern bestenfalls für kurze Zeit von der roten in die orangefarbene Ampelphase.

Viele meiner Patienten mit traumatisierenden Erfahrungen konnten ihre langjährigen Beschwerden, die sich meistens nicht nur im Bereich der CMD manifestierten, durch ambulante oder stationäre Traumatherapie deutlich verbessern. Auf diesen Zusammenhang wies mich übrigens eine Patientin hin, die selbst Traumatherapeutin ist. Bis zu dem Zeitpunkt war ich bei Traumapatienten mit meinen Behandlungsmöglichkeiten irgendwann immer an eine Grenze gestoßen, was für sie, aber auch für mich frustrierend war. Dieser Patientin verdanke ich auch einige Adressen, die Patienten bei der Suche nach einem erfahrenen Traumatherapeuten unterstützen und die ich Ihnen im Anhang (Seite 207) an die Hand gebe.

Depressionen

Darüber hinaus gibt es selbstverständlich weitere psychische Erkrankungen, beispielsweise Depressionen. Sie können durch einen langjährigen, chronischen Schmerz ausgelöst werden. Oder durch den sekundären Krankheitsgewinn der Aufmerksamkeit, die ihnen durch die Krankheit zuteilwird, weswegen Betroffenen gar nicht wirklich gesund werden wollen, da sie diesen Zustand, meist unbewusst, genießen. Auch in diesen Fällen stoßen wir als Zahnmediziner an unsere Grenzen und sind aufgefordert, Psychotherapeuten mit ins Boot holen.[13]

Chirurgische Maßnahmen – letzte Ausfahrt Chirurgie

Wann immer es geht, versuchen wir, alle konservativen – das heißt, alle nicht chirurgischen Therapieoptionen – auszunutzen, um eine CMD zu behandeln. Denn jeder noch so kleine Eingriff kann zu einer zumindest vorübergehenden Beeinträchtigung führen.

Bei einigen wenigen Patienten mit einer von den Kiefergelenken ausgehenden CMD kann es jedoch sein, dass die üblichen nicht chirurgischen Behandlungsmethoden an ihre Grenzen stoßen. Zum Glück ist das sehr selten der Fall. Dann aber ist es unumgänglich, auch chirurgische Maßnahmen in Betracht zu ziehen. Erkenne ich das bei einem Patienten, gilt es zu handeln. Denn nur so lässt sich das Risiko reduzieren, dass der akute Schmerz nicht zu einem langwierig und schwierig zu behandelndem chronischen Schmerz mutiert. Handlungsbedarf besteht daher zum Beispiel bei entzündlichen Erkrankungen des Kiefergelenks oder bei degenerativen Veränderungen mit Schädigung der knöchernen und knorpeligen Gelenkbestandteile.

Minimalinvasives Verfahren

Der Eingriff sollte möglichst minimalinvasiv, sprich durch eine möglichst kleine Einstichstelle, erfolgen. Bei der sogenannten Arthrozentese wird das Kiefergelenk punktiert. Das bedeutet, dass nach einer lokalen Betäubung des Behandlungsgebietes mit zwei Kanülen ein Zugang in den Gelenkspalt gelegt wird, um so einen Zufluss und einen Abfluss für die warme Spülflüssigkeit zu schaffen. Der durch die Spülung erzeugte Flüssigkeitsdruck weitet den meistens gequetschten Gelenkspalt. Gleichzeitig werden die Entzündungsstoffe vermindert, indem sie ausgespült werden. Das reduziert den Schmerz zusätzlich. Der Zusatz von Hyaluronsäure oder von aus Eigenblut gewonnenem sogenannten plättchenreichem Plasma zur Spüllösung steigert die Wirksamkeit dieses Verfahrens nochmals deutlich.

Ist beispielsweise aufgrund eines unklaren Befunds eine Sicht ins Gelenk erforderlich, kann eine Arthroskopie, also eine Gelenkspiegelung, die heutzutage jedoch nicht mit einem Spiegel, sondern mit einer winzigen Kamera durchgeführt wird, notwendig sein. Viele kennen ähnliche Kameras von Magenspiegelungen, nur ist die hier verwendete viel kleiner und man kann sie daher durch eine winzige Öffnung ins Kiefergelenk schieben. So können die Gelenkscheibe und das Gelenkköpfchen beurteilt und gegebenenfalls sofort mit Hilfe einer Spülung wie bei der Arthrozentese oder mit winzigen chirurgischen Instrumenten behandelt werden.

Offen-chirurgisches Verfahren

Ein Eingriff am offenen Kiefergelenk kann bei sehr stark ausgeprägten Befunden im Kiefergelenk erforderlich werden, beispielsweise bei der Trennung einer knöchernen Verwachsung des Kiefergelenkköpfchens mit der Gelenkpfanne oder beim Einsetzen eines künstlichen Kiefergelenkes bei einer sehr stark ausgeprägten rheumatoiden Arthritis. Diese einen offenen Eingriff rechtfertigenden Indikationen kommen jedoch nur sehr selten vor. Und zwar glücklicherweise so selten, dass diese Maßnahmen in all den Jahren bei meinen Patienten nie durchgeführt werden mussten.

Wie geht es nach der ersten Therapie-Phase weiter?

Im Anschluss an eine Therapie müssen manchmal weitere Behandlungen folgen – um beispielsweise Zähne wieder aufzubauen oder Fehlstellungen zu korrigieren.

Nach Ablauf der drei- bis viermonatigen CMD-Funktionstherapie erreichen wir bei den meisten Patienten das zu Beginn gesetzte Ziel: die Beschwerden auf ein erträgliches, die Lebensqualität nicht mehr beeinträchtigendes Maß zu reduzieren. Da durch die Selbstbeobachtung – also durch das Praktizieren des »S« des TEAMS-PLUS®-Konzepts – eine deutliche Verringerung unnötiger Zahnkontakte während des Wachseins stattfindet, muss die Aufbissschiene tagsüber dann auch nicht mehr getragen werden. Würde sie weiterhin tagsüber genutzt, könnte das einen unkontrollierten Umbauprozess im Kiefer und im Bereich der Zähne bewirken. Allerdings ist sie nachts ein guter Schutz für Zähne, Muskeln und Gelenke.

Fast immer empfehle ich deshalb:

- die Aufbissschiene nachts weiter zu tragen,
- die Aufbissschiene zwischendurch auch mal wegzulassen, wenn Sie das Gefühl haben, dass Sie vollkommen entspannt sind und nachts nicht auf ihr geknirscht oder gepresst haben. Sind morgens wieder erste Anzeichen von Verspannungen und Beschwerden erkennbar, ist nachts die Aufbissschiene wieder gefragt, ähnlich wie eine Lesebrille, die man nur verwendet, wenn man sie benötigt,
- regelmäßig zur Schienenkontrolle zu kommen. Denn auch nach der ersten Phase der CMD-Therapie kann es immer wieder zu einem ungleichmäßigen Aufbiss auf der Schiene kommen. Sei es durch eine ungleichmäßige Abnutzung der Aufbissschiene während des Schlafs durch einseitiges Knirschen oder durch eine entspanntere Kieferposition durch eine weitere Verringerung der muskulären Spannung im Laufe der Zeit. Daher muss die Aufbissschiene auch später noch im Abstand von mehreren Monaten regelmäßig kontrolliert und eventuell angepasst werden.

Gelegentlich kommt es vor, dass allein das nächtliche Tragen der Aufbissschiene und das Fortführen anderer Therapiemaßnahmen des TEAMS-PLUS®-Konzepts für eine langfristige Beschwerdefreiheit nicht ausreichen. Etwa weil das Aufbeißen auf den eigenen Zähnen durch Fehlstellungen massiv gestört ist oder weil eine schmerzhafte Überlastung der Gelenke beim Zubeißen ohne Aufbissschiene auftritt.

In diesen Fällen müssen wir mit einer funktionell-ästhetischen Rekonstruktion der Zähne mit keramischen Restaurationen oder mit kieferorthopädischen Behandlungen für dauerhafte Veränderungen am Gebiss und damit für Linderung sorgen.

Funktionell-ästhetische Rekonstruktion

Hat sich durch jahrelanges unbehandeltes Pressen und Knirschen der Biss abgesenkt, können dauerhafte Schmerzen in der Muskulatur und in den Gelenken auftreten. Und je tiefer wir beißen, desto stärker spannt sich die Kaumuskulatur an. Zudem begünstigt der Verlust der Bisshöhe einen höheren Druck auf die Gelenke. Während sich bei vielen Patienten die Muskeln und die Gelenke dieser Belastung nach und nach anpassen und sie keine Beschwerden entwickeln, klagen andere, die diese Anpassungsfähigkeit nicht haben, über permanente Schmerzen.

Bei der Frage, welcher CMD-Patient nun für eine funktionell-ästhetische Rekonstruktion in Frage kommt, unterscheide ich zwei Gruppen:

- Zur Gruppe 1 gehören Patienten, bei denen von vornherein feststeht, dass es im Laufe der Behandlung zu einer Erhöhung und Veränderung des Bisses durch keramische Restaurationen kommen wird. Sei es, weil sie selbst mit dem Wunsch, ihre abgeknirschten Zähne wieder aufbauen zu wollen, an mich herantreten. Sei es, weil die Befunde so eindeutig sind, dass diese anschließende Folgebehandlung als wahrscheinlich erscheint.
- Zur Gruppe 2 gehören Patienten, bei denen es nicht von Beginn an klar war, ob wir die Bisslage nach der CMD-Funktionstherapie wirklich ändern müssen. Sie zeigen später beim Versuch, die Schiene wegzulassen, wieder Symptome und es geht ihnen besser, sobald sie diese wieder einsetzen. Sollte dieser Zustand trotz aller zur Verfügung stehenden Therapieinstrumente bestehen bleiben, kommt man um die ästhetisch-funktionelle Rekonstruktion nicht herum. Nur so gelingt es in diesem Fall, eine langfristige Beschwerdefreiheit zu erzielen. Allerdings bedarf diese Therapieoption einer sorgfältigen Planung und Durchführung mit dem Ziel, die durch die Aufbissschiene erreichte, schmerzfreie Bisslage dauerhaft auf die eigenen Zähne zu übertragen.

In meiner Praxis machen wir das – je nach Ausgangssituation – mit keramischen Kronen und Teilkronen, aber auch mit keramischen Onlays und Veneers, die, ohne dass die Zähne beschliffen werden, auf diese aufgeklebt werden. Bei der keramischen Variante ist es entscheidend, die endgültigen Restaurationen erst nach einer mehrmonatigen Erprobungsphase mit reversiblen – das heißt vollständig wieder entfernbaren Schienen und Kunststoffaufbauten – vorzunehmen. So vermeiden wir einen Blindflug, der für den ein oder anderen Patienten mehr Schaden als Nutzen bringen könnte.

Keramische ästhetisch-funktionelle Rekonstruktion

Phase 1: Planung und mehrmonatige Erprobung der Bisslageveränderung mit Schienen

Steht aufgrund eindeutiger Befunde eine spätere funktionell-ästhetische Wiederherstellung der Bissposition im Raum, beginnt die Planung bereits vor der Anfertigung der ersten Schiene.

Mit einem 3D-Gesichtscan und den Modellen des Ober- und Unterkiefers simulieren wir in unserem Labor digital ein anzustrebendes ästhetisches Bild der Zähne und der idealen Bissposition – unter Berücksichtigung der Funktion der Gelenke und der Muskulatur. Mit diesen Informationen lässt sich eine Wachssimulation der später zu erwartenden Zahnform herstellen. Sie dient als Grundlage für die Anfertigung zahnfarbener wie zahnförmiger Aufbissschienen aus einem Hochleistungskunststoff. Diese Schienen trägt diese Patientengruppe ab dem Beginn der Funktionstherapie – möglichst auch beim Essen. So lässt sich schon währenddessen prüfen, ob die Patienten mit der veränderten Bisslage gut zurechtkommen. Wie bei anderen Aufbissschienen werden auch sie regelmäßig kontrolliert und bei Bedarf an die durch die Entspannung entstehende Bisslage angepasst. Gleichzeitig erproben wir, zumindest annähernd, die spätere Ästhetik. Daneben achten wir gerade bei der Mimik auf einen ungezwungenen Lippenschluss und prüfen die Phonetik, um auf eventuelle Veränderungen der Aussprache durch die neuen Verhältnisse im Mundraum reagieren zu können.

Bei Patienten der zweiten Gruppe führe ich die Planung und Vermessung für die Simulation der ästhetisch-funktionellen Rekonstruktion erst im Anschluss an die CMD-Funktionstherapie durch. Allerdings ermittle ich schon während der Therapie mit der Aufbissschiene die beschwerdefreie Bissposition. Sie ist später der Referenzpunkt für meine Rekonstruktion.

Phase 2: Testlauf mit therapeutischen Aufbauten

Selbst die beste Aufbissschiene, sei sie noch so grazil, zahnförmig und zahnfarben, kann keinen hundertprozentigen Aufschluss darüber geben, ob die veränderte Bisslage dauerhaft zu einer Verbesserung der Symptome führt, insbesondere beim Essen und Sprechen. Um dennoch bei Patienten der Gruppe 1 mit CMD-Symptomen und bei Patienten der Gruppe 2 zu mehr Gewissheit zu gelangen, fertige ich sogenannte therapeutische Aufbauten an. Das sind speziell angefertigte Kauflächen und Schneidezahnumhüllungen aus Kunststoff, die den Biss in die individuelle, im Laufe der Schienentherapie erreichte schmerzfreie Unterkieferposition bringen. Diese Position registriere ich für das Labor unter Zuhilfenahme der Aufbissschiene. So kann ich ganz sicher sein, dass eine exakte Übertragung des entspannten Bisses mit der Schiene auf die therapeutischen Aufbauten erfolgt. Sie lasse ich im Seitenzahnbereich im Dentallabor anfertigen und klebe sie vollflächig auf die Zähne des Patienten auf.

Im Bereich der Frontzähne verwende ich aus ästhetischen wie aus Gründen der Stabilität Formen, die ebenfalls im Labor gefertigt werden. Diese transparenten Formen werden über die Schneidezähne gestülpt und mit fließfähigem Kunststoff aufgefüllt, der anschließend mit LED-Licht ausgehärtet wird. Danach werden die Formen entfernt und der Kunststoff hochglanzpoliert.

Dadurch, dass ich die Zähne für diese Phase nicht durch Beschleifen oder durch den Austausch von vorhandenen Restaurationen, etwa Kronen und Füllungen, verändere, lässt sich jede Anpassung rückgängig machen, zum Beispiel für den Fall, dass ein Patient die neue Bissposition wider Erwarten nicht toleriert. Die zahnfarbenen Kunststoffaufbauten sind anatomisch so gestaltet, dass sie exakt zur Anatomie und zu den Kieferbewegungen des Patienten passen. Und dadurch, dass sie vollflächig mit den eigenen Zähnen verklebt sind und sich auch so anfühlen wie eigene Zähne, geben sie die Möglichkeit, für eine Mindestdauer von drei Monaten den Dauereinsatz zu proben.

Gleichzeitig ist der Kunststoff weicher als der natürliche Zahnschmelz oder die spätere Keramik. Das hat zur Folge, dass sich im Laufe dieser Testphase eventuell noch vorhandene minimale Störkontakte ganz von allein einschleifen. Auch die spätere Zahnform und die ungefähre Zahnfarbe können wir in Phase 2 testen und gegebenenfalls verändern. Das Verlängern, Kürzen, Breiter- und Schmalermachen sind bei Kunststoff kein Problem. Erst, wenn wir uns nach frühstens drei, manchmal auch erst nach sechs Monaten absolut sicher sind, dass alle Ampeln konstant auf Grün stehen und die Untersuchungsbefunde einer Weiterbehandlung nicht im Weg stehen, geht es weiter mit Phase 3.

Bei Patienten, die zwar stark beschädigte Zähne und einen dadurch abgesenkten Biss, jedoch keine CMD-Symptome haben, können wir nach der drei- bis sechsmonatigen Erprobung mit zahnfarbenen, computergefertigten Polycarbonatschienen gleich zu Phase 3 übergehen und Phase 2 überspringen.

Phase 3: Ästhetisch-funktionelle Rekonstruktion mit keramischen Restaurationen

In dieser Phase ist das Ziel, die mit den therapeutischen Aufbauten erprobte Kieferposition möglichst minimal-invasiv mit dauerhaften keramischen Restaurationen auf den Zähnen umzusetzen. Um so viel Zahnsubstanz wie möglich zu schonen, entferne ich nur alte Füllungen und Kronen und beschleife die Zähne lediglich so weit, dass genügend Platz für die Keramik entsteht. Fast immer verwende ich für diesen Zweck Lithiumdisilikat-Keramiken: Sie sind sehr fest und besitzen eine hervorragende Ästhetik inklusive eines sehr angenehmen Kaugefühls, da sie vom Abrieb her dem natürlichen Zahnschmelz ähneln.

Absolut sorgfältig und behutsam vorzugehen hat in dieser Phase oberste Priorität. Denn schon allein das Bewusstsein, dass jetzt etwas Endgültiges in den Mund kommt, löst bei einigen Patienten eine gesteigerte Nervosität und Verspannung aus. Doch – und damit schaffe ich es sehr gut, diese Patienten zu beruhigen – ist es das Wichtigste für mich, den ermittelten und erprobten Biss nicht zu verlieren und diesen ganz genau auf die keramischen Restaurationen zu übertragen. Aus diesem Grund präpariere ich die Zähne fast immer in zwei Durchgängen und setze die Keramiken auch nicht gleichzeitig ein.

Diese Durchgänge bestehen meistens aus drei Terminen:

- Beim ersten Termin, dem Präparationstermin, taste ich beispielsweise die hintersten Zähne und die kleinen Backenzähne hinter dem Eckzahn (im Fachjargon: die Siebener und die Vierer) in allen vier Quadranten, also oben und unten rechts und links, nicht an und belasse sie mit den Aufbauten. Sie sichern mir so weiterhin den ermittelten Biss.

- Beim zweiten Termin probiere ich die Keramiken im rohen, das heißt im nicht glasierten und bemalten Zustand an, um den Biss, die Form, die Passung und grob die Farbe zu überprüfen. Nach diesem Termin können vom Labor noch ohne Probleme Änderungswünsche umgesetzt werden.
- Beim dritten Termin werden die Keramiken an allen Zähnen, bis auf die oben erwähnten, eingegliedert. Erst wenn die Keramiken an allen anderen Zähnen eingesetzt sind, präpariere ich die acht bisher mit therapeutischen Aufbauten belassenen Zähne und fertige deren keramische Restaurationen wie oben beschrieben in drei Schritten an. So kann der ermittelte beschwerdefreie Biss zu keinem Zeitpunkt verloren gehen.

Phase 4: Kontrolle und Erhalt des Therapieergebnisses

Auch nach der vollständigen Wiederherstellung einer dauerhaften gesunden Kieferposition sind weiterhin Kontrollen nötig, um einen Rückfall in alte Knirsch- und Pressmuster auszuschließen und gegebenenfalls korrigierend einzugreifen. Schließlich sind schädliche Angewohnheiten so tief in unserem Stressabbaumechanismus verankert, dass wir unbewusst schnell darauf zurückgreifen. Und da Lithiumdisilikat-Keramiken natürlichem Zahnschmelz gerade beim Abrieb sehr nahekommen, würden sie bei erneutem exzessivem Knirschen und Pressen genauso geschädigt wie unsere Zähne. Aus diesem Grund empfehle ich zum Schutz und zum Erhalt des erreichten Behandlungsergebnisses weiterhin das nächtliche Tragen einer Aufbissschiene. Sie sorgt auch in Zukunft dafür, Zähne, Muskeln und Kiefergelenke zu schonen.

Kieferorthopädische Behandlungen nach der CMD-Therapie

Ist eine ausgeprägte Fehlstellung der Zähne eine der Hauptursachen für das Entstehen einer CMD, reicht das nächtliche Tragen einer Aufbissschiene im Anschluss an die erste CMD-Funktionstherapiephase häufig nicht aus, um langfristig beschwerdefrei zu bleiben.

In diesem Fall folgt oftmals eine kieferorthopädische Therapie. Voraussetzung für eine kieferorthopädische Folgetherapie ist, dass in der durch die mit der Schienentherapie erreichten entspannten Unterkieferlage eine falsche Zahnstellung den Aufbiss stört. Das heißt, wenn diese Unterkieferlage zu einer stabilen Beschwerdefreiheit führt und die Beschwerden trotz aller Begleitmaßnahmen beim Auslassen der Aufbissschiene im Wachzustand wieder auftreten. In diesem Fall ist es sinnvoll, den auslösenden Faktor durch eine kieferorthopädische Anschlussbehandlung dauerhaft zu beseitigen.

Eine kieferorthopädische Behandlung stellt daher nie die erste und alleinige Maßnahme bei einer CMD dar, auch wenn von vornherein klar zu sein scheint, dass eine Zahnfehlstellung der Hauptauslöser der Beschwerden ist. Zunächst muss mit der Funktionstherapie eine entspannte Unterkieferposition ermittelt werden. In dieser kann mit einer kieferorthopädischen Behandlung der gleichmäßige, natürliche Aufbiss angestrebt werden.

Die drei häufigsten Zahnfehlstellungen, die eine CMD begünstigen

Der Deckbiss oder tiefe Biss mit nach innen gekippten Oberkieferschneidezähnen: erkennbar auch daran, dass die Oberkieferschneidezähne beim Zubiss die unteren Frontzähne deutlich abdecken und der Unterkiefer zwangsweise nach hinten gedrückt wird. Das kann zu einem erhöhten Druck in den Kiefergelenken mit allen negativen Folgen und einer Verspannung der Kaumuskulatur führen.

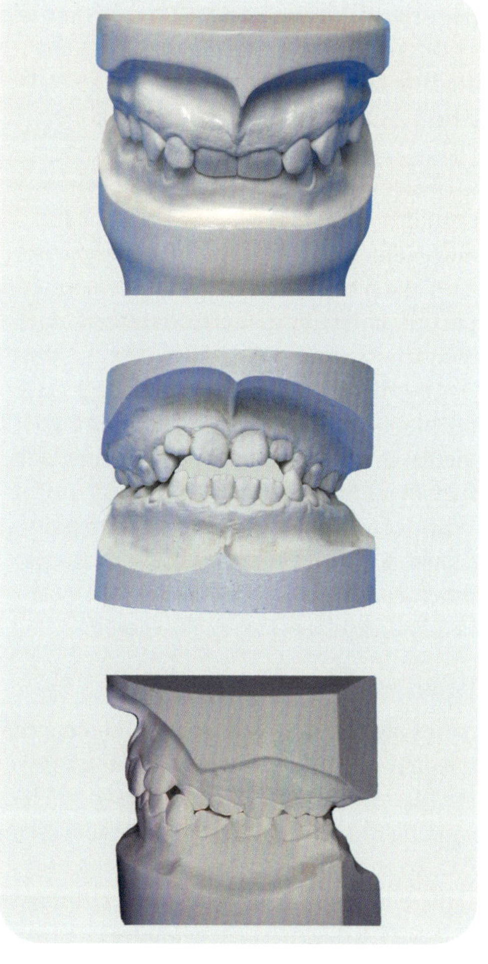

Der frontaloffene Biss mit einem alleinigen Aufbiss auf den hintersten Backenzähnen: Dieser Aufbiss führt bei gleichzeitigem Pressen oder Knirschen ebenfalls zu einer Überlastung der Kiefergelenke und der Kaumuskulatur. Patienten mit diesem Fehlbiss leiden oft unter Kopf- und Nackenschmerzen. Ich vergleiche diesen Aufbiss gerne mit dem ständigen Gehen auf den Fersen, was auf Dauer ebenfalls nicht folgenlos bleibt bzw. bleiben würde.

Der einseitige Kreuzbiss im Bereich der Backenzähne: Dieser führt durch die daraus resultierende asymmetrische Belastung der Kiefergelenke sehr häufig zu deren Knacken. Der Grund liegt, wie bereits beschrieben (Seite 29), in der Verlagerung der Gelenkscheibe. Diese kann beim vollständigen Verrutschen eine erheblich eingeschränkte Mundöffnung von nur zwei bis drei Zentimetern bedeuten.

Im Idealfall werden Fehlstellungen in der Kindheit oder Jugend behandelt, um die Vorteile des Wachstums auszunutzen oder indem man die Ursachen für die Fehlstellungen frühzeitig beseitigt.

So liegt bei Patienten mit frontal offenem Biss sehr häufig ursächlich eine seit der

« Collage aller drei Bissarten. Oben: Deckbiss; Mitte: frontaloffener Biss; unten: Kreuzbiss. Quelle: Wichelhaus A, Hrsg. Farbatlanten der Zahnmedizin – Kieferorthopädie – Therapie Band 1. 2., unveränderte Auflage. Stuttgart: Thieme; 2017 (für alle drei Abbildungen)

Kindheit bestehende Mundatmung vor, die beispielsweise durch Polypen in den Nasennebenhöhlen erzwungen sein kann. Behandelt man diese Polypen bei einem Kind oder Jugendlichen rechtzeitig, stellt sich die Mundatmung meist automatisch auf eine gesunde Nasenatmung um und die Korrektur des offenen Bisses bleibt dauerhaft bestehen.

Bei Erwachsenen, bei denen sich durch das lange Bestehen einer gestörten Kieferstellung Wechselwirkungen und dauerhafte Anpassungen an andere Körperstrukturen ergeben haben, sind Korrekturen nicht mehr so leicht möglich und oftmals ein langwieriger Prozess.

Die Gestaltung der Schiene passend zur Zahnfehlstellung ist ausschlaggebend, um die ungünstigen Einflüsse des Fehlbisses bereits mit der Schiene zu beseitigen. Bei Patienten mit einem tiefen Biss erhöht die Schiene den Biss so sehr, dass die unteren Schneidezähne nicht mehr an den oberen Frontzähnen »hängen« bleiben. Der Unterkiefer kann sich wieder frei nach vorne bewegen. Bei einem frontal offenen Biss ist es eine Schiene, auf der beim Zubiss auch in den vorderen Bereichen ein gleichmäßiger Kontakt besteht. Dies begünstigt eine balanciertere Verteilung der Kaukräfte auf den gesamten Kiefer. Beim einseitigen Kreuzbiss arbeiten wir mit einer Schiene, die so weit erhöht ist, dass der Unterkiefer frei hin und her gleiten kann, ohne dabei die Gegenkieferzähne zu berühren.

Kieferorthopädische Korrektur von Zahn- und Kieferstellungen

Vor einer weiteren Therapie zur Korrektur der Zahn- und Kieferstellungen ist eine Überprüfung der Zähne und des Kiefers mit Röntgenaufnahmen und gegebenenfalls eine MRT-Darstellung der Kiefergelenke und der Gelenkscheiben Voraussetzung. Das ist notwendig, um die angestrebten Veränderungen zu planen, aber auch um den Status quo zu dokumentieren.

Im Folgenden gebe ich Ihnen einen kurzen Überblick über die am weitesten verbreiteten Therapieformen.

Aligner-Therapie

Klare, aus dünnem und hartem Kunststoff hergestellte Schienen zur Korrektur von Zahnfehlstellungen, sogenannte Aligner, bewegen die Zähne mit jedem Wechsel auf den nächsten Aligner – immer ein wenig mehr in die geplante Richtung. Der Name leitet sich vom englischen »to align« (zu Deutsch: »ausrichten«) ab. Aligner sind gerade bei Erwachsenen sehr beliebt, da sie besonders im Vergleich zu den klassischen Brackets deutlich weniger sichtbar sind. Ein weiterer Vorteil ist die relativ kurze Behandlungsdauer, die allerdings je nach verwendetem Aligner-Konzept variieren kann.

Um Aligner herzustellen, fertigen wir digitale optische Scans an. Das heißt, wir nehmen keine Abdrücke, sondern scannen die Zähne im Mund mit einer grazilen Kamera. Die aus diesen Aufnahmen erstellten virtuellen 3D-Modelle liefern die Grundlage für die computergestützte Planung der Korrekturen.

Mit Alignern können wir nahezu jede Zahnbewegung und bei entsprechender Gestaltung auch jede Kieferbewegung durchführen – so lange, bis die gewünschte Stellung erreicht ist. Zudem können wir durch die Übertragung der entspannten Unterkieferstellung auf die in die Aligner eingearbeite-

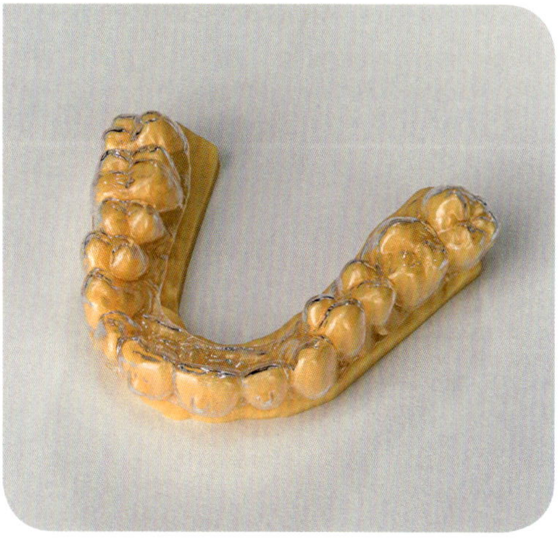

Clearsmile-Aligner

ten Aufbissflächen die erreichte, ausbalancierte Bissposition während der gesamten Therapie beibehalten.

Aligner werden, je nach System, rund um die Uhr – außer bei den Mahlzeiten – getragen. Das ist möglich, weil sie die Aussprache in der Regel nicht einschränken. Da die Schienen alle ein bis zwei Wochen gewechselt werden müssen, bis die gewünschte Zahn- und Kieferstellung erreicht ist, geben wir unseren Patienten ihre Aligner meist für die nächsten zehn Wochen mit. Also für den gesamten Zeitraum, bis sie wieder einen Kontrolltermin in unserer Praxis haben. Dann wird wieder gescannt – entweder für sogenannte Retainer, um die erreichte Zahnstellung zu stabilisieren, oder für weitere Aligner, falls die Behandlung noch fortgesetzt werden muss.

Multibracketbehandlung

Wer kennt sie nicht, die klassische, festsitzende Klammer mit den silbernen Brackets, mit denen man Zähne und Kiefer in nahezu jede Richtung bewegen kann? Natürlich gibt es heutzutage zahnfarbene Brackets und Bögen, sodass diese Behandlungsmethode deutlich weniger ins Auge sticht. Die Multibracketbehandlung wird weiterhin am häufigsten angewandt. Warum? Weil sie für die meisten Kieferorthopäden am bewährtesten und vertrautesten ist, aber auch, weil einige Korrekturen damit besser durchgeführt werden können.

Die Behandlung mit Brackets als CMD-Folgetherapie beginnt meist im Oberkiefer, während der Patient im Unterkiefer weiter die CMD-Aufbissschiene trägt, um die beschwerdefreie Kieferposition weiterhin beizubehalten. Wenn der Oberkieferbogen, der beispielsweise als Auslöser des Fehlbisses zu eng war, ausgeformt ist, beginnt die Veränderung der Zahnstellung einzelner Zähne und die Behandlung im Unterkiefer.

Auch während dieser Phase wird die Schiene getragen und lediglich an den Stellen, wo Zähne bewegt werden, ausgeschliffen, sodass die Zähne dort während ihrer kieferorthopädischen Bewegung nicht anstoßen.

Inman-Aligner mit Dehnschrauben und Aufbissfläche für die Nacht als Kombitherapie

Führt ein Deckbiss oder tiefer Biss zu einem Zwangsbiss, der den Unterkiefer bei jedem Schließen des Mundes nach hinten drängt, ist meist der Oberkiefer zu schmal und die Oberkieferschneidezähne stehen nach innen gekippt. Hier setze ich gerne den sogenannten Inman-Aligner ein, der täglich 16 bis 18 Stunden getragen werden sollte, um eine schnellstmögliche Verbesserung der Zahnstellung zu erreichen.

Der Inman-Aligner ist eine herausnehmbare Zahnspange jeweils für Ober- und Unterkiefer, die während der kompletten Be-

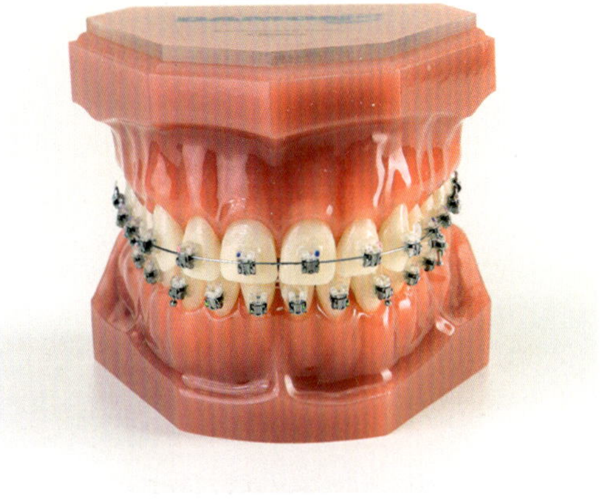

Brackets

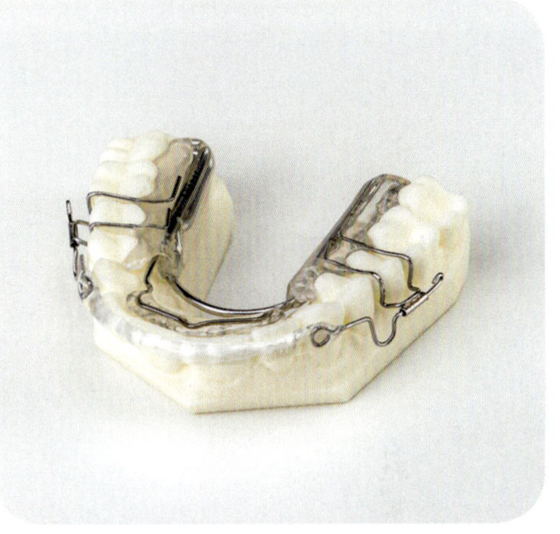

Inman-Aligner

handlungsdauer nicht ausgetauscht werden muss. Mit zwei durch Federn unter leichte Spannung gesetzte klaren Kunststoffbögen werden die Schneidezähne, die zu weit innen stehen, nach außen gekippt und die zu weit außen stehenden nach innen. Die äußeren Kunststoffbögen sind das Einzige, was man von außen vom Inman-Aligner sieht.

Lasse ich in den Inman-Aligner Aufbissflächen einarbeiten, hat er die Funktion einer Schiene und erhält so auch während der Zahnkorrektur die während der CMD-Therapie ermittelte beschwerdefreie Kieferlage. Gleichzeitig gibt eine in den Inman-Aligner eingearbeitete Dehnschraube, die einmal in der Woche verstellt wird, die Möglichkeit, den Oberkiefer zu weiten. Außerdem werden die Schneidezähne durch klare Kunststoffbögen mit Federn im Frontzahnbereich nach außen gekippt, was zu einer schnellen Linderung der Beschwerden führt, da sich der Unterkiefer wieder freier bewegen kann, ohne bei jedem Zubiss nach hinten gezwängt zu werden.

Später können mit der bereits beschriebenen Dahl-Technik Bisshebungen oder mit Alignertherapien oder festen Brackets die Feinkorrektur von Zahnstellungen vorgenommen werden.

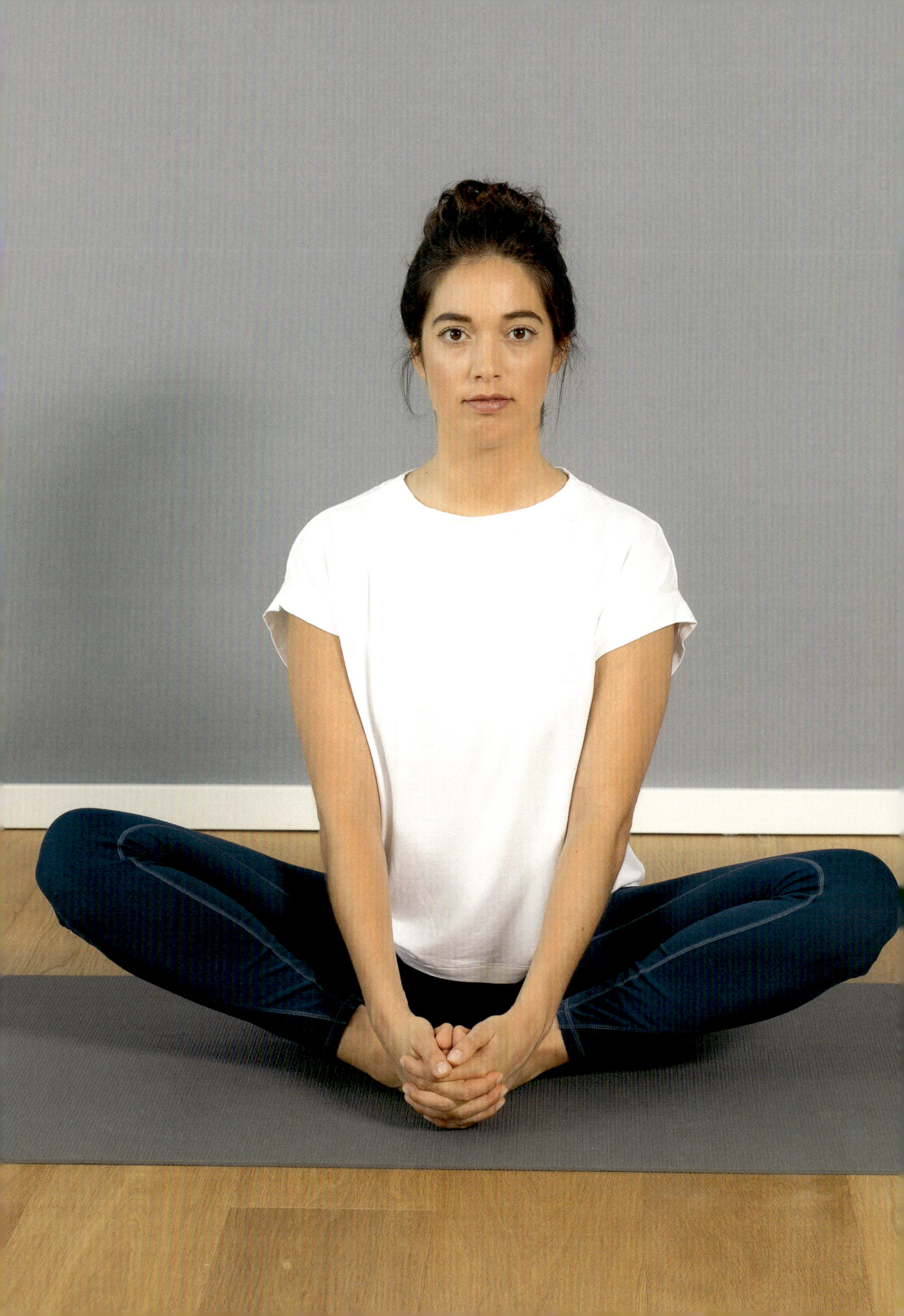

Das PLUS zum TEAMS-PLUS®-Konzept. Jetzt aktiv werden!

Eine CMD ist unangenehm und häufig mit Schmerzen sowie Beeinträchtigungen verbunden. Betrachten wir sie jedoch als Warnsignal des Körpers, birgt sie eine große Chance.

Was kann ich selbst tun?

Eine CMD sagt uns: »Es reicht! Es ist zu viel! Du musst etwas ändern!« Zusätzlich zu den vorgestellten sechs Säulen gibt es weitere Aktivitäten, die Sie selbst angehen sollten.

Alle notwendigen Maßnahmen, die kurzfristig positiv auf die CMD-Beschwerden einwirken, werden beim TEAMS-Konzept in der Praxis auf den Weg gebracht. Der einzige Weg jedoch, langfristig aus dieser Symptomatik auszusteigen, ist, selbst etwas zu verändern. Darum geht es beim **PLUS** im **TEAMS-PLUS®-Konzept**. Es steht für alles Zusätzliche, das Patienten selbst tun können. Indem sie den Druck auf den Kiefer als Ventil zur Verarbeitung seelischer Einflüsse reduzieren. Aber auch, um andere Ventile für sich zu finden, damit Körper und Seele in Balance bleiben.

Wie Sie im Abschnitt zu den Ursachen der CMD erfahren haben, ist die CMD eine Saat, die am besten auf dem Feld einer geeigneten Persönlichkeit aufgeht. Personen, denen alles egal ist und die auch mal Fünfe gerade sein lassen können, entwickeln viel seltener eine CMD als Menschen, die sich selbst als verantwortungsvoll, perfektionistisch und ehrgeizig – mit einem Wort als verbissen – bezeichnen. Sie gehen so sehr in ihren Aufgaben auf, dass sie alles um sich herum vergessen und gar nicht mitbekommen, wie sehr sie sich verspannen und dass das Leben an ihnen vorbei rauscht.

Die äußeren Umstände, die zur CMD führen, beispielsweise Stress im Beruf, finanzielle Sorgen oder die Pflege von Angehörigen, können wir meist nicht von heute auf morgen abstellen. Auch kann man als verantwortungsvoller Mensch nicht jedes Mal, wenn etwas Belastendes im Leben auftritt, davor weglaufen. Was Sie aber ändern können, ist, wie Sie damit umgehen. Wie sehr Sie Dinge an sich heranlassen und wie Sie die Widerstandsfähigkeit von Körper und Seele, sprich Ihre Resilienz, erhöhen.

Die Empfehlungen sämtlicher Wissenschaftler und auch meine Erfahrung mit eigenen Patienten zeigen, dass die innere Überzeugung, schwierige Situationen aus eigener Kraft meistern zu können – auch Selbstwirksamkeit genannt –, und die Selbstfürsorge entscheidende Faktoren für die erfolgreiche, langfristige Beseitigung von CMD-Beschwerden sind. Neben den in den vorherigen Kapiteln beschriebenen Therapiemaßnahmen, die sich direkt auf die CMD und ihre Symptome im Kiefer- und Gesichtsbereich beziehen, sind das zahlreiche weitere körperlich und seelisch wirksame Methoden. Etwa, dass Sie mit Hilfe Ihrer Atmung auf seelische Spannungszustände einwirken oder mit gezielten Übungen Ihre Nacken- und Rückenmuskulatur stärken können. Auch neuronales Training und Praktiken wie Yoga, Meditation oder Achtsamkeitsübungen tragen maßgeblich zur Verbesserung der Resilienz und dadurch auch zur Besserung einer CMD bei. Sie lassen Patienten in Eigeninitiative langfristig aus dem Teufelskreis dieser Funktionsstörung und ihrer auslösenden Faktoren ausbrechen. Durch das wirkungsvolle Praktizieren dieser Anwendungen eignen sie sich automatisch einen gesünderen und aktiveren Lebensstil an und erhalten durch den bewussteren Umgang mit der eigenen Seele und dem eigenen Körper die nötige Stärke und Widerstandskraft, nicht bei jedem kleinen Sturm, der aufzieht, gleich wieder in eine starke CMD-Symptomatik abzudriften.

Tatsächlich stelle ich immer wieder fest, dass gerade Patienten, die ihre CMD-Beschwerden zum Anlass nehmen, ihr Leben bewusster, aktiver und gesünder auszurichten, dauerhaft beschwerdefrei bleiben. Was die Patienten genau tun, ist individuell sehr unterschiedlich. Dem einen liegt regelmäßiges Qigong, der andere meditiert oder geht lieber joggen. Nicht zu unterschätzen sind bei alldem der Schlaf und Ernährungsgewohnheiten mit ihren wechselseitigen Wirkungen einerseits und ihren Auswirkungen auf die Schmerzverarbeitung und die Regeneration des Körpers andererseits. Wichtig ist, dass jeder etwas macht und herausfindet, was ihm selbst guttut, um als Aller-

Der Teufelskreis der CMD-Beschwerden

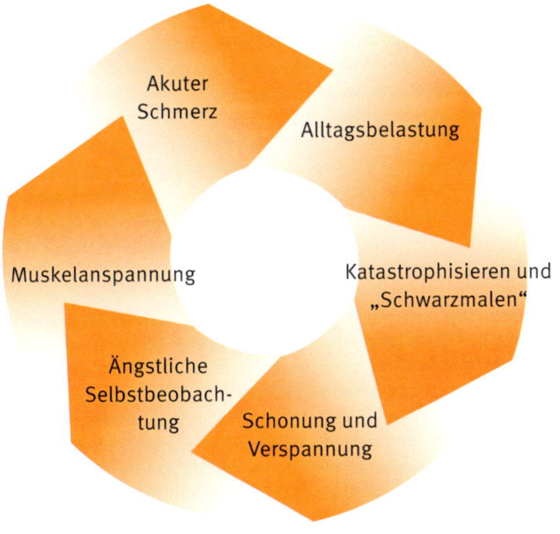
Akuter Schmerz
Alltagsbelastung
Katastrophisieren und „Schwarzmalen“
Schonung und Verspannung
Ängstliche Selbstbeobachtung
Muskelanspannung

Teufelskreis von Beschwerden am Beispiel von Schmerzen

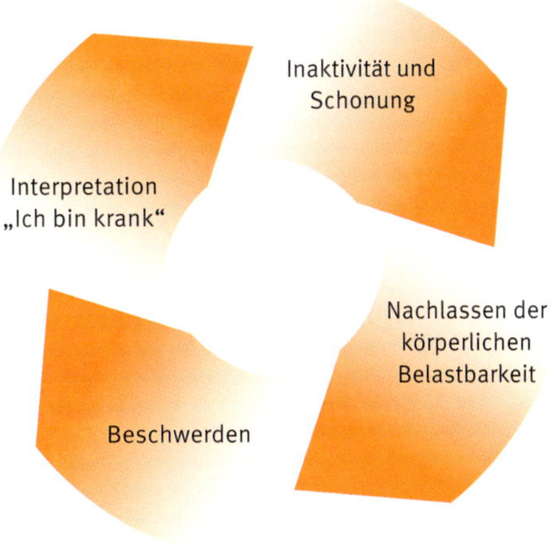

Teufelskreis der Schonung

erstes wieder mehr in Aktion zu kommen. Diese Empfehlung gibt auch die Arbeitsgemeinschaft der Wissenschaftlichen Medizinischen Fachgesellschaften (AWMF). Sie ist in Deutschland als größte Arbeitsgemeinschaft von über 180 medizinischen Fachgesellschaften zuständig für interdisziplinäre Diagnose- und Therapieleitlinien.

Wichtigkeit, selbst aktiv zu werden

Die AWMF hat sich mit funktionellen Körperbeschwerden eingehend beschäftigt. Unter diesen Begriff fallen neben der CMD verschiedene Beschwerdebilder wie chronische Müdigkeit, Fibromyalgie oder das Reizdarmsyndrom. Deren Beschwerden betreffen überwiegend nicht so sehr die Struktur als vielmehr die Funktion von Organen – einschließlich des Haltungs- und Bewegungsapparats. Um hier anzusetzen und Betroffenen zu helfen, hat die AWMF eine Leitlinie zur Behandlung dieses sehr weitreichenden Beschwerdespektrums herausgegeben, auf Basis vieler Studien, sprich empirischer Evidenz, theoretischen Wissens und jahrelanger klinischer Erfahrung zahlreicher Experten aus unterschiedlichen Fachrichtungen.[14]

Die Leitlinie führt an, dass bereits einfache Verhaltensänderungen zu einer Verbesserung der Beschwerden führen können. Die Hürde ist am niedrigsten, wenn mit gut zugänglichen Lebensbereichen begonnen wird. Das bedeutet mit Aktivitäten, die Sie früher schon mal ausgeführt haben und von denen Sie wissen, dass sie Ihnen guttun. Der Hauptfokus der Betrachtung liegt, laut der Leitlinie der AWMF, auf körperlicher Aktivität, Entspannungsmöglichkeiten und Ernährungsgewohnheiten. Hier lässt sich am eindrucksvollsten und sehr schnell eine Verbesserung erzielen. Aber auch beim Bewältigen privater und/oder beruflicher Herausforderungen. Denn: »Eine gesunde Lebensweise wirkt einer möglichen Chronifizierung und/oder Verschlechterung der berichteten Beschwerden entgegen«, so die Leitlinie. Weiterhin bekräftigt sie, dass eine Veränderung des Lebensstils »zum Beispiel durch geringfügige Ausweitungen der körperlichen Aktivität« bereits eine Verbesserung bewirkt, etwa auch die von Schlafproblemen (Seite 152). Außerdem lassen sich, wenn Sie Ihren Lebensstil verändern, ungenutzte Ressourcen aktivieren und die Erfahrung der Selbstwirksamkeit erhöhen.

Wenn der Körper sagt »Es reicht!«: Wie unterschiedliche Auslöser CMD verursachen, auslösen und unterhalten können.

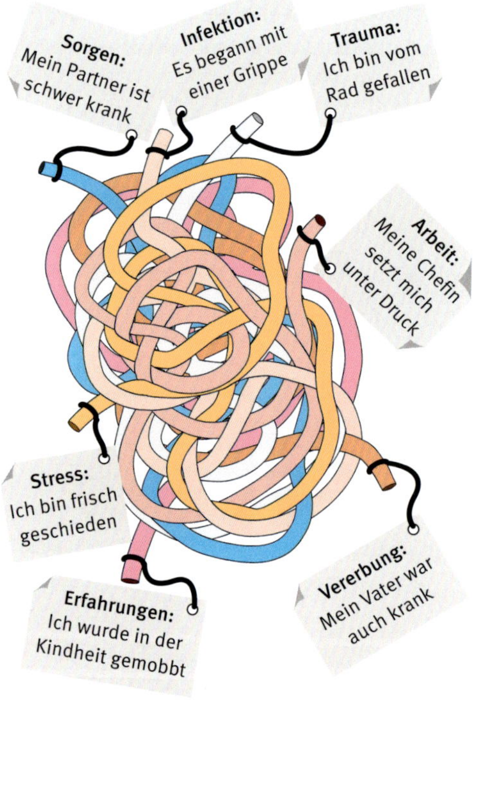

Sie werden erkennen, dass Sie

- beschwerdefreier werden,
- einen anderen Zugang zu Ihrem Körper und dazu, wie Dinge zusammenhängen, gewinnen,
- motiviert werden durch diese Erkenntnis über Ihre Selbstwirksamkeit und
- Ihre Lebensqualität steigern.

Daher ist Eigeninitiative von unschätzbarem Wert! Um wieder selbst in Bewegung zu kommen, können Ihnen folgende Anregungen als Inspirationsquelle dienen:

Was hat mir in Sachen Bewegung in der Freizeit schon mal geholfen? Ballsport, Gymnastik, Yoga, Tai-Chi oder Qigong, Laufsport, ein langer Spaziergang, Treppen steigen statt Aufzug fahren, bei der Fahrt mit dem Bus zur Arbeit oder nach Hause eine oder zwei Haltestellen früher aussteigen und die restliche Strecke zu Fuß laufen, mit dem Hund regelmäßig Gassi gehen, Schwimmen etc.

Am Arbeitsplatz: regelmäßige und bewusste Pausen, Entspannungseinheiten (Dehnübungen, kurze Meditation, an die frische Luft oder in einen nahegelegenen Park gehen), betriebliche Gesundheitsförderung und bei einem Präventionsprogramm in der Firma mitmachen etc.

So konnte ich mich früher durch Familie, Freunde, Bekannte aktivieren: mit gemeinsamen Ausflügen und Unternehmungen (Wandern, Museum, Konzert, gemeinsames Kochen, Spieleabend …)

Hobbys und andere Kraftquellen wiederentdecken: Kindheitsinteressen wie Fotografieren, Musizieren, Klettern oder Zelten wiederbeleben, sich intensiv mit einem früheren Interessengebiet beschäftigen (Erdkunde, Biologie, Philosophie, Geschichte …) oder entsprechende Kurse besuchen (online, an der Volkshochschule), ein neues Hobby erlernen, aktive Entspannungsübungen …

Wenn Sie diese Anregungen beherzigen und ein paar davon regelmäßig anwenden, werden Sie schnell merken, um wie viel beweglicher, aktiver und auch vitaler Sie sich fühlen – und dabei immer beschwerdefreier. Selbstfürsorge ist schließlich nichts anderes, als »die Fähigkeit einer Person, vorsätzlich und aus Initiative des eigenen Bedürfnisses heraus, die Aufrechterhaltung von Wohlergehen und Gesundheit befriedigen zu können.« Darunter fällt die Wiederaufnahme körperlicher Aktivitäten, die Sie aufgrund Ihrer Beschwerden, möglicherweise um sich zu schonen, vermeiden. Meist aus Angst, dass sich die Beschwerden verschlimmern könnten.

Mindestens genauso wichtig ist das Beleben sozialer Aktivitäten, weil diese als Schutzfaktor unsere emotionale wie soziale Beweglichkeit anregen und uns in unserer Selbstwirksamkeit bestärken. Sollten Sie in dieser Beziehung einen Handlungsbedarf erkennen, nehmen Sie doch wieder mit alten Freunden und Bekannten Kontakt auf, werden Sie ehrenamtlich tätig oder gehen Sie in einen Verein.

Positive Bewältigungsstrategien für den Alltag

Egal, in welchem Rahmen es stattfindet um welche Übungen oder um welche Methode es sich handelt: Hauptsache, es macht Spaß und erzielt die gewünschten Erfolge – im Wechsel mit genussvoller Entspannung. Alle Methoden, die ich Ihnen auf den folgenden Seiten vorstellen möchte, sind nur Angebote. Sie können davon lediglich das annehmen, was Ihnen gefällt. Jede von ihnen zielt auf die Linderung und langfristige Besserung der CMD ab. Aber sie sind weit mehr als das. Es geht vielmehr darum, das Leben, das oftmals wie auf Autopilot an uns vorbeirauscht, hin und wieder für einen kleinen Augenblick anzuhalten und bewusst zu erleben. Unseren Körper zu spüren, ihn beweglicher zu machen und zu stärken, tägliche Routinen und festgefahrene Gewohnheiten zu durchbrechen, über unsere Ernährungsweise und das, was sie mit unserem Körper und unserem Geist macht, nachzudenken. Unsere Einstellung zu uns selbst und zu anderen zu reflektieren. Großzügiger zu uns selbst und zu anderen zu sein. Nicht alles auf einmal machen zu wollen, sondern immer eine Sache zu einer Zeit. Diese aber dann ganz bewusst und konzentriert. Sie werden sehen, wie schwer es Ihnen anfangs fallen wird, wenn Sie es ernsthaft versuchen. Doch: Wer immer sich aufmacht, mit dem PLUS des TEAMS-PLUS®-Konzepts mehr Aktivität und Bewusstheit in sein Leben einzubauen, kann viel erreichen und wird sich durch die Erfahrung der Funktionsfähigkeit und Belastbarkeit seines Körpers zunehmend als selbstwirksamer erfahren. Was wiederum das Selbstbewusstsein und die eigene Stabilität stärkt. Es wird sich vieles zum Positiven verändern. Viel Spaß dabei!

Im Anhang finden Sie einen Link zu einem Selbsttest, mit dem Sie in wenigen Schritten ermitteln können, welche PLUS-Aktivitäten es genau sind, die Ihrem Körper und Ihrer Seele besonders guttun. Dies soll lediglich als Orientierung dienen und nicht als strikte Vorgabe. Am wichtigsten ist, dass Sie Spaß an den Aktivitäten haben, diese Ihnen helfen und Sie bei der Stange bleiben.

Atmen und Atmungsübungen bei CMD

So wichtig und doch so vernachlässigt: Die Atmung und ihre Bedeutung für unsere Gesundheit und die Auswirkungen von Stress auf unseren Körper – gerade bei CMD.

Wir brauchen drei Dinge, um zu überleben – Wasser, Nahrung und Sauerstoff. Um sich klarzumachen, wie bedeutend diese drei Elemente für uns jeweils sind, müssen wir uns nur Folgendes vergegenwärtigen: Ohne Wasser schaffen wir es gerade einmal, drei Tage zu überleben, ohne Nahrung wenige Wochen und ohne Sauerstoff lediglich wenige Minuten.

Im Laufe ihrer Geschichte hat die Menschheit die richtige Atmung verlernt. Wir atmen heute fast alle zu flach und zu sehr in den Brustkorb. Je nach Studie sind 70 bis 90 Prozent der Menschen heutzutage chronische Hyperventilierer. Das heißt, sie atmen viel häufiger, als sie eigentlich sollten, weil sie sich ständig gestresst fühlen und unter Strom stehen. Dabei ziehen sie dann auch noch sehr oft den Bauch ein, was wiederum die Brustkorbatmung zusätzlich verstärkt. Das hat negative Auswirkungen auf unseren Körper: Der Blutdruck steigt, unsere Leistungsfähigkeit nimmt ab und das vegetative Nervensystem ist ständig unter Hochspannung, da es permanent das Signal empfängt, dass wir aufgrund eines gestörten Sauerstoffhaushalts in Lebensgefahr sind.

Mit der richtigen Atmung lässt sich diese Hochspannung, die wir als Stress empfinden, reduzieren, wir schlafen besser und bleiben im Alltag gelassener. Die Sache ist nur: Fühlen wir uns unter Druck, atmen wir automatisch zu flach und zu schnell. Das wirkt sich negativ auf unseren Körper aus und kurbelt den Stress weiter an. Daher ist es gerade für CMD-Patienten wichtig, richtig zu atmen. So haben sie jederzeit Einfluss auf ihre Stressverarbeitung und der Druck kommt erst gar nicht im Kiefer an. In unserer Praxis bieten wir daher Atem-Workshops an, damit den Patienten der Einstieg ins bewusste und richtige Atmen leichter fällt.

In Stress-Atmung atmen wir nicht mehr vorwiegend über das Zwerchfell, sondern schalten die Atemhilfsmuskulatur dazu – die Brust- und Nackenmuskulatur und den Schultergürtelbereich. Das kann zu Verspan-

Wissenswertes zur Atmung

- Sechs bis zehn Atemzüge sollte ein erwachsener Mensch pro Minute machen.
- Stressbedingt atmen wir alle aber fast doppelt so viel.
- Das beeinträchtigt unsere Leistungsfähigkeit, führt zu Fehlbelastungen und Verspannungen. Der Körper wird dauerhaft vom Sympathikus gesteuert. In seiner Funktion als Lebensretter lässt er uns permanent darauf vorbereitet sein, einen möglichen Angriff abzuwehren oder zu fliehen. Das kostet Kraft!
- Um in dieser dauerhaften Anspannung genug Luft zur Verfügung zu haben, beginnen viele von uns, nicht mehr durch die Nase, sondern durch den Mund zu atmen. Das schenkt zwar ein größeres Volumen beim Einatmen, verhindert aber, dass die eingeatmete Luft durch die Härchen und Schleimhäute in der Nase gereinigt, angefeuchtet und angewärmt wird.

nungen im Nacken-, Kiefer- und Kopfbereich und damit zu Schmerzen führen und einer CMD weiteren Vorschub leisten. Den unbewusst ablaufenden Prozess, dass wir bei Stress nur oberflächlich über die Brust und zu schnell atmen, können Sie abstellen, indem Sie zuerst einmal einen Blick auf Ihre Atmung werfen und diese dann mit ein paar Übungen positiv beeinflussen.

Aufmerksamkeitsübung: Setzen Sie sich aufrecht hin. Richten Sie Ihre Aufmerksamkeit auf den Atem. Wenn Sie möchten, können Sie auch Ihre Augen schließen. Atmen Sie ein und aus … – verändern Sie den Atemfluss nicht, sondern beobachten Sie nur, was geschieht. Wo und wie spüren Sie Ihr Atmen? Etwa als zarten Luftzug an Ihren Nasenflügeln oder durch Heben und Senken Ihres Brustkorbs und Bauchraums? Ist Ihr Atem eher schnell oder langsam? Flach oder tief? Mit dieser einfachen Übung gewinnen Sie ein Gespür für Ihren Atem und können damit jederzeit gezielt Ihre Atmung und Ihren Geist beruhigen.

Atmungsmuster verändern

Um Ihr Atmungsmuster zu vertiefen, gibt es zahlreiche Übungen. Die nun folgenden, die meine Mitarbeiterinnen und ich zum Teil auch selbst anwenden, finde ich sehr hilfreich.

Übung: Atmungsmuster verändern

Um Ihr Atmungsmuster zu verändern, legen Sie zweimal am Tag eine Atempause ein. Zum Beispiel wenn es im Büro ruhiger ist und abends auf dem Weg nach Hause. In dieser jeweils einminütigen Atempause atmen Sie bewusst ruhig, tief und entspannt durch die Nase. Sie ziehen den Bauch dabei nicht ein, sondern die Bauchdecke wölbt sich leicht nach außen. So gelingt es Ihnen, über einen Zeitraum von ein, zwei Wochen Ihr Atemmuster zu entspannen . Damit Sie dieses Vorhaben nicht vergessen, können Sie sich den Wecker stellen, blaue Gefrierbeutelaufkleber als Erinnerungsstütze an Stellen kleben, die Sie häufig im Blickfeld haben, oder sich ein Codewort ausdenken. So machen wir das in der Praxis. Sage ich oder einer der Mitarbeitenden »19«, richten wir für einen Moment unseren Fokus ganz bewusst auf unsere Atmung.

Übung: 1:2-Atmung – länger aus- als einatmen

Diese Übung können Sie im Stehen, Liegen oder Sitzen ausführen. Schließen Sie die Augen und legen Sie eine Hand auf Ihren Unterbauch. Beginnen Sie, die Atmung so zu vertiefen, dass Sie mit Ihrer Hand spüren, wie sich Ihre Bauchdecke mit jedem Einatmen hebt und mit jedem Ausatmen senkt. Versuchen Sie dabei, doppelt so lange aus- wie einzuatmen. Atmen Sie dazu bewusst und tief in Ihren Bauch und atmen Sie im Verhältnis 1: 2 ein und aus. Das heißt, Sie zählen 1, 2, 3 und atmen dabei durch die Nase ein und 1, 2, 3, 4, 5, 6 und atmen Sie durch Nase oder Mund aus. Das wird Ihnen vielleicht nicht auf Anhieb gelingen, aber mit der Zeit fällt es Ihnen immer leichter. Dabei machen Sie es sich zu Nutze, dass das Einatmen den Sympathikus anregt, also den anregenden Teil des autonomen Nervensystems, der auch bei Stress aktiver ist. Das Ausatmen hingegen aktiviert den Parasympathikus, der auch Ruhenerv genannt wird. Führen Sie die Übung so lange aus, wie Sie möchten. Sie lässt Sie – das werden Sie schnell erkennen – deutlich entspannen, weil Sie so den Parasympathikus aktivieren. Er sorgt dafür, dass Körper und Geist sich erholen, dass sich unser Körper regeneriert und Kraftreserven aufgebaut werden. Diese Übung zum Entschleunigen können Sie, weil sie leicht anzuwenden ist, immer mal zwischendurch einschieben – an Ihrem Schreibtisch, in der Bahn, im Wartezimmer beim Arzt oder wenn Sie abends auf der Couch oder im Kino einen Film ansehen.

Nasenatmung, bitte!

Gewöhnen Sie sich an, durch die Nase statt durch den Mund zu atmen. Das empfiehlt auch Timo Faulhaber, Atemcoach von Olympioniken und Managern. Wenn Sie durch die Nase atmen, normalisiert das die Beschaffenheit der Nasenschleimhäute. Durch die Mundatmung sind diese angeschwollen und verengt. Das verringert anfangs die Luftzufuhr, doch durch permanentes Nasenatmen ändert sich das schnell wieder, so der Atemcoach. Der Nebeneffekt laut Timo Faulhaber: Man schläft deutlich tiefer, das Gehirn wird besser mit Sauerstoff versorgt und die Lymphdrainage im Nacken verstärkt. Eine japanische Studie mit Ratten mit verstopfter Nase wies nach, dass diese im Vergleich zu Tieren mit normaler Nasenatmung weniger Hirnzellen haben und doppelt so lange brauchen, um ihren Weg durch ein Labyrinth zu finden.[15]

Wenn Sie mit diesen Übungen beginnen und sich mit der richtigen Atemtechnik beschäftigen, tun Sie viel dafür, Ihre innere Ruhe zu fördern und mögliche Verspannungen im Nacken- und Schulterbereich durch Entlastung der überbeanspruchten Atemhilfsmuskulatur zu reduzieren. Was Sie im Nacken- und Schulterbereich noch tun können, erfahren Sie auf den folgenden Seiten. Um Ihre innere Ruhe zu fördern, sind zusätzlich Entspannungsübungen wie Meditation oder progressive Muskelentspannung nach Jacobson (Seite 141) empfehlenswert. Sie helfen Ihnen auch, eine tiefere Atmung zu etablieren.

Nacken und Rücken – bei CMD fast immer dabei

Sie haben Nacken- und Rückenschmerzen? Sie wissen sicherlich, woran es liegt: Viel zu häufig sitzen Sie mit nach vorne gebeugtem Kopf vor dem Computerbildschirm oder Smartphone.

Bei Patienten mit CMD kann auch diese ungünstige Sitzhaltung eine zusätzliche Ursache hierfür sein. Die meisten Menschen, die unter einer CMD mit muskulären Symptomen leiden, haben gleichzeitig Beschwerden in den weiter unten gelegenen Bereichen des Bewegungsapparats. So haben ungefähr 80 Prozent der Menschen mit einer ausgeprägten muskulären CMD-Symptomatik auch Schmerzen und Bewegungseinschränkungen im Bereich der Halswirbelsäule und der Nackenmuskulatur. Und immerhin etwa 60 Prozent der CMD-Patienten leiden ebenfalls unter Beschwerden im Bereich des unteren Rückens.[16]

Die Verbindungen sind komplex und vielfältig und dabei nicht bis ins letzte Detail erforscht. Es bestehen wahrscheinlich sowohl muskuläre Funktionsketten, die nach dem Prinzip von Zug und Gegenzug funktionieren, als auch neuroanatomische Verknüpfungen über Nerven und gemeinsam genutzte Hirnareale. Die Symptome im Bereich des Kiefers beeinflussen auf diesem Wege die Beschwerden im Nacken und Rücken und umgekehrt. Daher ist für eine langfristige Besserung der Beschwerden neben der Funktionstherapie des Kiefers auch die Behandlung der anderen beteiligten Körperbereiche unerlässlich.

Gymnastikübungen für Ihren Rücken

Die Erfahrung zeigt, dass neben der gleichzeitigen manualtherapeutischen Behandlung dieser Bereiche die Verbesserung der Beweglichkeit, die Dehnung und die Kräftigung der Nacken- und Rückenmuskulatur mit Hilfe von regelmäßig durchgeführten physiotherapeutischen Eigenübungen einen enormen Unterschied ausmacht. Mit ihrer Hilfe werden die schmerzenden, schlecht durchbluteten und verkürzten Muskeln sowie die steifen Gelenke besser durchblutet, entspannt und beweglicher – der beste Weg zu einer dauerhaften Schmerzfreiheit. Denn starke Muskeln sind widerstandsfähiger und dienen so als Puffer gegen erneute Beschwerden.

Mit den folgenden Übungen können Sie Tag für Tag, je nachdem, welcher Bereich bei Ihnen betroffen ist, gezielt selbstwirksam etwas zur Linderung Ihrer Beschwerden beitragen. Und das Ganze unabhängig davon, ob Sie einen Termin bei einem Manualtherapeuten haben oder nicht. Die Übungen sind absteigend von oben nach unten gegliedert: beginnend bei der Halswirbelsäule mit den Kopfgelenken und dem Nacken, über den Übergang zwischen Halswirbelsäule und Brustwirbelsäule, dem sogenannten zervikothorakalen Übergang, kurz CTÜ, die Brustwirbelsäule bis hinunter zur Lendenwirbelsäule und dem Kreuzdarmbeingelenk, auch bekannt als Iliosakralgelenk oder ISG.

Trainieren Sie die Bereiche, in denen Sie zurzeit Schmerzen haben und die für Sie im Augenblick am wichtigsten sind. Sie können aber selbstverständlich auch alle Übungen durchführen – Ihr Körper wird es Ihnen danken. Da sich manchmal der Auslöser der Beschwerden nicht in der schmerzenden Stelle findet, sollten Sie, falls sich auf Dauer kein positiver Effekt auf Ihre Beschwerden zeigt, mit Ihrem Therapeuten über die für Sie am besten geeigneten Übungen sprechen. Die Übungen sind systematisch in Übungen zur Steigerung der Beweglichkeit und Mobilisation, dann Dehnung, danach Kräftigung und anschließend Koordination der jeweiligen Bereiche gegliedert. Wichtig ist, dass Sie diese Reihenfolge einhalten, damit die Übungen auch ihre volle Wirksamkeit entwickeln können.

Beachten Sie dabei:

- Bewegen Sie sich immer nur bis zum Schmerzpunkt. Gehen Sie nicht darüber hinaus.
- Führen Sie die Übungen täglich durch.
- Achten Sie darauf, dass Ihr Kiefer locker ist und Sie nicht zubeißen.
- Atmen Sie während der Übungen tief und gleichmäßig in den Bauch.
- Sollten Sie sich unwohl fühlen und sollte beispielsweise leichter Schwindel auftreten, führen Sie die Übungen noch sanfter und reduzierter durch.
- Versuchen Sie sich zu merken, wie weit Sie kommen. Mit der Zeit werden Ihnen die Übungen immer leichter fallen und Sie werden merken, wie Ihre Beweglichkeit zunimmt.
- Halten Sie bei den Übungen immer eine leichte Grundspannung im Körper, indem Sie Bauch und Po leicht anspannen.
- Führen Sie die Übungen, bei denen dies möglich ist, im Stehen durch. Sie sitzen so schon genug!

Diese Hilfsmittel benötigen Sie für die Übungen:

- Gymnastikmatte
- Faszienball oder Tennisball – je nach persönlicher Schmerztoleranz, da der Faszienball deutlich härter ist
- Theraband
- Handtuch
- Kissen

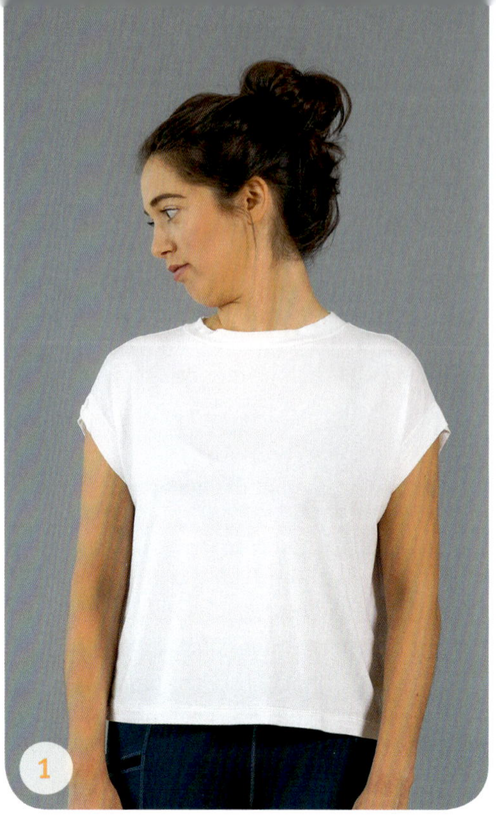

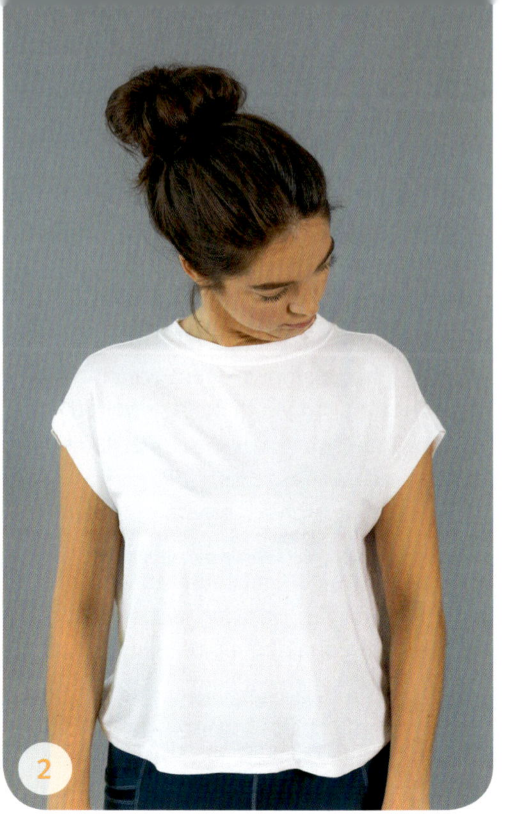

Übungen für die Halswirbelsäule und den Nacken

» Auch wenn die meisten Nackenübungen im Sitzen praktiziert werden können, ist es besser für Sie, im Stehen zu üben. So kommen Sie mal aus dem Stuhl und können die Übungen als kleine körperliche Aktivitätspause wunderbar in Ihren Arbeitsalltag integrieren.

Beweglichkeit und Mobilisation der Halswirbelsäule

- Drehen Sie den Kopf, so weit es geht, nach rechts und nicken Sie mehrmals. Das Gleiche zur anderen Seite. Dabei bleiben der Oberkörper immer aufgerichtet und der Kiefer entspannt. Achten Sie dabei darauf, dass Sie Ihre Schultern aktiv unten halten. 3-mal 15 Wiederholungen je Seite. ❶
- Führen Sie aus gerader Haltung das Kinn zum Brustbein. Drehen Sie Ihren Kopf aus dieser Position, so weit es geht, nach rechts und dann nach links. ❷
- 3-mal 12 Wiederholungen je Seite.

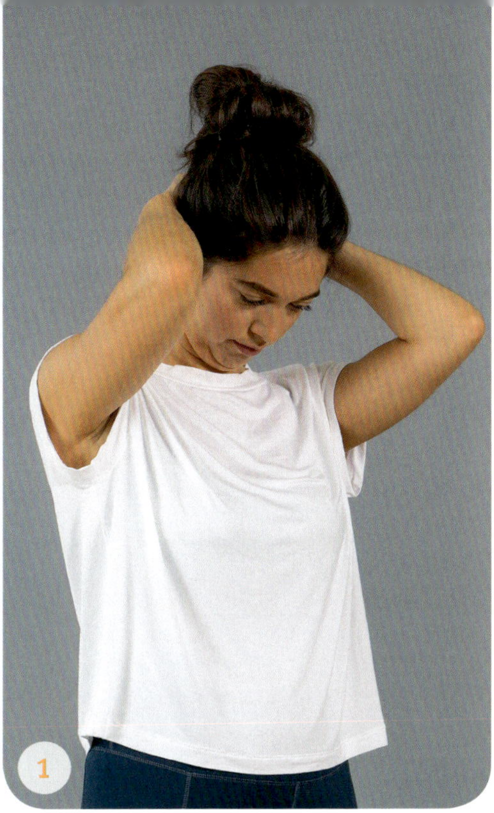
1

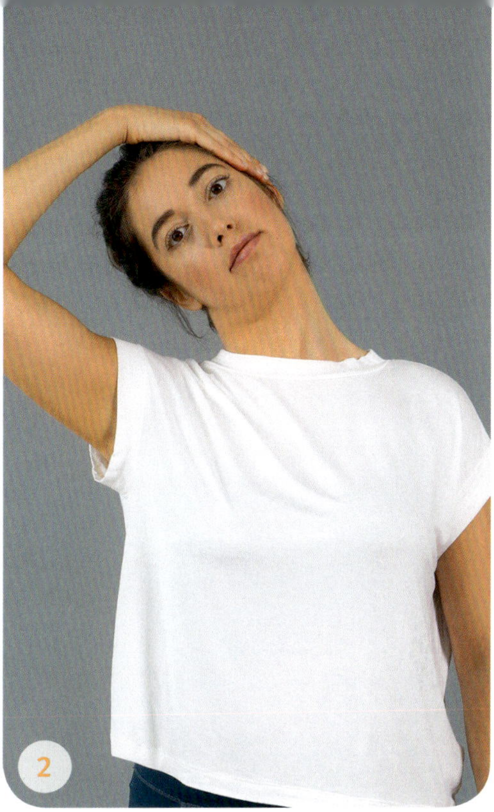
2

Dehnung der Halswirbelsäule

- Beide Hände umfassen den Hinterkopf. Dabei bewegen Sie den Kopf nach unten und führen das Kinn zur Brust, bis eine Dehnung der Nackenmuskulatur zu spüren ist. Mindestens 30 Sekunden halten. ❶
- Die rechte Hand greift über den Kopf an die linke Schläfenseite und zieht vorsichtig nach rechts, bis eine Dehnung in der linken Nacken- und Halsmuskulatur zu spüren ist. Die Nasenspitze und der Blick sollten dabei geradeaus gerichtet bleiben. 30 Sekunden halten und dann die Seite wechseln. ❷

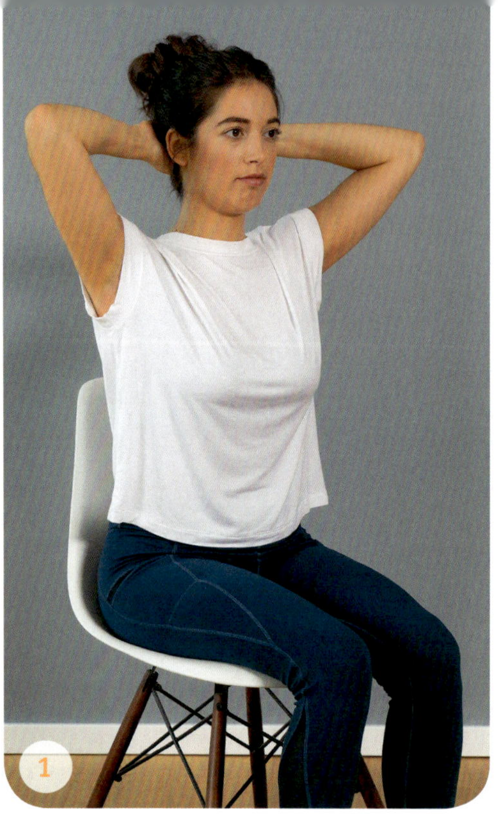

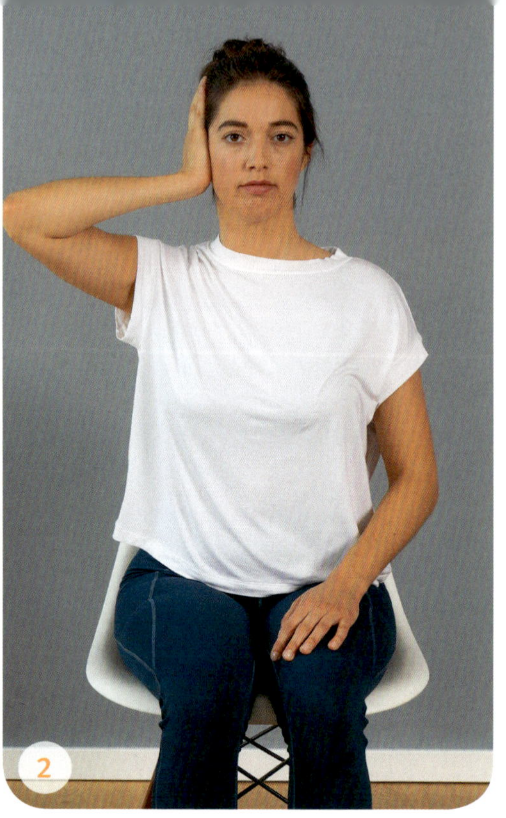

Isometrische Kräftigung der Halswirbelsäule

- Aus gerader Sitzposition umfassen beide Hände den Hinterkopf. Es wird lediglich eine Spannung aufgebaut, indem die Hände den Kopf nach vorne drücken und der Kopf dagegenhält, so dass von außen keine Bewegung zu sehen ist. 3-mal 15 Sekunden halten. ❶
- Aus gerader Sitzposition drückt die rechte Hand flächig seitlich gegen den Kopf und der Nacken hält dagegen. Danach die Seite wechseln. 3-mal 15 Sekunden je Seite halten. ❷

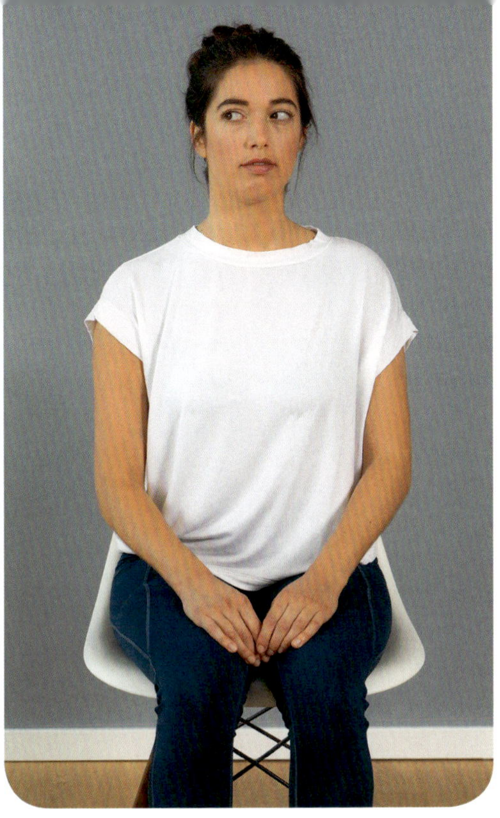

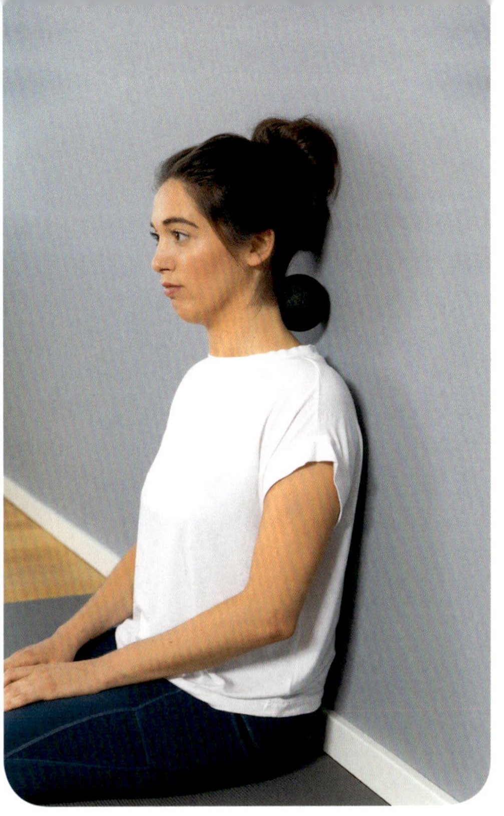

Koordination der Halswirbelsäule

Aus gerader Haltung den Kopf um zirka 30 Grad nach rechts drehen und einen Punkt fixieren. Der Blick bleibt auf den Punkt gerichtet und der Kopf dreht sich so lange langsam nach links, bis die Augen nicht mehr standhalten können und mitdrehen wollen. Danach das Gleiche auf der anderen Seite. 3-mal 12 Wiederholungen pro Seite.

Entspannung der Halswirbelsäule

Setzen Sie sich aufrecht auf den Boden mit dem Rücken an eine Wand und positionieren Sie einen Faszienball zwischen der Nackenmuskulatur und der Wand. Drehen und schwenken Sie den Kopf mit leicht geöffnetem Mund nach rechts und links, so dass die Nackenmuskulatur massiert wird. Achten Sie auch dabei ganz bewusst auf eine gleichmäßige und tiefe Bauchatmung. Mindestens 2 Minuten lang.

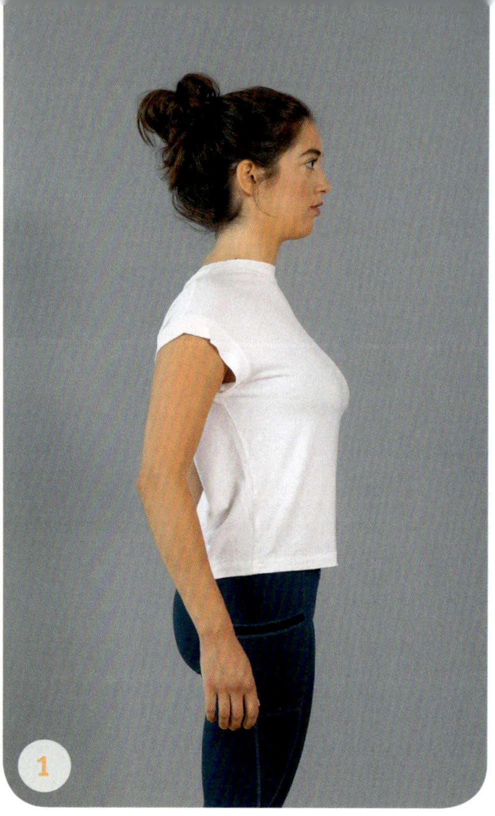

1

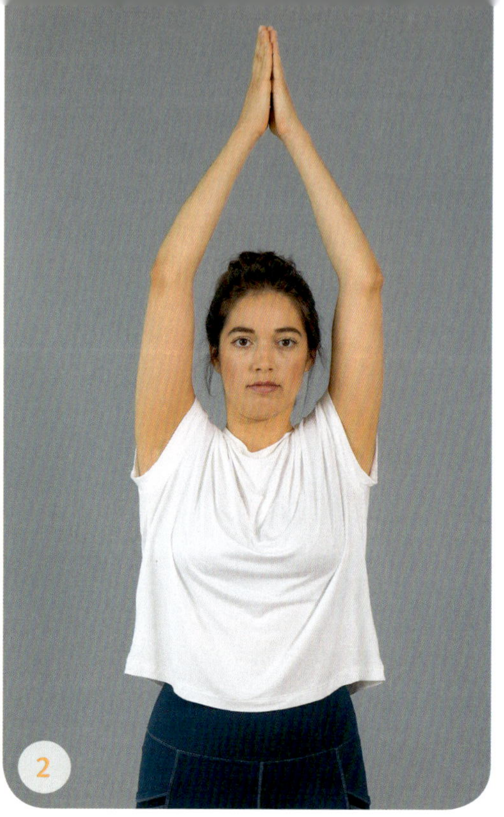

2

Übungen für den zervikothorakalen Übergang (CTÜ)

» Bei Schmerzen, die nicht nur in den Nacken, sondern auch in die Arme, die Brust und die Schultern ausstrahlen, ist häufig der Übergang von der Halswirbelsäule zur Brustwirbelsäule der Auslöser. Der Grund ist, dass diese Bereiche von einem Nervengeflecht versorgt werden, das hier seinen Ursprung hat – dem Plexus brachialis.

Beweglichkeit des CTÜ

- Beide Schultern in vollem Bewegungsumfang nach hinten kreisen. Wichtig ist dabei: Wenn die Schultern hinten sind, werden die Schulterblätter nach unten gezogen. 15 Wiederholungen. ❶
- Beide Arme von außen gestreckt, über dem Kopf zusammenführen. Dann beide nach oben weit herausschieben und dabei tief in den Bauch einatmen. 15 Wiederholungen. ❷

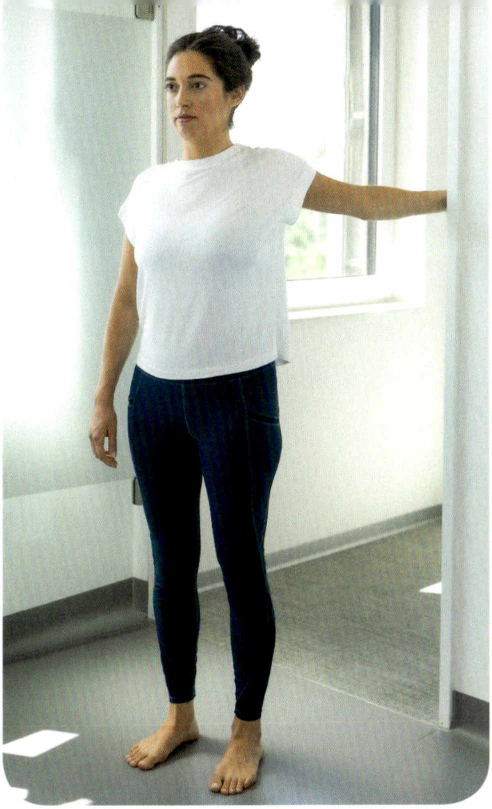

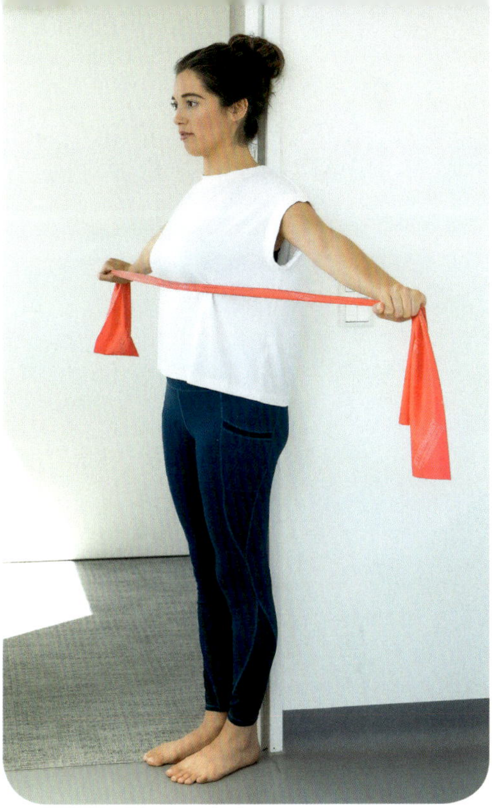

Dehnung des CTÜ

In einen Türrahmen stellen, den rechten Arm in einem Winkel zwischen zirka 70 Grad und 110 Grad anlegen und dabei die Brustmuskulatur gleichmäßig dehnen. Danach die Seite wechseln. 120 Sekunden je Seite. Alternativ können Sie auch beide Arme an den Türrahmen legen.

Kräftigung des CTÜ

Stellen Sie sich in einen Rahmen und lehnen Sie sich mit dem Rücken an, sodass der Hinterkopf, die Schulterblätter und das Becken ihn leicht berühren. Nun das Theraband horizontal unterhalb des Brustkorbs spannen und mit gestreckten Armen weit nach hinten neben den Körper ziehen. Halten Sie diese Position 3–5 Sekunden. Wenn Sie das Theraband spannen, atmen Sie tief durch die Nase in den Bauch ein, wenn Sie die Arme wieder nach vorne bringen, durch den Mund aus. 3-mal 12 Wiederholungen.

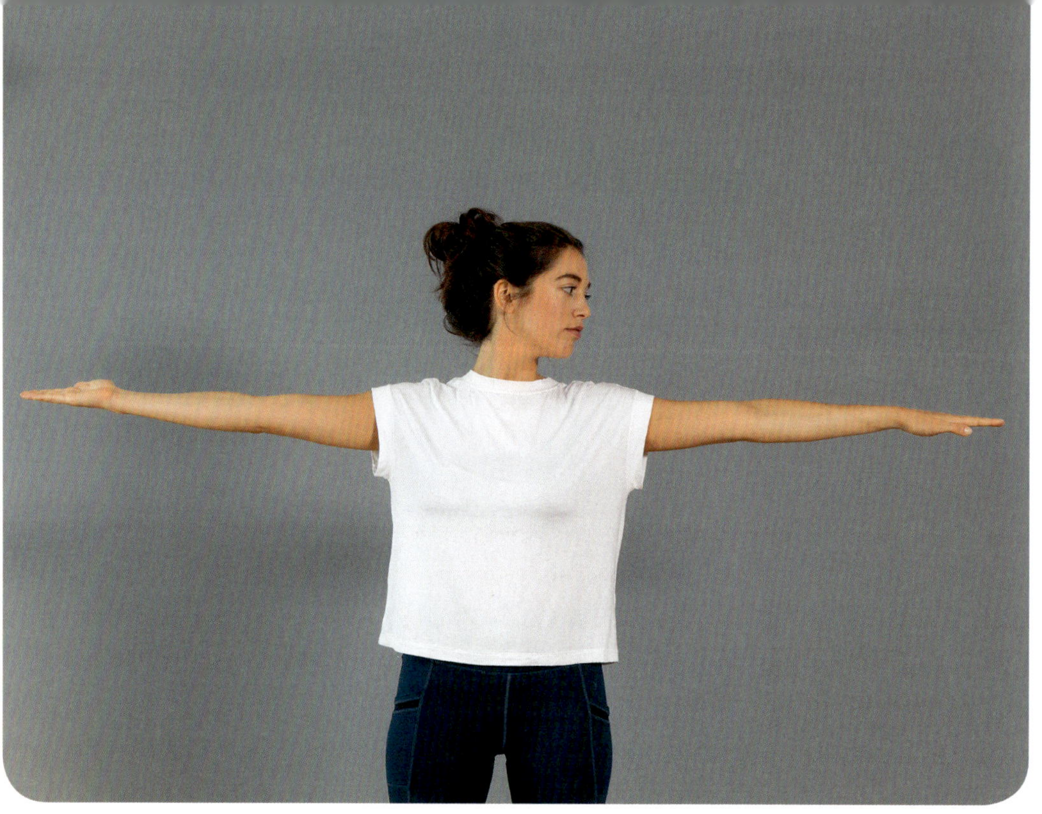

Koordination des CTÜ und Mobilisation des Nervengeflechts Plexus brachialis

Beide Arme werden seitlich neben den Körper gestreckt, wobei ein Handrücken mit den Augen anvisiert wird und nach oben zeigt, während der andere nach unten weist. Wechseln Sie die Blickrichtung und drehen Sie dabei auch beide Hände. 3-mal 12 Wiederholungen.

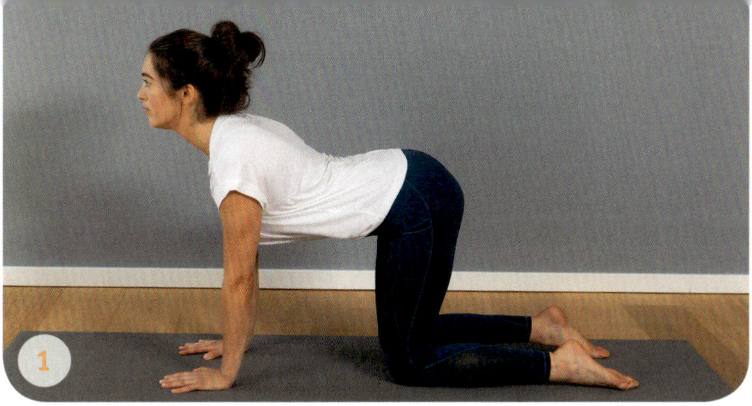

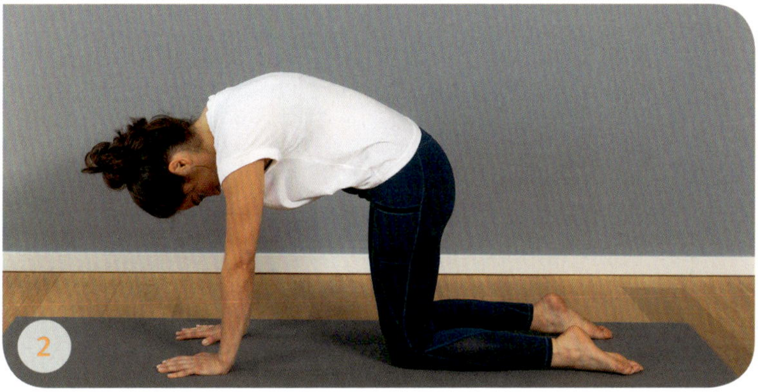

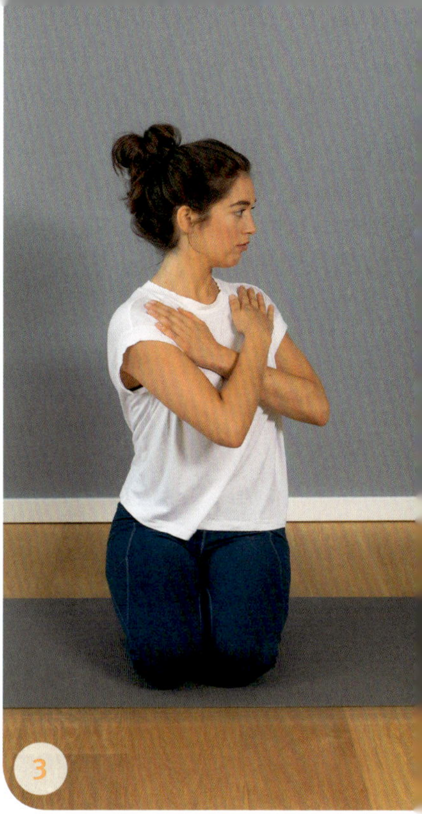

Übungen für die Brustwirbelsäule

» Die Brustwirbelsäule ist beteiligt, wenn Schmerzen zwischen den Schulterblättern auftreten, der Oberkörper unbeweglich ist oder die Rippen bei der Atmung wehtun. Nackenschmerzen und Verspannungen können aber auch hier ihren Ursprung haben, da die Brustwirbelsäule auch als Fundament für Schultern, Nacken und Kopf betrachtet werden kann.

Beweglichkeit und Mobilisation der Brustwirbelsäule

- Im Vierfüßlerstand legen Sie den Kopf langsam in den Nacken, lassen die Wirbelsäule durchhängen und atmen ein. Während der Ausatmung führen Sie das Kinn Richtung Brust und machen einen Katzenbuckel. 12 Wiederholungen. ❶ ❷
- Im Sitzen beide Hände überkreuzt an den Schultern festhalten. Den Oberkörper langsam – so weit es geht – nach rechts drehen und dabei aufrecht halten. Danach bis zur Mitte zurückdrehen. Das Gleiche für die linke Seite wiederholen. Atmen Sie tief durch die Nase in den Bauch ein, wenn Sie sich zur Seite drehen, und durch den Mund aus, wenn Sie sich zur Mitte zurückdrehen. 15 Wiederholungen je Seite. ❸

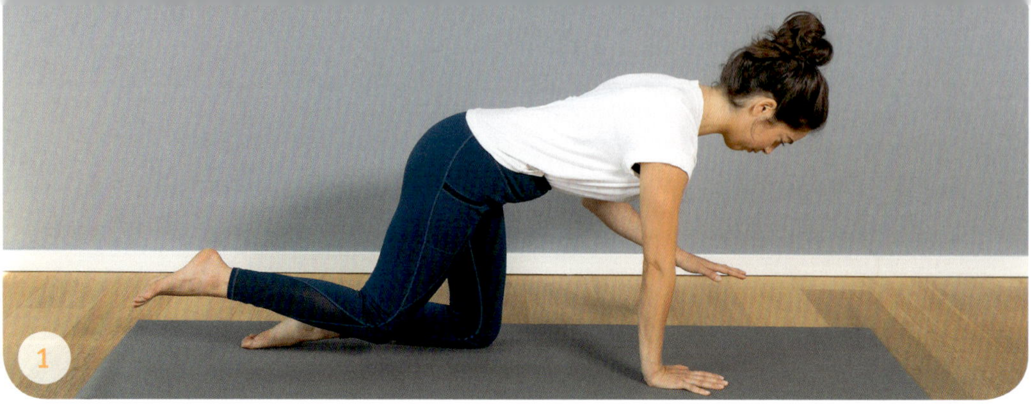

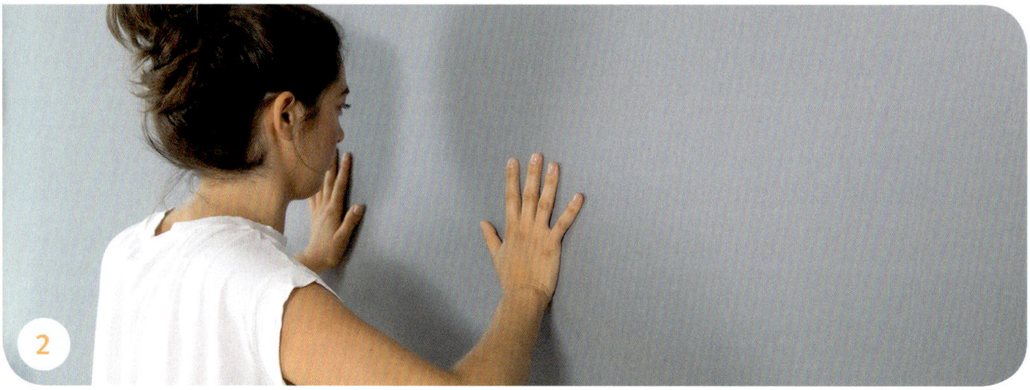

Kräftigung und Koordination der Brustwirbelsäule

- Im Vierfüßlerstand drücken Sie die linke Hand und das rechte Knie in den Boden. Heben Sie die rechte Hand und das linke Knie leicht an. Die Spannung für 5 Sekunden halten, dann die Bewegung immer im diagonalen Wechsel ausführen. 3-mal 12 Wiederholungen. ❶
- Stellen Sie sich mit einer Armlänge Abstand an eine Wand und stützen Sie sich mit den Händen ab. In dieser Stellung machen Sie leichte Liegestütze. Durch Veränderung des Abstands der Füße zur Wand können Sie den Schwierigkeitsgrad variieren. 3-mal 12 Wiederholungen. ❷

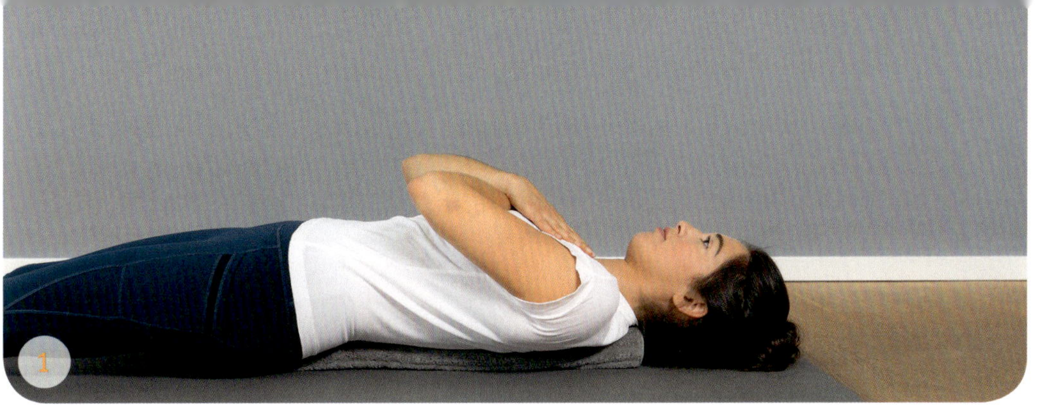

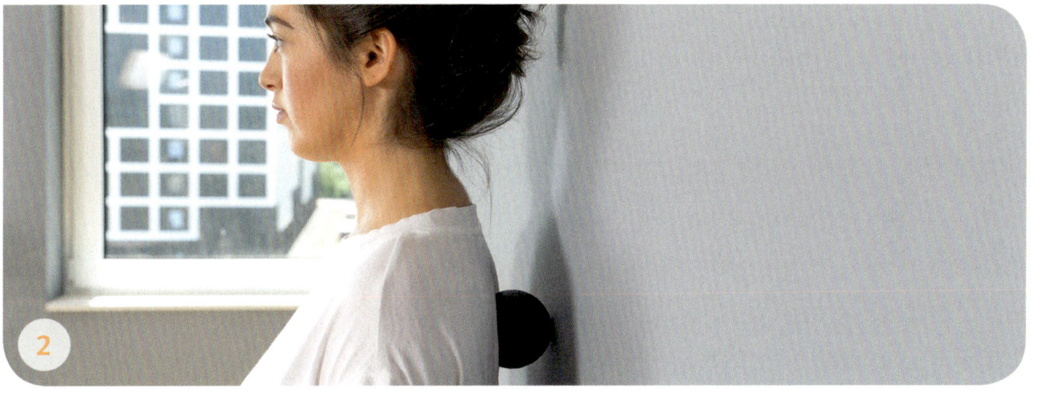

Entspannung der Brustwirbelsäule

- Falten Sie ein Handtuch zu einer Rolle und legen Sie sich längs mit der Brustwirbelsäule darauf. Dabei durch die Nase tief in den Bauch ein- und durch den Mund ausatmen. Mindestens 2 Minuten lang. ❶
- Stellen Sie sich mit dem Rücken an eine Wand und legen Sie einen Faszienball zwischen Ihre Schulterblätter, um die Muskulatur der Brustwirbelsäule auszurollen. Wenn Sie einen schmerzhaften Bereich erwischen, verweilen Sie dort. Rollen Sie in diesem Bereich mit kleinen Bewegungen weiter, bis der Schmerz nachlässt. Mindestens 2 Minuten lang. ❷

Übungen für die Lendenwirbelsäule und das ISG (Kreuzdarmbeingelenk)

» Bei ausstrahlenden Schmerzen im unteren Rücken, gegebenenfalls mit Ausstrahlungen in ein Bein, und ebenso beim klassischen Hexenschuss sind die Lendenwirbelsäule und das ISG betroffen. Wird die Muskulatur in diesem Bereich nicht regelmäßig trainiert und gestärkt, besteht die Gefahr, dass die Beschwerden immer wieder auftauchen.

Beweglichkeit und Mobilisation der Lendenwirbelsäule und des ISG

- Setzen Sie sich auf das vordere Drittel eines Stuhls und beugen Sie sich weit nach vorne, sodass Sie die Hände auf dem Boden ablegen können. Der untere Rücken rundet sich. Atmen Sie dabei tief in den Bauch und achten Sie auf ein lockeres Kiefergefühl. Diese Position 30 Sekunden halten. ❶
- Auf dem Bauch liegend die Unterarme und Hände aufstützen, an die Decke schauen und den Oberkörper dabei nach oben drücken, wobei der Unterkörper ab dem Becken auf dem Boden liegen bleibt. 30 Sekunden so verbleiben. ❷
- In Rückenlage strecken Sie beide Beine aus. Ziehen Sie auf der linken Seite das Becken, ohne es anzuheben, nach oben in Richtung Schulter und drücken Sie es gleichzeitig auf der rechten Seite in Richtung Füße. Wechseln Sie hin und her. Sie aktivieren so die Beweglichkeit des Beckens. 30 Wiederholungen je Seite. ❸

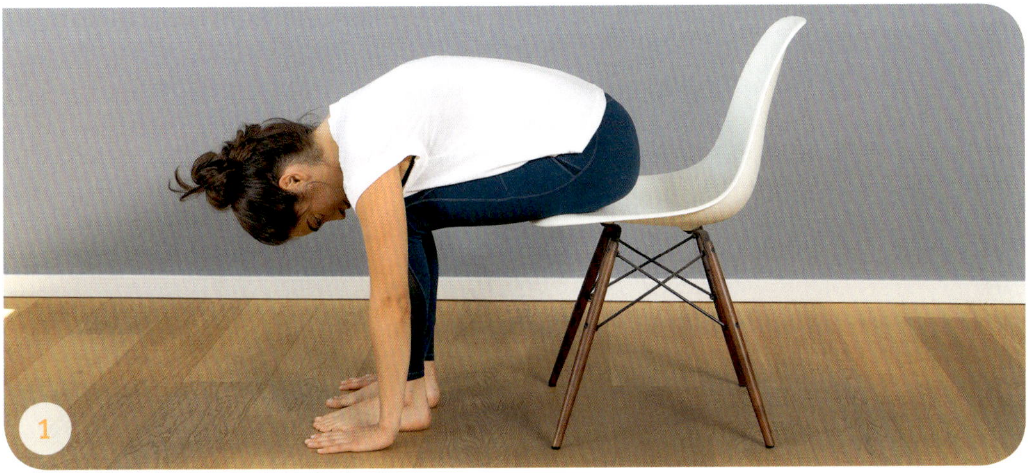
1

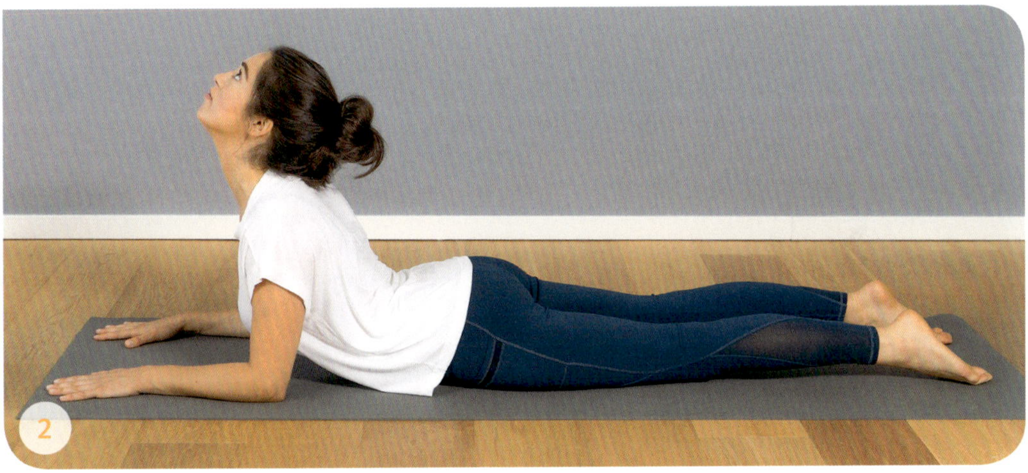
2

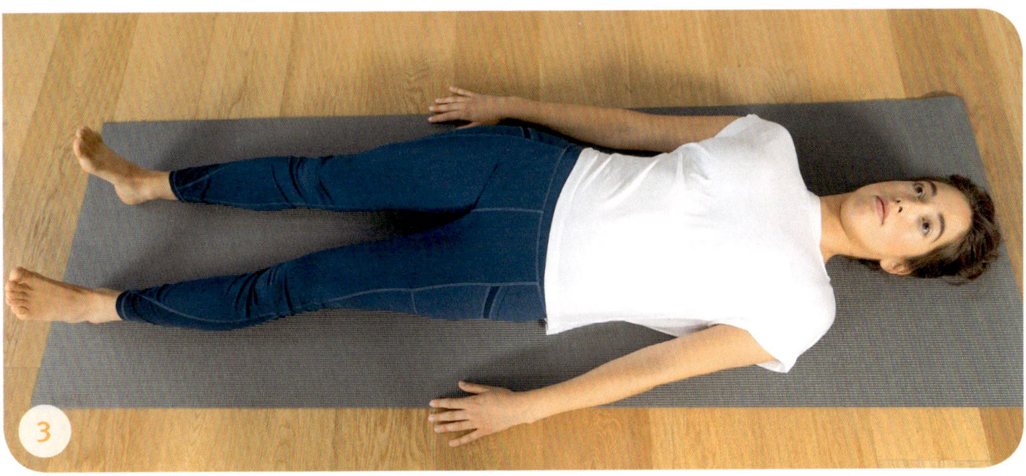
3

Dehnung der Lendenwirbelsäule und des ISG

- Setzen Sie sich im Schneidersitz auf den Boden und lehnen Sie sich mit dem Rücken an die Wand. Beide Fußsohlen berühren sich. Bewegen Sie beide Knie nun seitlich in Richtung Boden, um die Hüftmuskeln zu dehnen. Während der Übung Hüfte und Schultern an der Wand belassen. 15 Wiederholungen. ❶ ❷
- Am Boden sitzend befindet sich eines Ihrer Beine in Schneidersitzposition, das andere Bein drehen Sie angewinkelt nach hinten. Ein Bein ist in der Schneidersitzposition, wobei das andere Bein nach hinten gedreht wird. Die Beine nehmen dabei eine 90-Grad-Position ein. Der Rücken ist gerade. Der vordere Unterschenkel liegt parallel zum Oberkörper. 2 Minuten je Seite. ❸
- Aus der Sitzposition mit ausgestreckten Beinen versuchen Sie, mit den Händen die Füße zu berühren. Egal, wie weit Sie den Oberkörper angenehmen nach vorne beugen können, es entsteht eine Dehnung. 2 Minuten halten. ❹
- Im Stand greifen Sie mit der rechten Hand den rechten Fuß. Diesen mit der Ferse zum Gesäß ziehen und dabei die Hüfte nach vorne strecken. 60 Sekunden je Seite. ❺

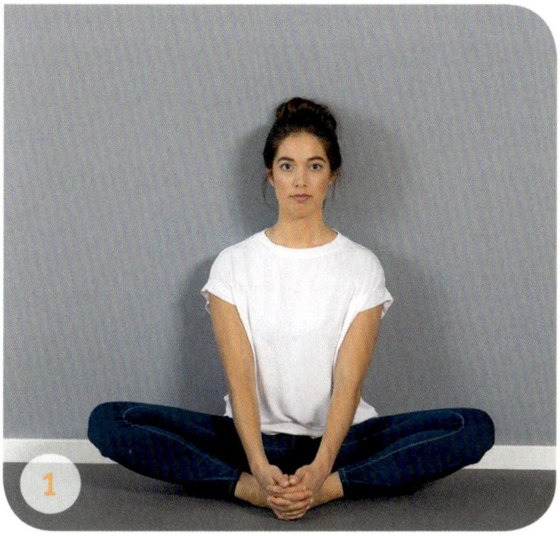
1

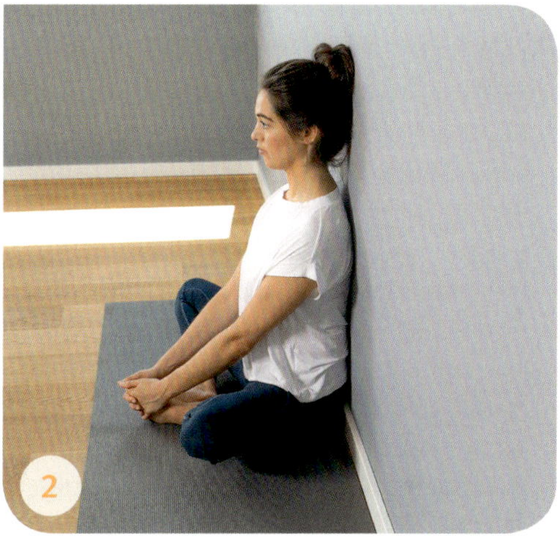
2

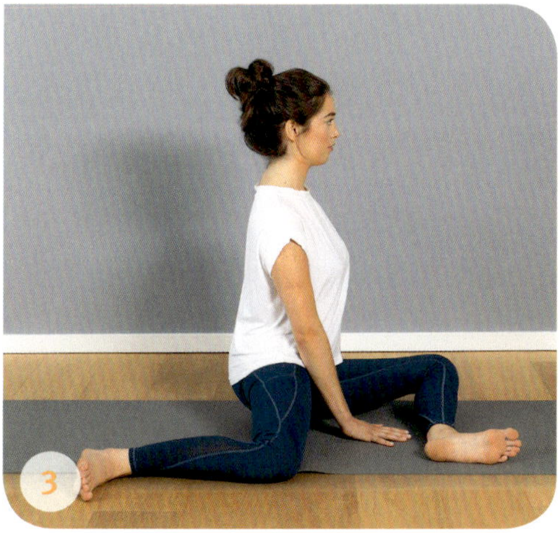
3

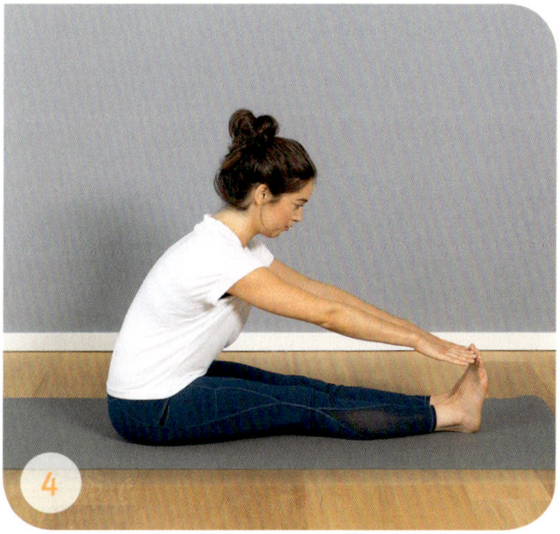
4

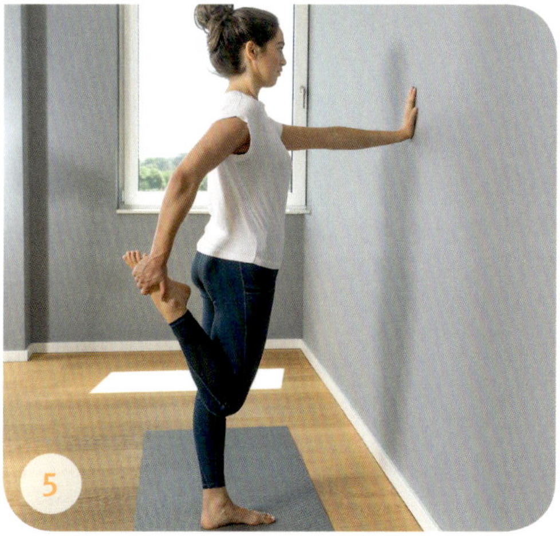
5

Kräftigung der Lendenwirbelsäule und des ISG

- In Rückenlage stellen Sie beide Beine auf. Heben Sie dann das Becken an. Die Belastung sollte hierbei auf den Außenkanten der Füße liegen. 3-mal 12 Wiederholungen. ❶
- Auf dem Rücken liegend winkeln Sie beide Beine bis 90 Grad in der Hüfte an und heben den Kopf leicht an. Aus der Position bewegen Sie beide Beine gemeinsam durch Anspannen der Bauchmuskulatur in Richtung Kopf und danach wieder langsam bis zur Ausgangsstellung zurück. ❷ 3-mal 12 Wiederholungen.

Entspannung der Lendenwirbelsäule und des ISG

Im Stehen an der Wand oder im Sitzen rollen Sie alle umliegenden Muskeln im Bereich der Lendenwirbelsäule mit einem Faszienball vorsichtig aus. Wenn Sie einen schmerzhaften Bereich erwischen, bleiben Sie dort. Rollen Sie in diesem Bereich mit kleinen Bewegungen weiter, bis der Schmerz nachlässt. Mindestens 2 Minuten lang. ❸

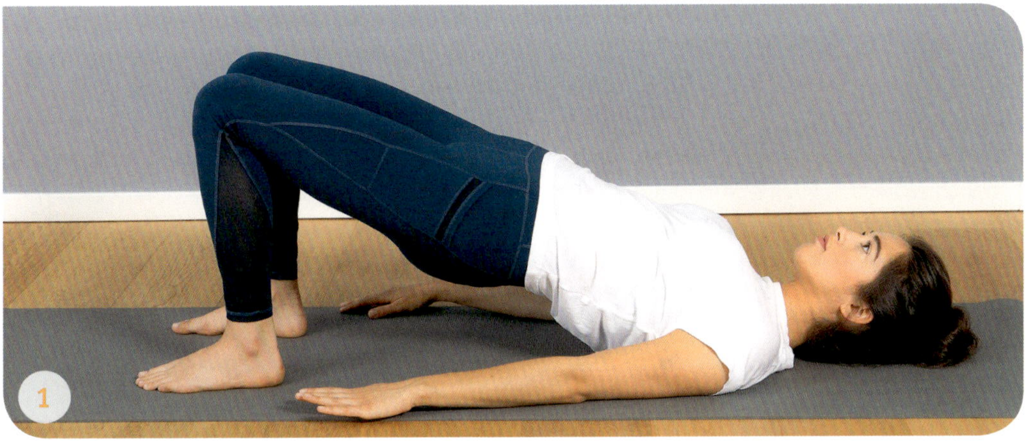
1

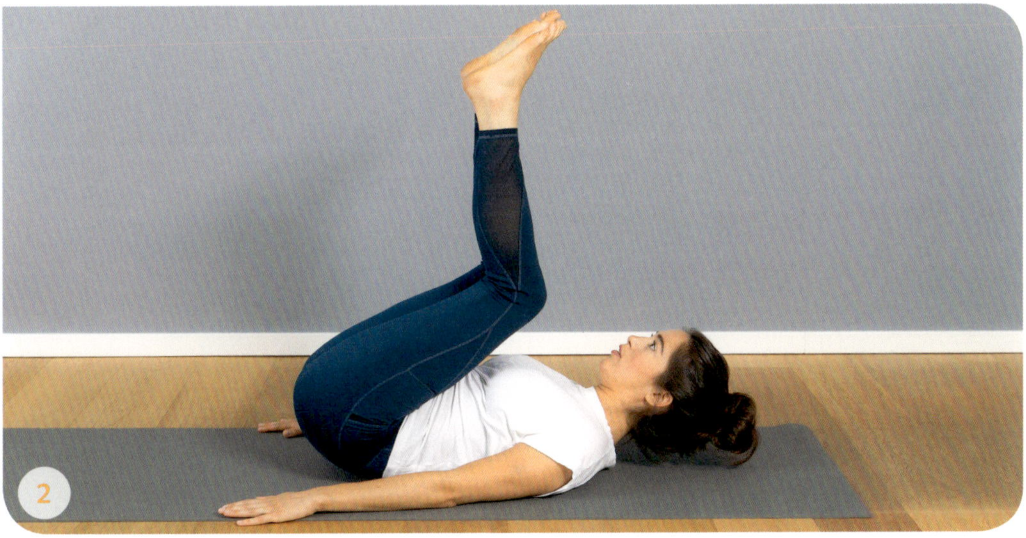
2

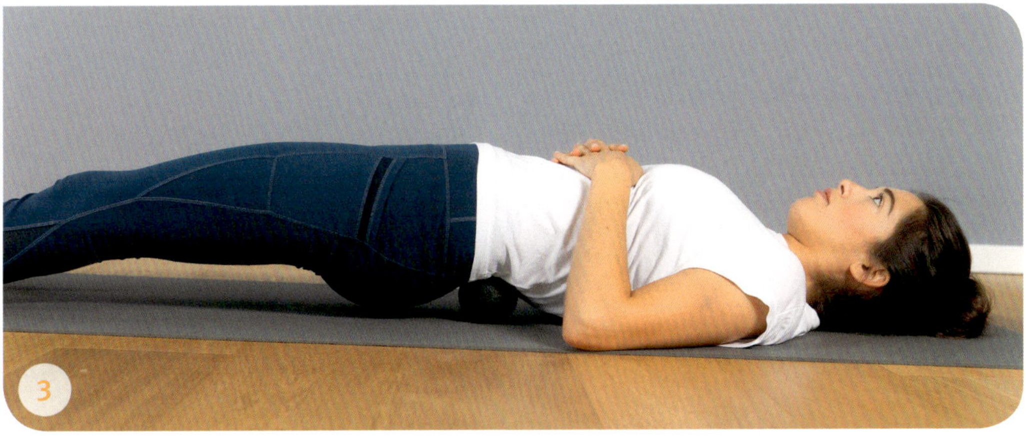
3

Kopf hoch und Haltung bewahren

Dass Haltung wichtig ist, sowohl die innere als auch die äußere, ist nichts Neues. Sie haben sich sicherlich auch schon mal gut gehalten und sich nach einem Rückschlag wieder aufgerichtet. Wenn es uns gutgeht, gehen wir erhobenen Hauptes und aufrecht durchs Leben. Geht es uns schlecht, beugen wir uns mit gesenktem Kopf unserem Schicksal und sind niedergeschlagen. Dabei beeinflusst unsere Körperhaltung unsere innere Haltung und unsere innere Haltung unsere Körperhaltung. Zahlreiche internationale Studien zeigen, dass sich eine negative Körperhaltung und auch eine negative Mimik ungünstig auf die Psyche von Probanden auswirken. Prof. Johannes Michalak von der Universität Witten/Herdecke stellte gemeinsam mit US-amerikanischen und schwedischen Forschenden das Ergebnis einer Metaanalyse von über 70 Studien vor, die eindeutige Hinweise auf den negativen Einfluss einer zusammengesunkenen Haltung auf die Psyche liefert.[17] Das heißt, dass wir durch das bewusste Einnehmen einer aufrechten Haltung diesen schlechten Einfluss vermeiden können. Eine andere Metaanalyse von Jara Schulze und anderen Wissenschaftlern kam zu dem Schluss, dass bei Patienten mit Depressionen die Glättung der Zornesfalte zwischen den Augenbrauen mittels Botox-Injektionen einen derart signifikanten Einfluss hat, dass es zu einer deutlichen Besserung ihrer Symptome kommt.[18]

Diesen Zusammenhang zwischen Körper und Seele nennt man Embodiment. Wir können

Schwerstarbeit – die Balance des Kopfs

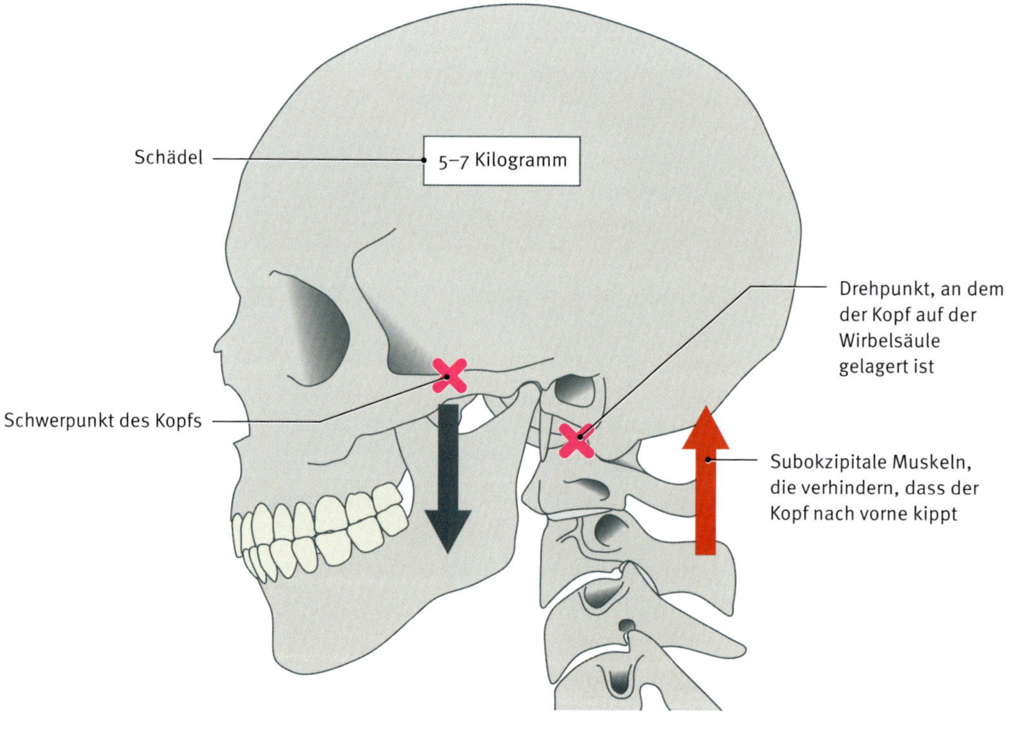

uns die Kenntnis dieses Phänomens wunderbar zu Nutze machen und mit der Einnahme einer positiven Körperhaltung unserem Körper und unserer Seele etwas Gutes tun.

Ungünstigerweise scheint die Evolution unseres Körpers mit der Aufrichtung unseres Gangs noch nicht abgeschlossen zu sein. Denn der Schwerpunkt unseres Kopfs liegt immer noch deutlich vor dem Drehpunkt unseres Kopfs auf der Wirbelsäule. Leider fördert unsere moderne Arbeitswelt mit vielen sitzenden und nach vorne gebeugten Tätigkeiten genau das Gegenteil einer aufrechten Kopfhaltung. Bildschirmarbeit oder Handynacken betreffen die meisten von uns. Dadurch verstärkt eine nach vorne gebeugte Dauerhaltung zusätzlich die ohnehin bestehende Belastung der Nacken- und Kopfmuskulatur, die so noch schneller ermüdet.

Gerade CMD-Patienten, die beispielsweise aufgrund langanhaltender Symptome im Gesichts- und Rückenbereich dazu neigen, in eine negative emotionale Abwärtsspirale zu geraten, profitieren enorm von Übungen zur Verbesserung der Haltung. Sowohl seelisch als auch körperlich.

Denn es besteht auch ein direkter Zusammenhang zwischen der Körperhaltung, hier vor allem der Kopfhaltung, und dem Aufbiss. Ist der Kopf nach vorne geneigt oder gereckt, beißen wir eher auf den Schneidezähnen auf. Ziehen wir ihn mehr nach hinten, haben wir verstärkten Zahnkontakt auf den Backenzähnen.

Beides führt zu einem ungleichmäßigen Aufbiss, der CMD-Patienten dazu animieren kann, den Biss unbewusst gleichmäßig zu knirschen.

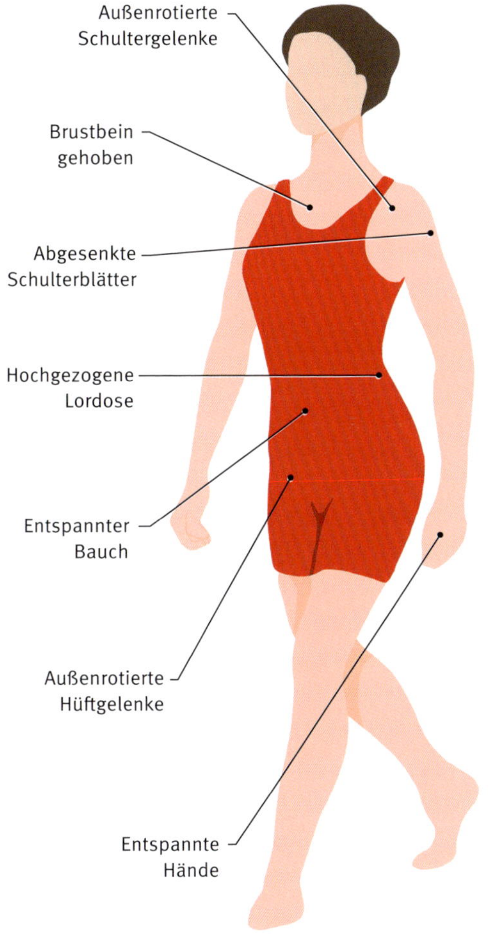

Die ideale Körperhaltung

Die ideale, aufrechte Körperhaltung: Nachfolgend finden Sie sechs effektive Übungen, mit deren Hilfe Sie Ihre Haltung verbessern, Verspannungen im Bewegungsapparat sowie im Kiefer vorbeugen und damit positiven Einfluss auf Ihr Wohlbefinden nehmen können.

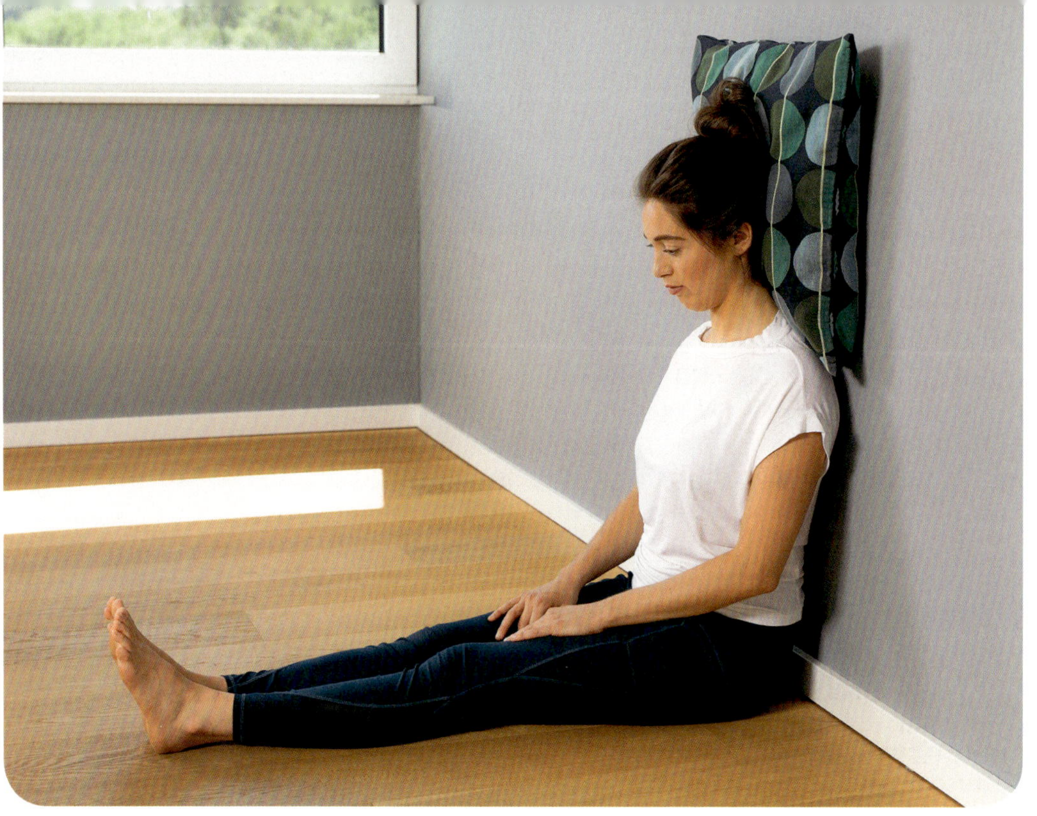

Taube im Sitzen

Mit dieser kräftigenden Übung wirken Sie auf wunderbar einfache Weise Verspannungen im Nacken und Hinterkopf entgegen. Sie ist ideal für Sie, wenn Sie viel mit nach vorne gebeugtem Kopf oder am Bildschirm arbeiten. Regelmäßig durchgeführt, hilft sie der Nackenmuskulatur, den schweren Kopf zu tragen und aufrecht zu halten.

Setzen Sie sich mit dem Rücken an eine Wand. Legen Sie ein Kissen hinter den Kopf. Senken Sie Ihr Kinn Richtung Brust. Drücken Sie den Hinterkopf für 10 Sekunden in das Kissen und entspannen Sie danach 5 Sekunden. Halten Sie dabei Ihre Schultern unten und locker. 6 Wiederholungen.

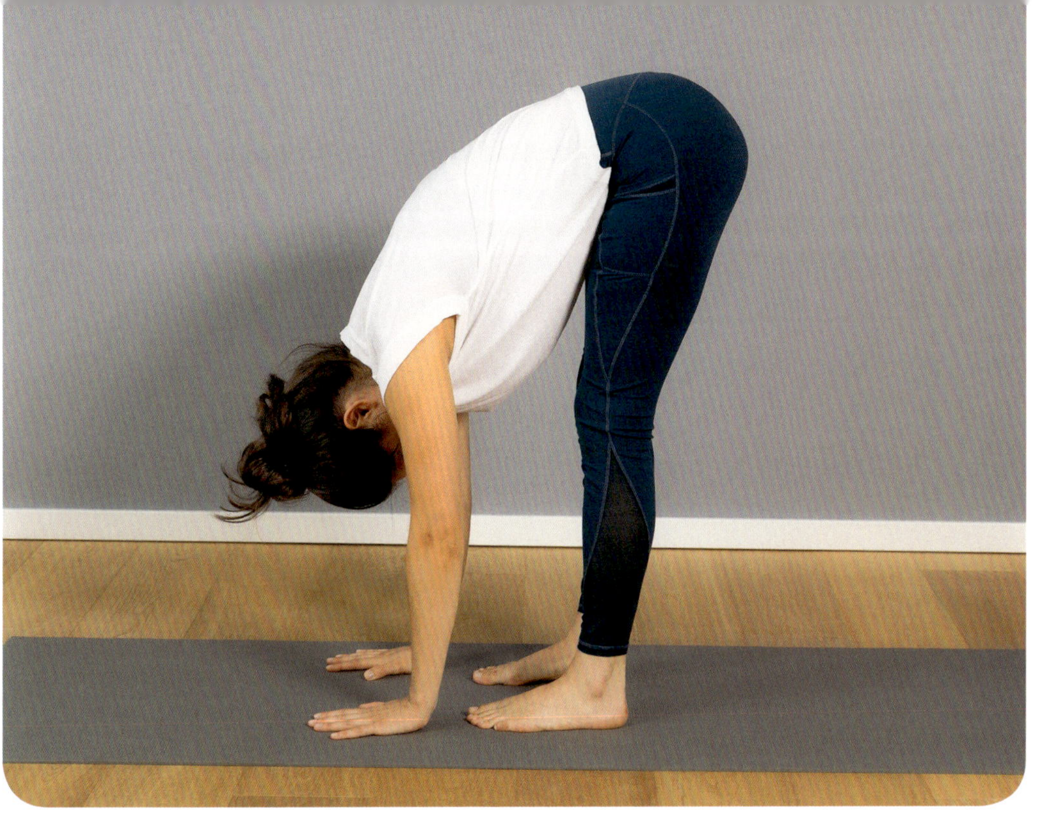

Stehende Vorbeuge

Diese Dehnungsübung löst Spannungen in Ihrer Wirbelsäule, in Ihrer rückwärtigen Oberschenkelmuskulatur und Ihrer Gesäßmuskulatur. Sie dehnt gleichzeitig Ihre Hüften und Ihre Beine. Wenn Sie diese Übung durchführen, sollten Sie spüren, wie sich die gesamte Rückseite Ihres Körpers öffnet und dehnt.

Beugen Sie die Knie für die stehende Vorbeuge so weit, dass Ihre Handwurzel (die Stelle, an der Ihre Hand in den Arm übergeht) den Boden berührt und Sie die ganze Handfläche in den Boden drücken können. Lassen Sie Ihren Kopf entspannt hängen und atmen Sie ruhig weiter. Lassen Sie die Arme und den Rücken beim Ausatmen und Hinunterbeugen gerade und ausgestreckt. Beugen Sie sich zunächst so weit nach vorne, wie Sie können, und erst dann nach unten. Aktivieren Sie die Bauchmuskeln beim Einatmen und beim Hochstrecken, um den unteren Rücken zu unterstützen.

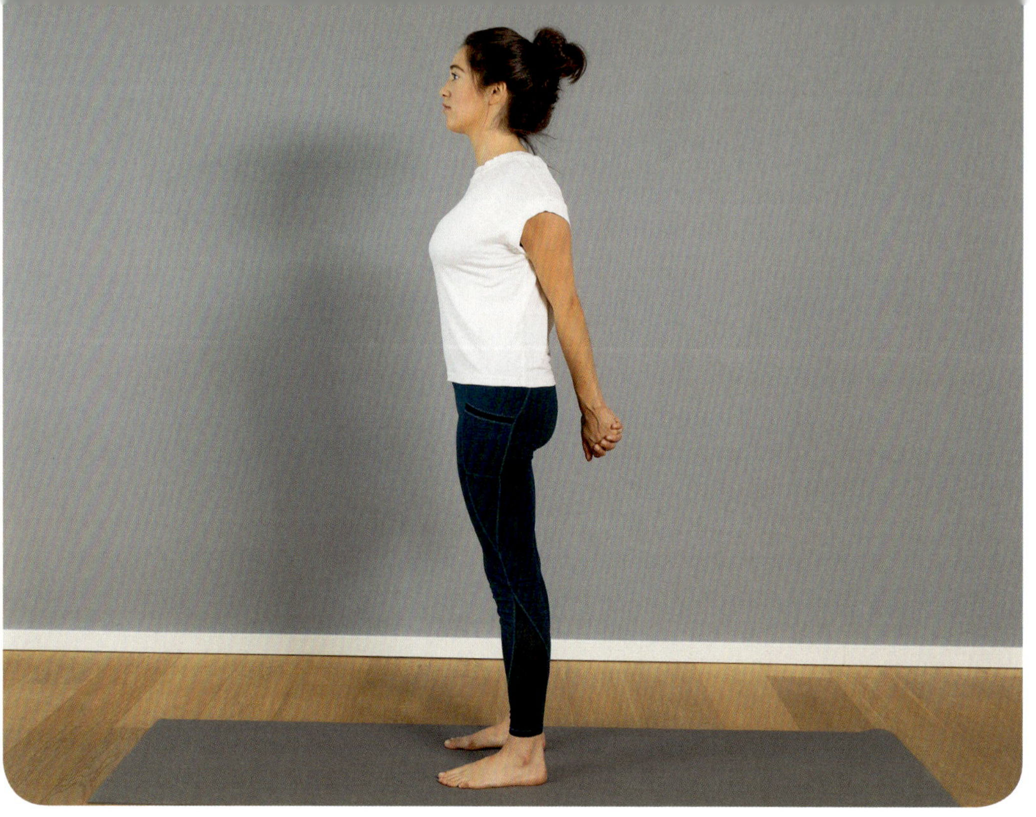

Brustöffner

Mit dieser Übung öffnen und dehnen Sie Ihren Brustkorb. Dies ist vor allem sinnvoll, wenn Sie einen Großteil des Tages sitzend verbringen, was dazu führt, dass der Brustkorb eher verengt wird. Den Brustkorb zu stärken hilft Ihnen gleichzeitig dabei, aufrechter zu stehen.

Stellen Sie sich hüftbreit hin. Bringen Sie die Arme hinter den Körper und verschränken Sie die Finger so, dass die Handflächen zueinander zeigen. Wenn Ihnen dies nicht gelingt, können Sie auch ein Handtuch zur Hilfe nehmen, indem Sie es mit beiden Händen kurz greifen. Halten Sie Ihren Kopf, Nacken und Rücken aufrecht, während Ihr Blick nach vorne gerichtet ist. Atmen Sie ein, während Sie Ihre Brust zur Decke anheben, und drücken Sie die Hände Richtung Boden. Achten Sie dabei darauf, dass Ihre Lendenwirbelsäule dabei gestreckt ist. Atmen Sie in dieser Position 5-mal tief durch die Nase ein und durch den Mund aus. Entspannen Sie für ein paar Atemzüge. 12 Wiederholungen.

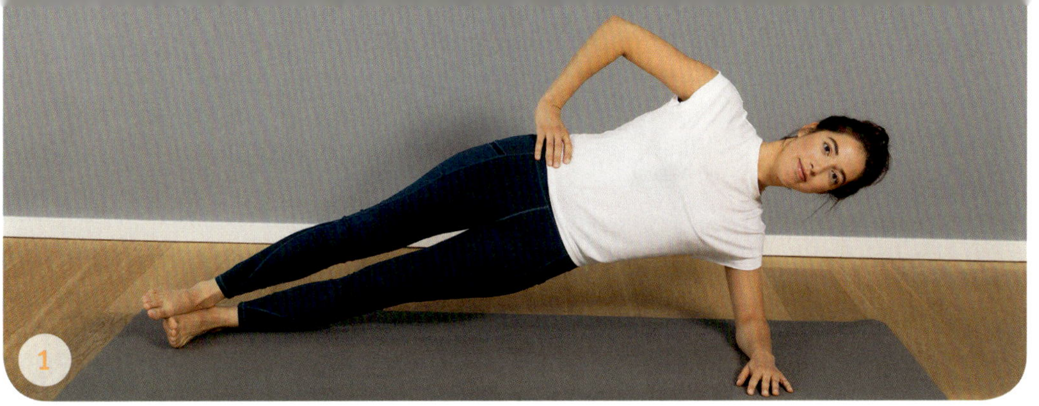

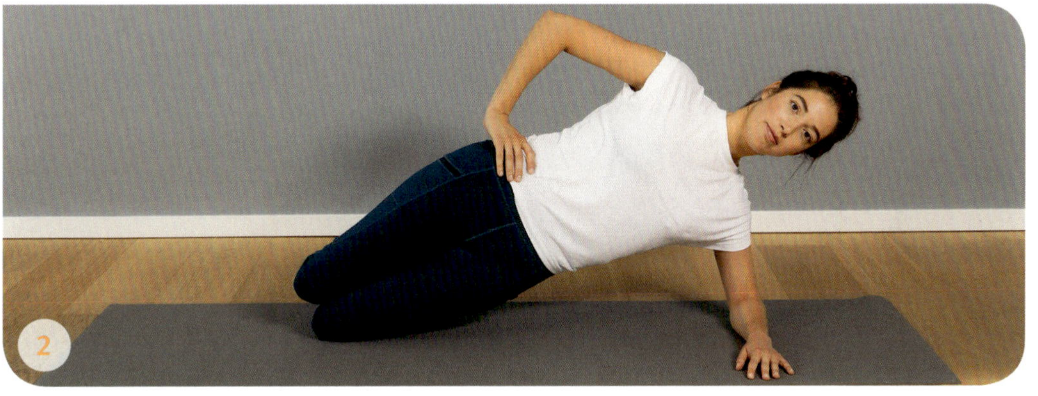

Seitstütz

Mit dem Seitstütz können Sie die gerade Aufrichtung Ihrer Wirbelsäule und Ihrer Beine trainieren. Diese kräftigende Haltung trainiert Ihre seitliche Körpermuskulatur und die Gesäßmuskeln, was wiederum den Rücken entlastet und Ihre Körperhaltung verbessert.

Legen Sie sich seitlich auf den Boden. Stützen Sie sich auf den linken Ellenbogen, sodass der Oberarm senkrecht unterhalb Ihrer Schulter ist. Spannen Sie Bauch und Po an und heben Sie die Hüfte hoch, sodass Ihr Körper stabil ist. Ihr Körper bildet vom Scheitel bis zur Fußsohle eine gerade Linie. Ihr Blick ist nach vorne gerichtet. ❶ Halten Sie diese Position 30 Sekunden und wechseln Sie dann die Seite. 3 Wiederholungen je Seite.

Tipp: Wem diese Übung anfänglich zu schwerfallen sollte, kann die Beine ab den Knien auch im rechten Winkel nach hinten anwinkeln, sodass nicht die Füße, sondern die Knie aufliegen und das Gewicht tragen. ❷

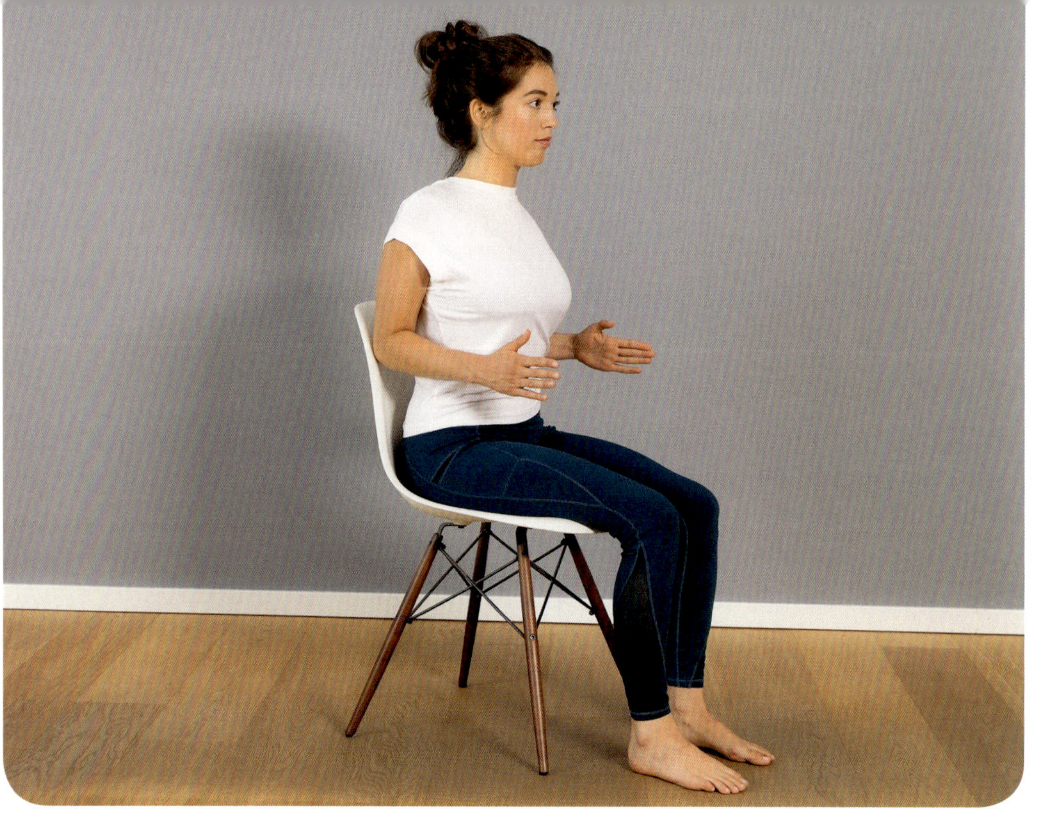

Rudern auf dem Stuhl

Diese Übung hilft Ihnen bei Schmerzen und Steifheit oder einem Sitzmarathon. Die sogenannten isometrischen Ruderbewegungen trainieren Schultern, Arme und Rückenmuskulatur und geben Ihnen die Kraft, eine gute Haltung beizubehalten. Und heben zudem die Laune, Sie werden sehen!

Setzen Sie sich auf einen Stuhl mit einer weichen Rückenlehne. Beugen Sie Ihre Arme so, dass die Handflächen zueinander und die Finger nach vorne zeigen. Atmen Sie aus und drücken Sie dabei Ihre Ellenbogen in die Rückenlehne. Ziehen Sie Ihre Schulterblätter dabei zusammen. Atmen Sie in dieser Position 10 Sekunden tief durch die Nase ein und durch den Mund aus. Bewegen Sie die Ellenbogen wieder in die Ausgangstellung nach vorne, während Sie einatmen. Wiederholen Sie das Ganze 1 Minute lang. Diese Übung können Sie wunderbar mehrmals täglich an Ihrem Schreibtisch durchführen.

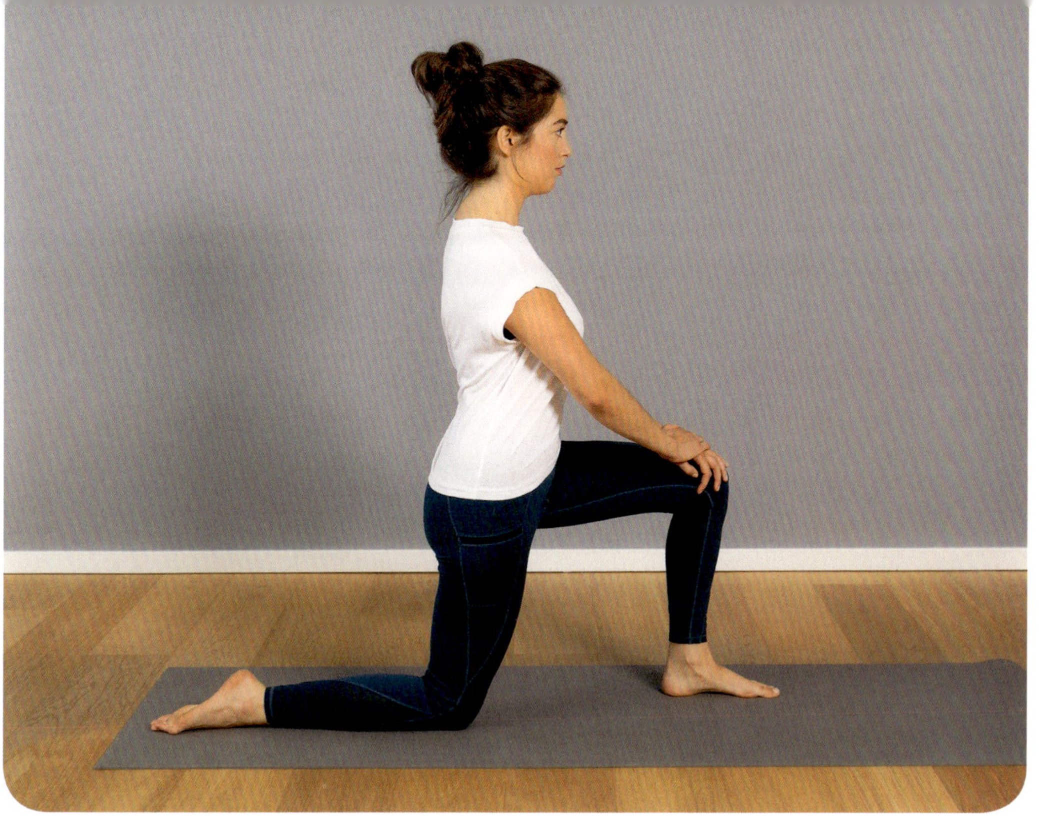

Dehnung des Iliopsoas im Schützenstand

Der Musculus iliopsoas ist der Hauptbeuger des Hüftgelenks. Außerdem wirkt er an der Aufrichtung des Rumpfes aus der Rückenlage mit, weil diese durch eine Beugung im Hüftgelenk erfolgt.

Verlagern Sie Ihr Gewicht im einbeinigen Kniestand langsam auf das vordere Bein. Schieben Sie das Becken dabei nach vorne und unten und strecken Sie das hintere Bein im Hüftgelenk. Spannen Sie die Bauchmuskulatur an, indem Sie den Bauchnabel einziehen. So verhindern Sie, dass das Becken in eine Hohlkreuzposition ausweicht. Sie sollten die Dehnung im vorderen Bereich der Hüfte des hinteren Beins spüren. Dehnen Sie anschließend die andere Hüftvorderseite. Halten Sie diese Dehnung 30 Sekunden lang und wiederholen Sie sie 3-mal.

Tipp: Sollten Sie Schwierigkeiten haben, Ihr Gleichgewicht zu halten, können Sie sich bei der Übung auch mit der Hand auf einem Stuhl abstützen.

Sitzen ist das neue Rauchen – deshalb hoch mit Ihnen!

Wir Menschen sind gemacht, um uns zu bewegen. Unsere Körper waren ideal an eine Lebensweise als Jäger und Sammler angepasst. In diesem Programm der Evolution war jedoch nicht vorgesehen, dass wir plötzlich sesshaft werden, und das im wahrsten Sinne des Wortes. Im Schnitt saßen wir im Jahr 2021 achteinhalb Stunden am Tag und damit eine Stunde länger als noch 2018. Die Gruppe der jungen Erwachsenen zwischen 18 und 29 Jahren kam dabei sogar auf zehneinhalb Stunden täglich.[19] Das hat nicht nur negative Auswirkungen auf unseren Bewegungsapparat mit Kopf-, Nacken- und Rückenschmerzen. Es verkürzt auch unsere Lebenserwartung, weil das Risiko für Diabetes, Herz-Kreislauf-Erkrankungen und sogar Krebs steigt.

Eine Analyse von 43 verschiedenen Studien zeigte, dass das Sitzen vor dem Fernseher mit zunehmender Dauer unser Risiko, an Darm-, Gebärmutter- und Lungenkrebs zu erkranken, signifikant erhöht.[20] Unterm Strich verringert jede Stunde, die wir im Sitzen verbringen, unsere Lebenserwartung um etwa 21,8 Minuten, unabhängig von unserer Bewegung und Ernährung.[21] Im Vergleich dazu verkürzt eine Zigarette unsere Lebenserwartung um durchschnittlich elf Minuten.[22]

Doch wir können dem mit körperlicher Aktivität in der Freizeit und während der Pausen am Arbeitsplatz, die wir nicht nur mit dem Smartphone am Tisch verbringen, entgegenwirken. Studien weisen nach, dass regelmäßige körperliche Aktivität die Lebenserwartung um bis zu 6,9 Jahre erhöhen kann.[23] Neben der Bewegung hat bei alldem auch die Bewegung im Freien eine wichtige Funktion. Die frische Luft und vor allem das Sonnenlicht, das wir unbedingt zur Bildung von Vitamin D benötigen, bekommen wir in geschlossenen Räumen nun einmal nicht im gleichen Maße ab wie unter freiem Himmel.

Hier ein paar Tipps für mehr körperliche Aktivität im Alltag:

- Den Weg zum Arbeitsplatz oder zum Einkauf mit dem Rad oder zu Fuß zurücklegen. Und Treppen steigen statt Aufzug fahren.
- Wenn es geht, einen höhenverstellbaren Schreibtisch nutzen und auch mal im Stehen arbeiten oder wenigstens die Sitzposition möglichst häufig ändern.
- Während Telefonaten besser aufstehen oder dabei an der frischen Luft spazieren gehen.
- Zwischendurch eine kleine Bewegungspause einlegen und sei es nur, um einen Tee oder Kaffee zu holen.
- In der Mittagspause einen Spaziergang machen.
- In der Freizeit Sport treiben, am besten im Freien.
- Täglich die eine oder andere der Haltungsübungen (ab Seite 130) am Arbeitsplatz oder zu Hause durchführen.

Neuronales Training

Mit dieser Art von Übungen können Sie Ihr Wohlbefinden stärken, muskuläre Spannungen und Schmerzen lösen, Ihre Hals- und Nackenmuskulatur mobilisieren und sogar leichte Angstgefühle vertreiben.

Neuronales Training ist eine sehr junge Disziplin im Spitzensport. Anfang der 2000er-Jahre begann der US-amerikanische Athletiktrainer Eric Cobb Erkenntnisse aus den Neurowissenschaften in das bis dahin rein biomechanische Training von Spitzensportlern einfließen zu lassen. In Deutschland wurde das Neuronale Training seit 2010 vom Sportwissenschaftler Lars Lienhard im deutschen Spitzensport zum Training und später auch bei Reha-Anwendungen eingesetzt, um auf der Basis von Gehirn und Nervensystem positiv auf körperliche Prozesse einzuwirken. Lars Lienhard war auch im Betreuerteam der deutschen Fußballnationalmannschaft 2014, die damals Weltmeister wurde.

Durch bestimmte Reize und Übungen macht sich das neuronale Training die neuronale Plastizität zu Nutze. Das ist die Fähigkeit unseres Gehirns, durch Training veränderbar zu sein. Auf diese Weise ist es uns möglich, auf Nervenzellen, Rezeptoren, Synapsen und ganze Hirnregionen so einzuwirken, dass sich diese in Anatomie und Funktion verbessern. Wie schon bei der Triggerpunkt-Behandlung beschrieben, lässt sich dadurch auch das Schmerzlevel reduzieren, aber auch auf Bewegungsstörungen, Stresssymptome sowie Ängste und Depressionen einwirken. Das heißt, so wie wir bei körperlichem Training mit Wiederholungen und Zunahme der Intensität beispielsweise von Kniebeugen unsere körperliche Fitness steigern können, können wir beim neuronalen Training in gleicher Weise auf der Ebene unseres Gehirns und Nervensystems auf Schmerzen und Verspannungen Einfluss nehmen.

Dieser Steuerungskreis ist unbewusst und läuft blitzschnell ab. In jeder Millisekunde werden Tausende von Informationen analysiert und sie bestimmen die empfundene Bedrohungs- und Gefahrenlage für unser Gehirn zu großen Teilen mit. Dabei geht es nicht nur darum, uns vor einer realen Gefahr zu warnen, sondern auch eine Vorhersage zu machen. Das geschieht auf der Grundlage der Qualität und Quantität aller gleichzeitig eingehenden Signale – oder auch nicht. Denn unzureichende Informationen stuft unser Gehirn oft als nicht vorhersehbar und damit als gefährlich ein. Dadurch wird der Teil des Nervensystems stärker aktiviert, der uns aus dieser Situation retten soll – der Sympathikus. Sein Gegenspieler ist der Parasympathikus, Sie haben davon bereits im Atmungs-Kapitel (Seite 107) gelesen.

Kommt es zu einem Ungleichgewicht, ist das meist zu Lasten des Parasympathikus, der in unserem Körper für Beruhigung und Erholung sorgt. Doch können wir positiv auf den Output des Gehirns einwirken, indem wir für eindeutige und gute Informationen aus der Umgebung, der eigenen Bewegung und dem Körperinneren sorgen. Durch eine klare Vorhersehbarkeit vermitteln Sie Ihrem Gehirn Sicherheit und erhöhen Ihr Resilienzlevel. Das gelingt am einfachsten über den Vagusnerv.

Der Vagusnerv ist der zehnte unserer 12 Hirnnerven und der größte und wichtigste Nerv des parasympathischen Systems. Sein Name leitet sich vom lateinischen »vagari« (umherschweifen) ab, da er ein sehr großes Verbreitungsgebiet hat. Er zieht sich vom Hirnstamm zu den Ohren, zur Kopfhaut, zur Zunge und zum Rachen, über das Herz und die Lunge bis in den Bauchraum. Aus diesen Regionen und Organen sammelt er Informationen und vermittelt sie an die sogenannte Inselrinde. Das ist eine Hirnstruktur, die sich tief im Inneren unseres Gehirns verbirgt und, abhängig von den Informationen, die sie erhält, großen Einfluss auf unsere Emotionen und die Aktivität von Sympathikus und Parasympathikus nimmt. Folglich lässt sich entlang der Regionen und Organe, die der Vagusnerv ausliest, mit entsprechenden Reizen gezielt auf unser Nervensystem einwirken.

Die Zunge bietet eine wunderbar einfache Möglichkeit, neuronales Training zu praktizieren. Sie wird allzu oft in ihrer Bedeutung unterschätzt. Dabei ist sie bei so vielem (Schmecken, Sprechen, Schlucken, Tasten etc.) beteiligt, wird von fünf unserer 12 Hirnnerven innerviert und ist auch muskulär direkt oder indirekt mit Kiefer, Hals und Nacken verbunden.

Hintergrundwissen Gehirn und Nervensystem

Unser Gehirn und das Nervensystem sind ursprünglich so angelegt, unseren Körper vor Gefahr zu schützen und uns gesund und leistungsfähig zu halten. Das gelingt, indem

- die verschiedenen Sinnesorgane Informationen aus der Umgebung, von unseren Bewegungen und von sämtlichen inneren Prozessen wie Verdauung, Atmung, Muskelarbeit etc. aufnehmen und ans Gehirn weiterleiten.
- diese Informationen im Gehirn integriert, analysiert und geprüft werden: Ist das potenziell gefährlich oder nicht?
- aus dem Ergebnis ein Plan für die nächste Handlung erstellt und dieser entlang der Nervenleitbahnen umgesetzt wird. Etwa indem die Atemfrequenz oder der Blutdruck reguliert wird, die Muskeln angespannt oder bestimmte Gefühle ausgelöst werden.

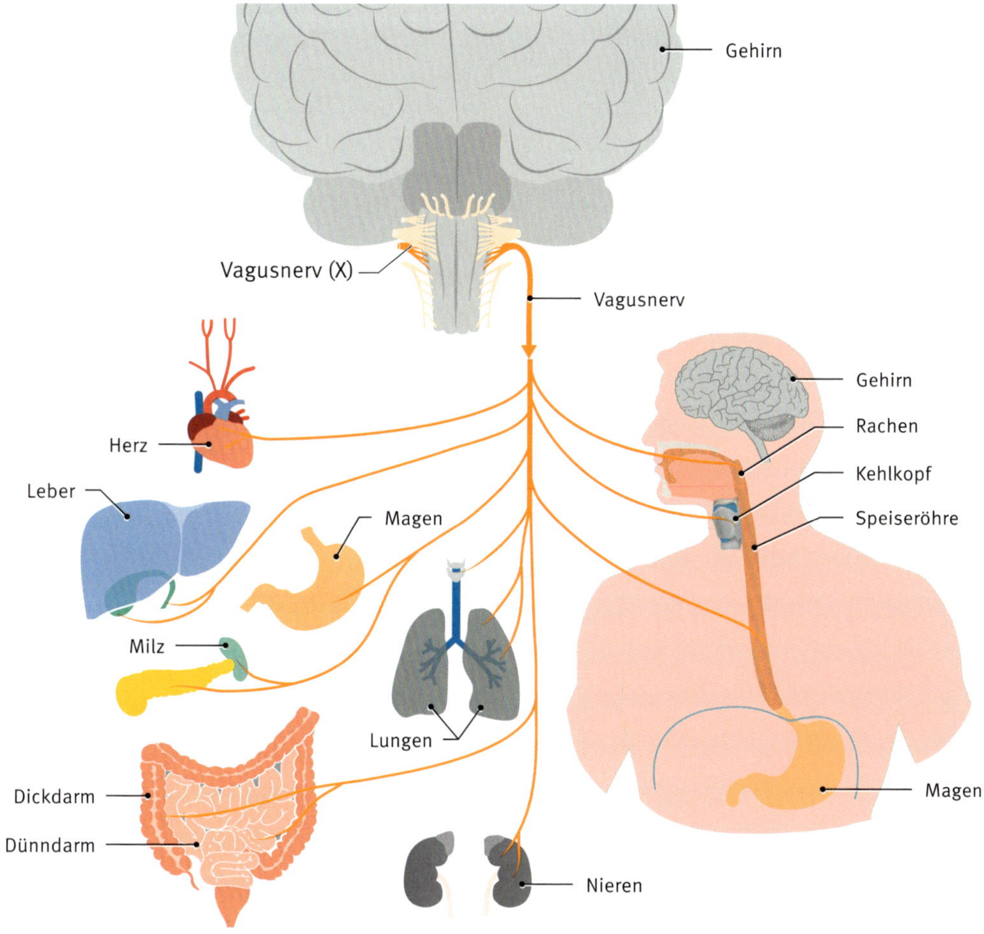

Aus: Lemole GM. Die Lymphe - der Schlüssel zu Ihrer Gesundheit. Stuttgart: TRIAS; 2023

Der Vagusnerv und sein Verlauf

Korrekte Zungenposition

Allein durch das Einnehmen der richtigen Zungenposition können Sie beispielsweise Ihr Atemmuster verbessern, wichtige Hirnnerven aktivieren, die Durchblutung und Aktivität der Inselrinde anregen und positiv auf die muskuläre Spannung Ihres Nackens und Körpers einwirken. Die Stabilität von Kopf und Nacken erhöht sich deutlich. Sie können die Übung jederzeit und überall ausführen.

Setzen Sie sich bequem hin, Kopf, Nacken und Kiefer sind entspannt, Ihr Atem fließt ruhig. Führen Sie nun die Spitze Ihrer Zunge sanft an die oberen Schneidezähne. Gleiten Sie anschließend langsam mit Ihrer Zunge zwei bis drei Zentimeter Richtung Rachen, bis an die Stelle, wo Sie eine leichte Mulde in Ihrem Gaumen spüren. Legen Sie Ihre gesamte Zungenoberfläche mit ganz leichtem Druck nach oben an den Gaumen und schieben Sie sie sanft nach vorne. Achten Sie darauf, dass sich Ihre Zunge dabei nicht verdreht und auf beiden Seiten gleichmäßig aufliegt. Das ist die korrekte Position. Achten Sie darauf, dass Ihr Gesicht und Ihr Kiefer ganz entspannt sind und die Zähne sich nicht berühren. Kombinieren Sie das Einnehmen der richtigen Zungenposition mit der Selbstbeobachtung (Seite 79) des Kiefers aus dem TEAMS-PLUS®-Konzept und Sie schlagen zwei Fliegen mit einer Klappe. Nehmen Sie die Position im Laufe des Tages immer wieder ganz bewusst ein und sie wird Ihnen schon bald in Fleisch und Blut übergehen.

Aus dieser korrekten Zungenposition heraus können Sie gleich weitere Übungen anschließen.

Zungenkreisen

Gleiten Sie mit der Zunge an die Außenseite der Schneidezähne und kreisen Sie bei geschlossenen Lippen mit möglichst weiten wischenden Bewegungen um ihre Zähne herum. Nehmen Sie dabei achtsam wahr, was die Zunge dabei fühlt. 10-mal in jede Richtung.

Tipp: Sie sollten alle Zahnflächen, auch die Außenseiten der letzten Backenzähne, erreichen können. Falls Ihnen dies nicht gelingt, sollten Sie beim nächsten Zahnarztbesuch überprüfen lassen, ob Ihr Zungenbändchen eventuell verkürzt ist. Dies kann mit einem kleinen Eingriff behoben werden und hilft der Zunge, ihre natürliche Reinigungsfunktion im Mund leichter zu übernehmen.

Gurgeln

Jeden Morgen und jeden Abend können Sie nach dem Zähneputzen durch Gurgeln für 20 Sekunden mit Wasser Ihren Parasympathikus aktivieren und so Ihr Stressniveau senken. Dies geschieht einerseits über die Stimulation des Vagusnervs, andererseits über die Weiterleitung der Informationen über die Empfindungen, die das Wasser im Mund und Rachenraum auslöst. Nehmen Sie auch hier ganz bewusst wahr, wie sich das Gurgeln anfühlt.

Summen

Summen verbessert die innere Wahrnehmung und vermittelt dem Körper: »Alles in Ordnung!« Wer zehn Minuten lang sein Lieblingslied summt, wirkt positiv auf seinen Parasympathikus ein und aktiviert den Bereich des hinteren Mund- und Rachenraums – und damit auch ein Areal, das vom Vagusnerv innerviert. Trübe Stimmung und Angstgefühle verblassen. Sie können das Summen wunderbar in Ihren Alltag integrieren – unter der Dusche oder auf dem Weg zur Arbeit.

Streicheln von chronisch schmerzenden Körperregionen

Setzen oder stellen Sie sich entspannt und aufrecht hin. Atmen Sie dabei ruhig und gleichmäßig in den Bauch. Streichen Sie mit einem dünnen Tuch leicht und langsam über die schmerzende Stelle und stimulieren Sie sie 20 Sekunden lang. Arbeiten Sie großflächig und wechseln Sie gelegentlich die Streichrichtung. Wenden Sie diese Übung 3- bis 5-mal täglich an. Wichtig bei dieser Übung ist, dass Sie ruhig und entspannt atmen und den Fokus auf das Fühlen der Haut nicht verlieren.

Durch diese Übung lernt das Gehirnareal, das für die Wahrnehmung des Schmerzes in dieser Region verantwortlich ist, dass es auch andere Signale von dort empfangen kann, und überschreibt den Schmerz als einzige Information nach und nach.

Progressive Muskelentspannung, Yoga, Qigong

Bei einer CMD wirken neben einer hohen Aktivität der Muskulatur durch Pressen und Knirschen insbesondere physischer und psychischer Stress negativ auf die Muskulatur und die Nerven ein.

Entspannungsübungen sind eine wichtige therapeutische Maßnahme, um Druck zu mindern. Es gibt unzählige Möglichkeiten, sich Gutes zu tun.

Sehr gute Erfolge sehe ich langfristig bei meinen CMD-Patienten, die neben den Eigenübungen für Ihre Kiefermuskulatur auch die progressive Muskelentspannung nach Jacobson, Yoga, Qigong und einzelne, gezielte Entspannungsübungen einsetzen, von denen ich Ihnen einige vorstellen möchte.

Selbstverständlich gibt es über die hier vorgestellten Möglichkeiten hinaus unzählige andere Methoden wie autogenes Training, moderaten Ausdauersport etc. Für welche Sie sich entscheiden, hängt ganz von Ihren Vorlieben ab. Ich kann Sie nur ermutigen, gleich heute aktiv zu werden und sich zum Beispiel für einen Yoga- oder Qigong-Kurs anzumelden. Am besten variieren Sie, indem Sie immer mal die eine, mal die andere der hier vorgestellten Methoden mit den Eigenübungen für Ihren Kiefer kombinieren. Das sorgt für Abwechslung und mehr Spaß in Ihrem täglichen Trainingsprogramm.

Progressive Muskelentspannung nach Jacobson

Diese Entspannungsmethode geht auf den US-amerikanischen Arzt Edmund Jacobson (1888–1983) zurück. Er brachte seinen Patienten bei, wie sie mit gezielten Übungen bewusst und willentlich ihren Körper an- und entspannen konnten – mit dem Ziel, Muskelspannungen abzubauen, Schmerzzustände zu verringern und zu einer verbesserten Körperwahrnehmung zu gelangen.

Machen Sie es sich sitzend oder besser liegend bequem und achten Sie darauf, dass Sie ungestört sind. Beginnen Sie damit, Ihre Aufmerksamkeit auf Ihren Atem zu richten, und beobachten Sie, wie sich Ihr Bauch und Ihr Brustkorb beim Ein- und Ausatmen bewegen. Wählen Sie einen Körperbereich aus, zum Beispiel die rechte Hand und den rechten Unterarm, und spannen Sie diesen für etwa 10 Sekunden maximal an. Lassen Sie die Anspannung auf einmal los und beobachten Sie, wie sich Ihre Hand und Ihr Unterarm entspannen. Nehmen Sie sich für die Wahrnehmung der Entspannung ruhig bis zu einer Minute Zeit. Wiederholen Sie diesen Vorgang für jeden einzelnen Körbereich, von den Füßen über die Unterschenkel, Oberschenkel, Po, Rücken, Bauch, Hände, Arme, Schultern, Nacken bis in Ihr Gesicht. Mit der Zeit finden Sie Ihre ganz eigene Lieblingsreihenfolge. Verbringen Sie ein paar Minuten damit, Ihren gesamten Körper zu entspannen, und beobachten Sie, wie sich jede Körpergruppe entspannt anfühlt. Wiederholen Sie diese Technik ein paar Mal pro Woche, um die Muskelentspannung zu verbessern.

Yoga

Yoga kennen Sie natürlich. Entweder, weil Sie es selbst praktizieren oder praktiziert haben, oder Sie haben Freundinnen oder Freunde, die Yoga machen. Viele meiner Patienten, die es nach Abschluss der CMD-Therapie geschafft haben, dauerhaft beschwerdefrei zu bleiben, haben dies mit regelmäßigem Yoga erreicht.

Yoga ist eine jahrtausendealte spirituelle Praxis, die aus Indien stammt. Es beinhaltet eine Kombination aus körperlichen Asanas (Körperhaltungen), Atemübungen, Meditation und Philosophie. Yoga zielt darauf ab, Körper, Geist und Seele in Einklang zu bringen und ein Gefühl von innerer Ruhe und Gelassenheit zu erreichen. Es gibt die verschiedensten Stile und Schulen des Yoga, die unterschiedliche Schwerpunkte und Techniken anbieten. Die Palette reicht von den traditionellen Yoga-Arten bis hin zu modernen Formen wie Faszien-, Hormon- oder Lach-Yoga. Sie alle teilen das Ziel, den Praktizierenden zu helfen, einen Zustand tiefer Entspannung und Bewusstheit zu erreichen.

Dies gelingt, weil Yoga den Parasympathikus sehr effektiv aktiviert. Daher zählt es zu den wirksamsten Methoden für Entspannung: Die Atmung verlangsamt sich, der Geist und unser ganzes System kommen zur Ruhe. Welche Yoga-Art Ihnen am meisten liegt, müssen Sie selbst ausprobieren. Hier zwei empfehlenswerte einfache Übungen für zwischendurch, die Sie in Ihren Arbeitstag einbauen können.

Tadasana

Diese Übung hilft Ihnen unter anderem dabei, sich zu konzentrieren und zu beruhigen. Stehen Sie mit den Füßen zusammen auf einer bequemen Matte oder einer anderen flachen Unterlage. Stellen Sie sicher, dass Ihre Zehen und Knöchel eng zusammenstehen und dass Ihr Gewicht gleichmäßig auf beide Füße verteilt ist. Atmen Sie tief ein und heben Sie Ihre Zehen vom Boden ab, sodass Sie nur auf den Ballen und den Fersen stehen. Atmen Sie aus und senken Sie Ihre Zehen wieder auf den Boden zurück, dabei lassen Sie Ihre Arme hängen.

Atmen Sie erneut ein und heben Sie Ihre Arme hoch über den Kopf, während Sie Ihre Hände zusammenführen. Strecken Sie Arme, Schultern und Finger so weit wie möglich. Atmen Sie aus und ziehen Sie Ihren Bauch ein, um Ihren Rücken zu strecken. Verweilen Sie ein paar Augenblicke in dieser Haltung und atmen Sie ruhig ein und aus. Atmen Sie aus und senken Sie Ihre Arme wieder herab. Wiederholen Sie die Übung ein paar Mal, je nach Bedarf.

Löwe

Diese Übung ist hervorragend, um unterdrückten Ärger loszuwerden, der für eine chronische Anspannung vieler Muskelgruppen im Körper sorgen kann – vor allem im Kieferbereich. Die Übung können Sie auf dem Boden sitzend ausführen oder auf einem Stuhl. Dazu stützen Sie sich mit Ihren Händen auf Ihren Oberschenkeln ab und neigen den Oberkörper etwas nach vorne. Legen Sie dann den Kopf leicht in den Nacken. Reißen Sie Ihre Augen weit auf und blicken nach oben in Richtung Stirn. Jetzt öffnen Sie den Mund weit, strecken Ihre Zunge heraus und atmen mit einem Fauchen aus. Ziehen Sie die Zunge beim Einatmen wieder zurück und entspannen Sie Nacken- und Augenmuskulatur. Atmen Sie 3-mal tief durch und wiederholden Sie die Übung 3-mal.

Qigong

Qigong stammt aus China und wird dort seit über 4000 Jahren praktiziert. »Qigong« bedeutet wörtlich übersetzt »Arbeit mit dem Qi« und beinhaltet vielfältige Methoden zur Gesunderhaltung und Lebenspflege. In der traditionellen chinesischen Medizin wird Qi mit Lebenskraft oder feinstofflicher Energie gleichgesetzt, die Mensch und Natur am Leben und alles im Einklang hält. Der ungehinderte Fluss des Qi ist die Grundvoraussetzung für Gesundheit und Vitalität. Dabei wird besonderer Wert auf die korrekte Körperhaltung, Atmung und das Lenken der Vorstellungskraft bzw. Aufmerksamkeit gelegt. Durch die gezielte Stimulation von Meridianen und Energiepunkten können sich Blockaden und Verspannungen lösen, der Körper wird gekräftigt, geschmeidiger und besser durchblutet, die Selbstheilungskräfte werden gestärkt. Bei längerem Üben vertiefen sich Aufmerksamkeit, Entspannung und körperliches Feingefühl. Sie lernen, Ihre Mitte zu erspüren und neue Energie aufzubauen. Es gibt unzählige Arten von Qigong und noch viel mehr Übungen, zwei aus dem Wudang-Qigong stelle ich Ihnen hier kurz vor.

Schildkröte

Die Bewegungsabläufe dieser Übung machen den Körper weicher und flexibler. Insbesondere das Becken, der Rücken, die Schultern und der Nacken gewinnen an Beweglichkeit und erfahren Entspannung. Mental führt die Übung zu mehr Ausgeglichenheit, Gelassenheit und Stärke.

Kranich

In der traditionellen chinesischen Kultur werden dem Kranich Anmut, Kultiviertheit, Eleganz und ein friedlicher und reiner Charakter zugeschrieben. Die anmutigen, fließenden Bewegungen harmonisieren das Herz, zentrieren und beruhigen den Geist, fördern das Gleichgewicht und helfen bei Nacken- und Schulterbeschwerden.

Ich könnte Ihnen hier nun weitere Übungen aufzählen, jede mit anderen gesundheitlichen Schwerpunkten, doch das Wichtigste ist, diese selbst kennenzulernen. Da die Bewegungsabläufe beim Qigong komplex sind, lernt man Sie am besten nicht aus Büchern oder Videos, sondern in einer qualifizierten Qigong-Schule, die es in fast jeder Stadt zu finden gibt. Ich kann Ihnen nur wärmstens empfehlen, es über einen gewissen Zeitraum auszuprobieren und zu schauen, ob es etwas für Sie ist.

Achtsamkeit stärkt die Resilienz und entspannt

Achtsamkeit ist in aller Munde und gewinnt in unserer heutigen Zeit zunehmend an Bedeutung, weil wir immer mehr vergessen, das Hier und Jetzt wahrzunehmen.

Die Intensität, mit der wir als Kinder Sinneseindrücke wie Gerüche, Geräusche oder Geschmäcker wahrnahmen, geht im Laufe des Lebens zunehmend verloren. Termine, Geldsorgen, Aufgaben, Träume und Ängste schwirren vielen von uns durch den Kopf. Hinzu kommt, dass wir zunehmend online und erreichbar sind. Achtsamkeit unterstützt uns dabei, dieses Gedankenwirrwarr auszuschalten und zu mehr innerer Ruhe und Gelassenheit finden.

Sie basiert, vereinfacht gesagt, auf drei Komponenten:

1. Ganz bewusst das Hier und Jetzt erleben, um nicht auf Autopilot durchs Leben zu gehen.
2. Unsere Gedanken und Gefühle wertungsfrei wahrnehmen.
3. Eingefahrene Gewohnheiten durchbrechen und immer wieder ändern.

Achtsamkeit hilft uns, unser Umfeld und uns selbst wieder stärker wahrzunehmen. Daher ist sie gerade für CMD-Patienten von unschätzbarem Wert. Aus diesem Grund möchte ich den doch sehr weiten Begriff klar und eng fassen und Ihnen nahebringen, was ich für CMD-Patienten so nützlich daran finde. Aus meiner Sicht gelingt es uns mit Achtsamkeit, negativen Gefühlen stärker entgegenzuwirken, mehr Freude im Leben zu finden und Spannungen abzubauen. Denn egal, ob sie real oder imaginär in unserem Kopf sind, gibt es Dinge, die uns stressen und einen Kampf-oder-Flucht-Impuls bei uns auslösen. Können wir aus der aktuellen Situation heraus nicht erklären, warum wir uns so fühlen, gleichen wir diese Gefühle mit vergangenen oder möglichen künftigen Entwicklungen ab. Mit dem Ergebnis, dass die Alarmglocken in unserem Gehirn nicht nur durch den aktuellen, vermeintlich angstauslösenden Moment schrillen, sondern von vergangenen Erlebnissen und allen möglichen zukünftigen Szenarien verstärkt werden. Neigen wir doch alle gerne ein bisschen zum Katastrophisieren. Wer dann noch den ganzen Tag fokussiert auf seine To-dos und aktuellen Ziele durchs Leben hetzt, ist mehr in der Zukunft als in der Gegenwart und verliert vielfach die Verbindung zur Außenwelt. In der Folge ist das Gehirn permanent in Alarmbereitschaft – auch wenn die Gefahr vorüber ist. Denn dann schaltet sich meist der Verstand ein: Er möchte das Problem (etwa das diffuse Gefühl, unglücklich zu sein) lösen und hört nicht auf zu grübeln und zu fragen: »Warum geht es mir gerade so schlecht?« Und er sucht Gründe, etwa in der eigenen Unzulänglichkeit, im Verhalten anderer und, und, und. Mit dem Effekt, dass wir uns nur noch schlechter fühlen.

Mit Achtsamkeit gelingt es uns, aus diesem Teufelskreislauf auszubrechen, und das durch »reines Gewahrwerden«[24]. Wir bewerten Dinge, Emotionen, Situationen nicht, sondern nehmen sie nur urteilsfrei wahr. Das verändert unser Denken. Es lässt uns aus den Grübelschleifen und dem damit verbundenen, negativen inneren Dialog aussteigen. Indem wir akzeptieren, was ist: dass Gedanken nur Gedanken sind. Sie können uns wertvolle Hinweise liefern. Gleichzeitig bilden sie weder uns selbst noch unsere Realität ab, sondern nur den laufenden inneren Dialog zwischen unserer Welt und Umwelt. Allein das Erkennen und Akzeptieren dieses Vorgangs befreit. Probieren Sie es aus!

Außerdem können Sie so der Welt wieder mit offenen Augen und staunend begegnen. Denn in blindem Aktionismus, in den wir uns vor lauter To-dos und Arbeit selbst wie in einen Kokon eingesponnen haben, sind wir nur noch am Funktionieren und geraten meist auch in einen Strudel aus Monotonie und Eintönigkeit. Wem das bewusst wird, der kann aus dem Grübeln aussteigen und sich zudem von seinen Sinnen unterstützen lassen. Unsere Sinne können uns helfen, wieder in Kontakt mit der Großartigkeit unseres Lebens zu treten. Am besten gelingt das mit der Neugier, als wäre es das erste Mal. Falls Ihnen das vielleicht zu banal erscheinen mag oder zu gekünstelt, so ist es doch der erste Schritt, wieder für mehr Farbe, Kraft und Lebendigkeit im Leben zu sorgen – aber auch Spannungszustände und unglückliche Stimmungen einfach sein zu lassen und auf diese Art und Weise abzubauen.

Leben intensivieren

Die Rosinenübung zeigt Ihnen, was ich damit meine. Sie gibt Ihnen eine Vorstellung davon, wie einfache Vorgänge, wenn wir sie bewusst und achtsam ausführen, unser Leben bereichern können. Das mag simpel klingen, aber um diese Qualität wirklich nutzen zu können, bedarf es der Übung. Jeden Tag aufs Neue!

Rosinenübung

Sie benötigen 4 Rosinen, 5–10 Minuten Zeit und einen Ort, an dem Sie ungestört sind.

Lesen Sie erst die Beschreibung durch, bevor Sie mit der Umsetzung beginnen. Denn es geht hier in erster Linie um Ihre Haltung!

- Nehmen Sie die Rosine und legen Sie sie auf Ihre Handfläche. Anschließend halten Sie sie zwischen Daumen und Zeigefinger. Sehen Sie sie so an, als ob Sie noch nie etwas so Kostbares in Händen gehalten hätten. Spüren Sie das Gewicht der Rosine in Ihrer Hand. Wirft sie einen Schatten?
- Betrachten Sie sie mit großer Neugier, erforschen Sie jedes Detail. Achten Sie auf die Farbe, die Form, die Oberfläche.
- Fühlen Sie die Rosine in Ihren Fingern. Ist sie rau, ist sie klebrig?

- Legen Sie sie auf Ihre Zunge und erkunden Sie sie mit Ihrem Mund. Wie fühlt sie sich auf Ihrer Zunge an, wie am Gaumen? Nehmen Sie sich dafür ein wenig Zeit, erst dann …
- … kauen Sie sie. Beißen Sie bewusst auf die Frucht und achten Sie darauf, was Sie spüren, schmecken, was in Ihrem Mund passiert. Dann …
- … prüfen Sie, wann das erste Mal der Impuls bei Ihnen auftauchte, sie zu schlucken. Bleiben Sie erst bei Ihrer Aufmerksamkeit, bevor Sie die Rosine wirklich schlucken. Was passiert dann? Und schauen Sie, was Ihre Zunge tut, nachdem Sie sie geschluckt haben.
- Was ist geblieben? Prüfen Sie, was noch vorhanden ist – etwas Geschmack, Süße …? Und: Meldet sich etwas in Ihnen, das eine weitere Rosine erkunden will? Bevor Sie das tun, merken Sie sich, was Sie entdeckt haben. Wenn Sie mögen, können Sie sich Ihre Gedanken auch irgendwo notieren, um später noch einmal daraufzuschauen und sich an die vielfältigen Sinneseindrücke zu erinnern.

Diese Übung soll Ihnen einen Eindruck verschaffen, wie sehr selbst so kleine Dinge wie eine gewöhnliche Rosine zu essen plötzlich einen ganz anderen Zauber haben und Ihr Leben bereichern können. Es kann statt der Rosine auch eine Cranberry oder eine Erdnuss mit Schale oder ein Gummibärchen oder ein Stück Schokolade (nach den beiden letzteren selbstverständlich das Zähneputzen nicht vergessen) sein. Je nachdem, was Sie gerade zur Hand haben. Sie können diese Erfahrung auf andere tägliche Routinetätigkeiten ausdehnen, etwa Zähneputzen, Duschen oder Tee- bzw. Kaffeetrinken. Wichtig dabei ist, dass Sie sich mit all Ihren Sinnen nur darauf konzentrieren und jeden Moment ganz bewusst wahrnehmen. Sie praktizieren damit das Gegenteil des auf Dauer stressenden Multitaskings, ich nenne es Solotasking.

Gewohnheiten durchbrechen

Grundsätzlich gilt es, Ihre Routine zu durchbrechen, indem Sie kleine Dinge anders und bewusst machen, etwa dass Sie bei Ihrem Weg zur Arbeit auch mal eine andere Route wählen, das Fahrrad statt das Auto nehmen oder zu Fuß gehen oder sich beim nächsten Meeting mal auf einen anderen Platz setzen als sonst immer. Und bewusst wahrnehmen, was Sie sehen, hören, riechen, tasten … So kommen Sie ganz anders durch den Tag und je häufiger Sie dieses neue Gewahrwerden anwenden, desto stärker überträgt sich diese neue Qualität auf Ihr Leben und desto mehr Lebensfreude und auch Entspanntheit schenkt es Ihnen.

Bewusster und achtsamer im Hier und Jetzt

Möchten Sie ein tieferes Verständnis für den eigenen Geist und Körper entwickeln und lernen, bewusster und achtsamer im Hier und Jetzt zu sein, kann Sie die Achtsamkeitsmeditation dabei sehr unterstützen. Die Aufmerksamkeit wird auf die Gegenwart gelenkt, um bewusst wahrzunehmen, was im Moment geschieht, statt sich von Gedanken, Gefühlen oder Ablenkungen beeinflussen zu lassen. Durch regelmäßige Meditation können Sie lernen, Ihre Aufmerksamkeit zu kontrollieren und zu fokussieren, was zu einem größeren Bewusstsein für Ihren Körper und Geist führt. So können Sie nach und nach lernen, sich von belastenden Gedanken und

Emotionen zu distanzieren und mit größerer Gelassenheit auf Stresssituationen zu reagieren.

Achtsamkeitsmeditation

- Suchen Sie sich einen ruhigen Ort und setzen Sie sich bequem hin.
- Sitzen Sie auf einem Stuhl, stellen Sie Ihre Füße auf den Boden. Sitzen Sie auf dem Boden, können Sie Ihre Beine überkreuzen. Wichtig ist, dass Sie bequem und aufrecht sitzen.
- Schließen Sie Ihre Augen und konzentrieren Sie sich nun auf Ihren Atem.
- Beobachten Sie einfach, wie Ihr Körper sich beim Ein- und Ausatmen ausdehnt und entspannt.
- Wenn Ihre Gedanken abdriften, lassen Sie es zu, nehmen es wertfrei als interessantes Phänomen wahr und lenken Ihre Aufmerksamkeit wieder zurück auf Ihren Atem.
- Verbringen Sie 5–10 Minuten in dieser meditativen Haltung, atmen Sie ruhig und beobachten Sie Ihren Atem.
- Wenn Sie bereit sind, öffnen Sie langsam Ihre Augen.

Wichtig ist, dass Sie bei der Meditation geduldig und freundlich mit sich selbst sind. Es ist normal, dass Gedanken kommen und gehen – achten Sie einfach darauf, sie loszulassen und wieder zu Ihrem Atem zurückzukehren.

Körperwahrnehmung fördern

Ihre Körperwahrnehmung und damit das Entdecken von Spannungszuständen können Sie zusätzlich mit einem sogenannten Bodyscan erhöhen. Die Übung des Bodyscans stammt aus dem Buddhismus und wurde als eine Form der Meditation angewendet. An unsere Zeit angepasst hat sie Jon Kabat-Zinn, der Gründer des renommierten Center for Mindfullness in Medicine, Health Care and Society an der University of Massachusetts Medical School. Er hat maßgeblich dazu beigetragen, Achtsamkeit als wissenschaftlich anerkannte Maßnahme für eine Vielzahl von körperlichen und psychischen Gesundheitsproblemen zu etablieren.

Bodyscan

Wie der Name schon andeutet, gehen Sie bei dieser Anwendung Ihren Körper vom Kopf bis zu den Füßen mental durch und durchleuchten ihn auf Spannungen und Spannungsunterschiede. Dieses Wahrnehmen muskulärer Spannungszustände hilft, schnell und einfach Spannungen zu orten und diese im besten Fall aufzulösen.

Der Bodyscan kann hervorragend eingesetzt werden, wenn Sie sich häufig gestresst fühlen und Probleme haben, Ihren Körper zu fühlen bzw. zu lokalisieren, woher Ihre Spannungszustände rühren.

- Legen Sie sich für den Bodyscan auf den Rücken. Ideal ist eine Gymnastik- oder Yogamatte als Unterlage.
- Die Wirbelsäule ist gestreckt und entspannt, der Atem fließt ruhig und gleichmäßig.
- Jetzt stellen Sie sich vor, Sie scannen Ihren Körper vom Kopf bis zu den Füßen Zentimeter für Zentimeter. Spüren Sie die Unterschiede, etwa im Gesicht oder im Nackenbereich, in den Schultern oder in der Brust?
- Vergleichen Sie jeweils die rechte und linke Seite. Spüren Sie Unterschiede in der Spannung? Wenn ja, sagen Sie innerlich

den verspannten Bereichen, dass Sie sich entspannen sollen.

- Führen Sie die Übung ganz oder in Teilen täglich 5–10 Minuten durch.

Achtung!!! Körperwahrnehmungsübungen wie der Bodyscan oder die weiter oben beschriebene progressive Muskelentspannung nach Jacobson können bei Menschen mit Ängstlichkeit, Angststörungen oder Depressionen die Symptome verstärken, da sie das »In-sich-hinein-Horchen« in den Fokus stellen. Daher sollten Menschen, die sehr sensibel in ihren Kiefer und Körper hineinspüren und ständig versuchen, Signale einzuordnen, zu interpretieren und zu bewerten, zunächst über mehrere Wochen mit einer Achtsamkeitsmediation beginnen. Erst später, wenn sie das Gefühl haben, dass sie nicht mehr so sehr nach innen horchen und bewerten, können sie vorsichtig mit solchen Körperwahrnehmungsübungen beginnen.

Selbsthypnose – Trance und Autosuggestionen

Mit Autosuggestionen, also Gedanken, mit denen man sich selbst beeinflusst, kann man im Leben, aber auch in der CMD-Therapie einiges erreichen.

Eine meiner Patientinnen (ohne jegliche Hypnoseerfahrung) hatte sich beispielsweise ganz fest vorgenommen, immer wach zu werden, wenn sie die Zähne im Schlaf zusammenbiss. Und es funktionierte tatsächlich. Denn sie hatte dann jedes Mal die Übung aus dem Kapitel Selbstbeobachtung (Seite 79), die ich ihr für diesen Fall gezeigt hatte, durchgeführt und war wieder eingeschlafen. Das ist nicht einfach und funktioniert nicht bei jedem. Aber einen Versuch ist es wert!

Die Selbsthypnose ist nichts anderes als eine Methode, mit der uns die Selbstbeeinflussung viel leichter gelingt. Wir begeben uns bei der Selbsthypnose lediglich in einen Bewusstseinszustand, der uns empfänglicher für Autosuggestionen macht. Dieser Zustand, den wir Trance nennen, ist etwas vollkommen Natürliches. Seit unserer Geburt kennen wir diesen Zustand und erleben ihn tagtäglich immer wieder. Konzentrieren wir uns sehr auf einen Vorgang und vergessen alles andere um uns herum, sind wir in einer Art Trance. Etwa wenn wir mit dem Auto irgendwohin fahren und uns hinterher nicht mehr an Details der Strecke erinnern. Auch jedes Kind ist in Trance, wenn es beim Spielen in seine eigene Fantasiewelt eintaucht. Die Selbsthypnose ist nichts anderes als ein zielgerichteter Trancezustand. Beispielsweise mit dem Ziel der Linderung von Beschwerden, der Befreiung von Ängsten oder einfach, um sich selbst besser kennenzulernen.

Was ist der Unterschied zwischen Selbsthypnose und Hypnose? Jede Hypnose ist auch eine Selbsthypnose. Bei beiden Hypnoseformen haben immer Sie die Kontrolle: Sie können sie jederzeit beenden, wenn Sie wollen. Der einzige Unterschied ist, dass die Trance bei der Selbsthypnose nicht von einem Hypnotherapeuten, sondern – wie der Name es schon sagt – von einem selbst eingeleitet wird und so jederzeit durchführbar ist.

Ist Selbsthypnose vergleichbar mit einer Meditation? Selbsthypnose und Meditation sind ähnlich, weil es bei beiden Methoden zu einer körperlichen Entspannung und geistigen Zentrierung kommt. Der Unterschied besteht aber in dem, was man erreichen möchte.

- Bei der Selbsthypnose bringt man sich in einen Trancezustand. Er ist gekennzeichnet durch eine tiefe Entspannung und erhöhte Aufnahmebereitschaft für Suggestionen. Das Ziel dabei: selbst positiven Einfluss auf das eigene Verhalten, die eigenen Gefühle oder die Linderung von Beschwerden zu nehmen.
- Die Meditation hingegen konzentriert sich darauf, den Geist von Gedanken und Gefühlen zu befreien und ihn in ein friedvolles Hier und Jetzt zu bringen. Es gibt sehr viele verschiedene Arten von Meditationen, zum Beispiel die Achtsamkeitsmeditation oder die Zen-Meditation. Sie dienen meist dazu, Körper und Geist bewusster wahrzunehmen, zu entspannen und Stress abzubauen.

Selbsthypnose bei CMD

Wenn Sie die Selbsthypnose durchführen möchten, fällt Ihnen das leichter, wenn Sie vorher schon einmal hypnotisiert wurden und den Zustand der Trance kennengelernt haben. Diese Hypnose kann von einem Hypnotherapeuten in einer Einzel-, aber auch in einer Gruppenhypnose durchgeführt werden. In unserer Praxis bieten wir beispielsweise in unregelmäßigen Abständen Hypnoseabende für Patienten an. Bei diesen werden sie in der Gruppe hypnotisiert und erhalten gleichzeitig eine Anleitung zur Selbsthypnose. So können sie sich, wann immer sie möchten, selbst wieder in diesen Zustand bringen und mit Autosuggestionen an ihren CMD-Beschwerden arbeiten.

Für die Gestaltung dieser Selbsthypnosen und der angewandten Autosuggestionen gibt es unzählige Möglichkeiten. Zu Beginn werden Sie mit vorgegebenen Trancetexten und Hypnosereisen arbeiten und irgendwann eigene Formulierungen und Abläufe für sich entdecken, die Ihnen besonders liegen und die Ihnen guttun.

Beispiele für den Ablauf einer Selbsthypnose bei CMD

Voraussetzung ist immer, dass Sie sich durch Selbsthypnose in einen Trancezustand begeben haben. Hinter dem von Immanuel Kant (1724–1804) inspirierten Bild »Der Geist ist wie ein König und der Körper sein Königreich« steckt vieles, was wir uns dabei zu Nutze machen können. In Selbsthypnose können Sie beispielsweise mit Ihrem Geist im eigenen Körper umherreisen, ihn kennenlernen und ihn beeinflussen. So, wie ein guter König sein Land bereist und seine Einwohner mit Wohlwollen besucht, sich mit ihnen beschäftigt und sie, ohne zu urteilen, kennenlernt. Etwa um Missstände zu erkennen und zu beheben. Dies können Sie in Selbsthypnose auch mit Ihrem Körper tun, um gezielt Positives zu bewirken.

Bei einer CMD besuchen Sie auf dieser Reise Ihre Kieferregion, den Kopf und den Nacken, um mit gezielten Autosuggestionen Einfluss auf die Schmerzen und Verspannungen zu nehmen. Sie stellen sich beispielsweise vor, dass Sie aus Ihrem Körper treten und sich selbst betrachten, wie Sie so dasitzen. Ihr aus dem Körper getretenes Ich verkleinern Sie dann so sehr, dass es durch den Mund den Körper betreten und diesen bereisen kann. Dabei kann das verkleinerte Ich die verspannten Muskeln besuchen, sie streicheln, sie massieren oder Ihnen möglicherweise gut zureden. Ihnen beispielsweise sagen, dass sie immer, wenn sie sich verspannen wollen, diese Spannung in Ihre rechte Hand ableiten sollen, die sich dann zu einer Faust ballt und beim Öffnen die Spannung freilässt.

Von der Kiefermuskulatur aus können Sie sich zum Beispiel weiter durch Ihren Körper begeben, bis Sie im Bauchraum auf eine imaginäre Tür treffen. Durch diese können Sie den Körper verlassen und Ihren ganz eigenen Wohlfühlort betreten. Dort können Sie sich umsehen, sich umhören, fühlen, wie warm es ist oder ob ein leichter Wind weht. Vielleicht riechen Sie das Meer, den Wald oder auch die Bergwiese, je nachdem, wohin es Sie gerade gezogen hat. Dort kann Ihr verkleinertes Ich sich entspannen und zur Ruhe kommen. Oder Sie gehen durch die imaginäre Tür in Ihrem Körper und begeben sich zu einer Erinnerung aus der Vergangenheit. In eine Zeit, bevor die Beschwerden aufgetreten sind, um herauszufinden, was dazu geführt hat, dass Sie jetzt eine CMD haben. Dabei kann es auch zu unerwarteten Wendungen kommen, die vom Unbewussten beeinflusst werden. Diese lassen Sie zu, nehmen sie wertfrei zur Kenntnis und sagen sich, dass das Unbewusste den Grund dafür schon kennen wird. Der Wechsel der zeitlichen und örtlichen Perspektive verändert Ihre Sicht der Beschwerden und gibt Ihnen gleichzeitig die Möglichkeit, Einfluss auf sie zu nehmen.

Oder Sie reisen in Ihrer Selbsthypnose an einen Ort, den Sie noch nicht kennen. Sie begeben sich vielleicht an einen Bach, wo Sie eine Mühle entdecken, deren Mühlsteine das Getreide mahlen, wie unsere Zähne das Essen, und die damit aufhören, sobald das Korn gemahlen ist. So, wie unsere Zähne sich auch nur berühren und aufeinander kauen, wenn wir Nahrung im Mund haben. Hier nutzen wir die Analogie und übertragen das Bild im Unbewussten von der Mühle auf unseren Kiefer. Die Idee zu dieser Mühlenmetapher stammt von meinem Kollegen Dr. Karl Sörger aus Hainburg.

Sie sehen: Sind Sie erst einmal in Trance, können Sie mit den Autosuggestionen spielen und Ihrer Fantasie freien Lauf lassen. Durch diese Einflussnahme auf uns selbst schaffen wir es sehr häufig, unser Bewusstsein zu schärfen und eine deutliche Besserung unserer Beschwerden zu erzielen. Es gibt zahlreiche, sehr gute Veröffentlichungen zu dem Thema, wie beispielsweise das Buch, das ich Ihnen im Anhang empfehle (Seite 207).

Guter Schlaf – wichtig bei CMD und Schmerz

Obwohl viele Patienten ihre CMD auch im Wachzustand durch Knirschen und Pressen unterhalten, findet ein Großteil der unnatürlichen Kieferaktivität im Schlaf statt.

Ich behaupte, dass man CMD deshalb auch als Schlafkrankheit bezeichnen kann. Wird im Schlaf, wenn alle Mechanismen für den Schutz unserer Zähne abgeschaltet sind, stundenlang geknirscht und gepresst, ist die Kaumuskulatur ständig an der Grenze zur Erschöpfung. Daher ist es kein Wunder, dass die meisten CMD-Patienten schlecht schlafen und morgens wie gerädert aufwachen. Zur körperlichen Anstrengung im Schlaf kommt zumeist noch Stress hinzu: CMD-Patienten sind häufig seelisch und körperlich angespannt und haben Schwierigkeiten zu entspannen – man könnte auch sagen, dass die CMD eine Funktionsstörung aufgrund einer Entspannungsstörung ist. Das wiederum wirkt sich ungünstig auf den Schlaf aus und sorgt für Ein- und Durchschlafstörungen.

Das Verflixte an dem Ganzen ist, dass sich damit ein Teufelskreis aufbauen kann. Zu wenig und zu unruhiger Schlaf bauen weiteren Stress auf, zum einen, weil die Leistungsfähigkeit abnimmt, was wiederum für Patienten mit hohen Ansprüchen an sich selbst belastend sein kann. Zum anderen führt Stress zum Verlangen nach fettiger und kalorienreicher Ernährung, die unser Belohnungszentrum aktiviert. Die Folge sind schlechter Schlaf und die Angst davor, in der nächsten Nacht wieder schlecht zu schlafen. Und gerade diese innere Unruhe bewirkt, dass das, wovor Betroffene sich fürchten, tatsächlich eintritt. Gleichzeitig ist ausreichend Schlaf für die Erholung und Regeneration von Geist und Körper enorm wichtig. Und nur, wenn wir tief und fest schlafen und ein bestimmtes Schlafpensum erreichen, erholt sich unser Körper, nur dann wird unser Akku aufgeladen, Wissen gespeichert, unser Immunsystem gestärkt.

Schlafstörungen und gesteigertes Schmerzempfinden

Es gibt zahlreiche Hinweise, dass Schlaf und Schmerz eng zusammenhängen. Bis vor wenigen Jahren waren jedoch viele Fragen nach den genauen Zusammenhängen offen. Die vorherrschende Meinung war allgemein, dass Schlaf und Schmerz sich wechselseitig beeinflussen.

Schmerz ist ein körperliches und emotionales Signal für körperliche Schäden, das das Verhalten stark beeinflusst, um den Körper vor weiteren Schäden zu schützen. Schlaf ist ein Bedürfnis, das im Großen und Ganzen dazu dient, das Gleichgewicht der Körperfunktionen aufrechtzuerhalten und die Funktionen des Körpers zu optimieren. Menschen brauchen sowohl Schmerz als auch Schlaf zum Überleben; chronische Beeinträchtigungen der Systeme, die Schmerz und Schlaf regulieren, können jedoch weitreichende negative Auswirkungen auf Gesundheit und Wohlbefinden haben. Schlafbeschwerden treten bei 67–88 Prozent der chronischen Schmerzerkrankungen auf und mindestens 50 Prozent der Personen mit Schlaflosigkeit, der am häufigsten diagnostizierten Schlafstörung, leiden an chronischen Schmerzen.

Auswertungen zahlreicher Studien im Rahmen einer Metaanalyse der Johns-Hopkins-Universität deuten darauf hin, dass Schlafstörungen das Risiko für neu auftretende chronische Schmerzen bei schmerzfreien Personen erhöhen, die Langzeitprognose bestehender Kopfschmerzen und chronischer Muskel- und Gelenkschmerzen verschlechtern und die täglichen Schwankungen der vorhandenen Schmerzen beeinflussen. Darüber hinaus scheint guter Schlaf die Langzeitprognose von Personen mit Spannungskopfschmerz, Migräne und chronischen Schmerzen des Bewegungsapparats zu verbessern. Umgekehrt scheinen Schmerzen das Risiko für Schlaflosigkeit nicht im gleichen Maße dauerhaft zu erhöhen. Die Metaanalyse untersuchte auch mehrere Studien, bei denen mit experimentellen Schlafstörungen, durch wiederholtes Wecken der Probanden, erforscht wurde, wie sich dies auf den Schweregrad vorhandener Schmerzen und auf die Schmerzempfindlichkeit auswirkt. Es zeigte sich schon nach einer einzigen Nacht, dass sich beides erhöht. Wobei die Auswirkungen bei vorerkrankten Probanden stärker sein konnten als bei gesunden.

Erkenntnisse über die Zunahme der Schmerzempfindlichkeit nach experimenteller Unterbrechung des Schlafs sind für Patienten mit chronischen Schmerzen und Schlafstörungen besonders bedeutsam: Sie wiesen nach, dass Schlafstörungen die Anfälligkeit für eine erhöhte Scherzempfindlichkeit in den zuständigen Gehirnarealen und anhaltenden Schmerz erhöhen.[25] Eine Studie, die dem Zusammenhang zwischen Schlaflosigkeit und CMD nachging, konnte zeigen, dass natürlich auftretende Schwankungen in der Schwere der Schlaflosigkeitssymptome mit Schwankungen in der täglichen Schmerzerfahrung von Personen mit CMD verbunden sind. Sprich: Wer schlechter schläft, hat mehr CMD-Schmerzen.[26]

Was ist normal und was sind Schlafstörungen?

Wie viel Schlaf ein Mensch braucht, ist individuell verschieden. Als normal kann für Erwachsene ein Pensum von sieben bis neun Stunden angesehen werden. Wobei es auch einige Menschen gibt, die mit fünf bis sechs Stunden auskommen. Nachts auch mal zu erwachen und schlecht zu schlafen, liegt durchaus im Rahmen, auch mal über ein paar Wochen oder Monate. Wer jedoch drei- bis viermal die Woche Schlafprobleme hat, und das über einen Zeitraum von sechs Monaten, sollte handeln, damit Schlafstörungen nicht chronisch werden. Im Kern geht es darum, erhöhte körperliche wie seelische Anspannungen abzubauen. Denn sie sind der Grund dafür, dass Schlafstörungen überhaupt erst entstehen.

Entspannungsübungen, Rituale und geregelte Abläufe vor dem Zubettgehen können dabei helfen, die Schlafqualität zu verbessern.

Entspannung und eine Abendroutine helfen

Um wieder in einen tiefen, erholsamen Schlaf zurückzufinden, geht es in erster Linie darum, Spannungen abzubauen und sein System zu beruhigen. Denn wie Schlafforscher herausgefunden haben, ist es vor allem die erhöhte körperliche und geistige Anspannung, die zu Schlafstörungen führt. Das kann man schon über den Tag feststellen, und diese Anspannung muss wieder gelöst werden, damit man wieder in einen normalen Schlafmodus findet. Dabei helfen verschiedene Übungen und das Etablieren eines Abendrituals.

Meditation

Vielen Betroffenen hilft auch eine Meditation (Seite 147), um Anspannungen abzubauen und ihr Abendritual zu eröffnen. Wenn Sie es einrichten können, starten Sie nach Feierabend noch am Arbeitsplatz damit. Alles, was Sie dafür brauchen, ist ein Stuhl oder eine Matte und ein Meditationskissen und ein bis fünf Minuten Ruhe. So können Sie die aufwühlenden Gedanken am Arbeitsplatz zurücklassen und mit einem freien Kopf in Ihre Freizeit starten. Dazu passt auch folgende Übung.

Gedanken-loslass-Übung: Wenn Sie ohne störende Gedanken zu Hause ankommen wollen oder bevor Sie später über die Schwelle Ihres Schlafzimmers treten, können Sie eine Loslass- Übung machen. Dazu sagen Sie sich: »Alles, was ich bis jetzt nicht lösen konnte, kann bis zum nächsten Tag warten.« Und das ist, wage ich zu behaupten, in 99 Prozent aller Fälle so. Das Schöne an dieser Übung ist: Sie hilft Ihnen, Dinge zu normalisieren, sprich – wozu wir in Stresssituationen gerne neigen – zu entkatastrophisieren.

Schubladen-Übung: Stellen Sie sich einen schönen Schrank mit vielen Schubläden vor. Einzelne Schubladen stehen für einzelne Lebensbereiche oder Themen. Etwa Partner, Familie, Kinder, Freunde oder Beruf, Karriere, Kollegen. Einige davon sind gut aufgeräumt und in Ordnung. Andere nicht so – manche stehen deswegen auch offen und ein Durcheinander verhindert das Zuschieben der Schubladen. Bevor Sie schlafen gehen, machen sie diese dennoch zu. Damit stoppen Sie Gedanken, die um problematische Themen kreisen. Auch wenn die Themen noch da sind, so sind sie jetzt nicht dran! Genießen Sie dann den Anblick Ihres Schubladenschranks, der nun komplett geschlossen ist, in dem Wissen, dass Sie noch für Ordnung sorgen werden, aber nicht in diesem Moment. Um die Wirkung zu verstärken, können Sie eine der Schubladen öffnen, in der Sie schöne Bilder – vielleicht von einem fröhlichen Abend, einem Urlaub, Lachen etc. – abgelegt haben, und sich in eine positivere Stimmung versetzen.

Auch ein Glas warme Milch mit Honig (danach Zähneputzen nicht vergessen) oder eine heiße Dusche vor dem Zubettgehen reduzieren das Stresshormon Cortisol im Körper und machen schläfrig. Auch solche kleinen Bausteine lassen sich wunderbar in die Abendroutine einbauen.

Abendroutine etablieren. Wie Sie diese Bausteine in Ihrer Routine zusammensetzen, ist individuell unterschiedlich. Manche meiner Patienten machen eine Muskelentspannungsübung nach Jacobson (Seite 141), hören einen entspannenden Podcast oder lesen noch ein paar Seiten in einem nicht zu spannenden und aufwühlenden Buch.

CMD-spezifischer Schlaftipp

Was vielen Patienten dabei hilft, weniger zu knirschen, wodurch sich ihre Beschwerden bessern, ist folgender sehr einfacher Schlaftipp. Damit schädliche Angewohnheiten im Zusammenhang mit CMD, sogenannte Habits wie Knirschen oder Pressen entstehen, müssen die Zähne aufeinandergeraten. Liegen wir auf dem Bauch oder auf der Seite, kommen unsere Zähne fast zwangsläufig aufeinander. CMD-Patienten beginnen dann meist zu knirschen oder zu pressen. Bei vielen Patienten kann ich schon aufgrund der einseitigen Abnutzung der Zähne und Kiefergelenke erkennen, auf welcher Seite sie bevorzugt schlafen. Und da wir unseren Schlaf überwiegend in der Position verbringen, in der wir eingeschlafen sind, können wir diesen Umstand zu unserem Vorteil nutzen und uns angewöhnen, auf dem Rücken einzuschlafen. Diese Umstellung fällt vielen anfangs nicht leicht, ist aber nach wenigen Tagen, manchmal Wochen, geschafft. Selbst wenn wir uns im Schlaf drehen, kommen wir immer wieder in diese Stellung zurück. In dieser Position sorgt schon allein die Schwerkraft dafür, dass die Zähne nicht ohne Weiteres aufeinandergeraten. In Folge wird weniger gepresst und geknirscht.

Wenn Patienten nachts in Rückenlage jedoch verstärkt schnarchen, weil ihr Unterkiefer zurückfällt und die Atemwege verlegt, haben wir die Option, eine sogenannte Unterkieferprotrusionsschiene (Seite 69) anzufertigen. Sie wirkt sowohl gegen die CMD als auch gegen das Schnarchen.

Das sorgt grundsätzlich für einen erholsamen Schlaf:

- Tagsüber aktiv zu sein und auch immer wieder die Treppe statt den Lift zu nehmen oder in der Mittagspause einen Spaziergang im Park zu machen oder nur etwas »Urban Walking« hilft, abends leichter einzuschlafen. Eine aktuelle Studie belegt, dass regelmäßige körperliche Aktivität insbesondere jene Tiefschlafphasen fördert, die dafür verantwortlich sind, dass man sich am nächsten Tag ausgeruhter fühlt.[27]
- Zwischen dem Abendessen und dem Schlafengehen sollten zwei bis vier Stunden Zeit liegen.
- Alkohol sollte nur in Maßen getrunken werden!
- Nichts Fettes essen, sondern proteinreiche Kost. Wie eine Ernährungsstudie in Singapur herausfand, führt proteinreiche Ernährung am Abend zu besserem Schlaf. Vor allem, wenn die Proteine aus pflanzlichen Quellen stammen.[28] Wer dann noch auf tryptophanhaltige Lebensmittel wie Kürbiskerne, Eier, Cashewkerne, Walnüsse etc. achtet, kann zusätzlich positiv auf seinen Schlaf einwirken, da Tryptophan eine Vorstufe des Schlafhormons Melatonin ist (Seite 167).

- Je dunkler das Schlafzimmer ist, desto mehr Melatonin produzieren wir und desto besser ist das für unsere Gesundheit. Schon das Licht einer Straßenlaterne, die nachts durch die Gardinen scheint, genügt offensichtlich, um die Melatoninproduktion zu stören.
- Zur gleichen Zeit ins Bett gehen, auch am Wochenende. Denn wir sind Gewohnheitstiere und lieben Beständigkeit.
- Blaues Bildschirmlicht vor dem Schlafen meiden. Blaues Licht, das Smartphone, Laptop, TV-Gerät oder Tablet abgeben, belebt, so wie Tageslicht auch. Auch Tageslicht besteht aus viel blauem Licht, selbst wenn wir das nicht wahrnehmen. Der Haken an dem Ganzen: Unser Körper produziert das Schlafhormon Melatonin erst bei Dunkelheit.[29] Daher gilt es, vor dem Schlafen mindestens eine Stunde vorher auf Handy, Laptop & Co. zu verzichten und, wenn es gar nicht anders geht, Blaulichtfilter zu aktivieren.
- Leise und gut gelüftet sollte Ihr Schlafzimmer idealerweise ebenfalls sein.
- Ruhe und Entspannung sollten in Ihrem Schlafzimmer an erster Stelle stehen und in diesem Zimmer sollte am besten auch nur geschlafen werden. Das Schlafzimmer ist ein Ort des Abschaltens vom Alltag und im Idealfall kein Homeofficearbeitsplatz, in dem die Grenzen zwischen Arbeit und Freizeit verschwimmen. Selbst die Einrichtung des Schlafzimmers kann Menschen mit feinen Antennen vor dem Zubettgehen innerlich so beunruhigen, dass das Einschlafen gestört wird. So sollten derart feinfühlige Menschen beispielsweise im Schlafzimmer auch keine grellen Stoffmuster und Tapeten verwenden.

Powernap

Ein Powernap, wie heutzutage ein kurzer Mittagsschlaf von zehn bis 20 Minuten genannt wird, hat laut Untersuchungen eine positive Wirkung auf unsere Stimmung. Wir sind vitaler, können uns besser erinnern und sind leistungsfähiger, fand eine Metastudie heraus, die verschiedene Studien zu diesem Thema abglich.[30]
Der beste Zeitpunkt für das Schlaf-Intermezzo: nach dem Essen am frühen Nachmittag und deutlich vor 18 Uhr. Menschen mit Schlafstörungen sollten, so Experten, nicht länger als 20 Minuten nappen und nicht nach 15 Uhr, um eine gute Schlafqualität für den Nachtschlaf zu gewährleisten. Denn: Die regenerierenden Prozesse durch ausreichenden Nachschlaf könne ein Powernap nicht ersetzen.
Wie geht Powernapping? Nicht unbedingt um jeden Preis einschlafen wollen und sich damit unter Druck setzen. Oftmals reicht es schon, einfach die Augen zu schließen und ruhig zu atmen. Eventuell auch nur einigen Tagträumen hinterherzuhängen. Es geht darum, zehn bis 20 Minuten vor sich hinzudösen und runterzukommen. Das reicht aus.

Das tut dem Kiefer gut

Ist mal wieder alles zu viel und der Stress groß? Dann gilt es zu handeln und diese Kaskade, die zu verspannter und schmerzender Muskulatur führt, rechtzeitig zu unterbrechen. Hier ein paar einfache Tipps.

Soforthilfe-Tipps bei akutem Stress

Stress ist ein uralter Mechanismus, der uns Säugetiere erst überlebensfähig macht. Er stimuliert uns zur Flucht, zum Kampf und schützt uns vor Schmerz. Bei Stress sorgt der Körper durch die Freisetzung bestimmter Hormone dafür, dass der Blutzuckerspiegel und der Blutdruck ansteigen, sich die Blutgefäße verengen, das Herz schneller schlägt und die Sinne schärfer werden. Dadurch verfügen wir bei einer Bedrohung über mehr Kraft und Schnelligkeit. Unsere Überlebenswahrscheinlichkeit nimmt zu. Auf Dauer macht uns permanenter Stress jedoch krank.

SOS-Atmung

Sie können Ihren Stresslevel tatsächlich in wenigen Atemzügen senken. Es gibt zahlreiche sogenannte SOS-Atemtechniken, die zumeist aus dem Yoga kommen. Durch eine bessere Sauerstoffversorgung des Gehirns, die Lenkung der Aufmerksamkeit auf die Atmung und eine Stimulation des Parasympathikus haben sie eine beruhigende Wirkung. Die beiden folgenden Atemtechniken sind echte Stresswegzauberer.

Stoßatmung: Atmen Sie so tief wie möglich durch die Nase in den Bauch ein. Atmen Sie in zwei kräftigen Atemstößen die gesamte Atemluft durch den Mund wieder aus. Ziehen Sie bei jedem Atemstoß den Bauchnabel weiter nach innen zur Wirbelsäule. Wiederholen Sie das Ganze zwei- bis dreimal. Sie können die stoßweise Ausatmung, sollten Sie nicht allein sein, auch durch zwei leisere lange Ausatmungen ersetzen, da stoßartiges Ausatmen von anderen auch durchaus als offene Unmutsbekundung aufgefasst werden kann. In diesem Fall benötigen Sie unter Umständen einfach ein paar Wiederholungen mehr oder Sie praktizieren die nachfolgende Box-Atmung.

Box-Atmung: Weniger auffällig für Umstehende ist die Box-Atmung oder »4–4–4–4-Atmung«. Sie atmen vier Sekunden lang durch die Nase tief in den Bauch ein, halten die Luft vier Sekunden an, atmen vier Sekunden lang aus und warten vier Sekunden, bevor Sie wieder einatmen. Sie werden schnell bemerken, wie Ihr Stressniveau mit jedem Zyklus abnimmt.

1:2-Atmung: Ebenfalls sehr effektiv und für viele einfacher anzuwenden für das Herunterkommen in Stresssituationen ist die Atmungsform, die sie bereits im Kapitel zur Atmung (Seite 107) kennengelernt haben. Sie atmen dabei doppelt so lange aus wie ein. Atmen Sie dazu bewusst und tief in Ihren Bauch und atmen Sie im Verhältnis 1:2 ein und aus. Das heißt, Sie zählen 1, 2, 3 und atmen dabei durch die Nase ein und 1, 2, 3, 4, 5, 6 und atmen durch Nase oder Mund aus.

Achtsamkeitsübungen mit Schnelleffekt

Diese Achtsamkeitstipps helfen Ihnen in Situationen, in denen Sie sich gerade psychisch überfordert fühlen, runterzukommen. Dauerhaft praktiziert, senken Achtsamkeitsübungen Ihr Stresslevel und beugen sogar Burnout und Depressionen vor.

Wertungsfreie Selbstwahrnehmung: Treten Sie in Gedanken aus Ihrem Körper heraus und betrachten Sie sich von außen. Sagen Sie sich, dass diese Situation nicht lebensbedrohlich ist und dass Sie schon zahlreiche dieser oder ähnlicher Momente erlebt haben. Sagen Sie sich, dass Sie wissen, dass der Ärger in Ihnen irgendwann deutlich nachlässt. Meist schon am selben Tag, manchmal auch erst ein paar Tage später. Aber er lässt nach! Das war schon immer so und wird immer so sein. Versuchen Sie, die Umstände, die Sie jetzt gerade gestresst haben, neutral zu betrachten, ohne sie zu bewerten. Durch die Einnahme einer anderen und distanzierteren Perspektive werden Sie so in die Lage versetzt, den Stress nicht mehr so stark an sich selbst heranzulassen.

Autopiloten verlassen und achtsam erleben: Nehmen Sie Ihre Umgebung und Ihren Körper bewusster wahr. Achten Sie auf Ihre Atmung. Ist sie flach und in den Brustkorb oder tief in den Bauch? Was macht Ihr Kiefer? Lassen Sie ihn locker hängen und Ihre Zunge entspannt am Gaumen ruhen? Was für Geräusche hören Sie gerade? Das Summen eines Elektrogeräts? Straßenverkehr? Vogelstimmen? Nehmen Sie sie bewusst wahr. Wie ist die Temperatur? Wie fühlt sich die Kaffeetasse in Ihrer Hand an? Wie schmeckt der Kaffee? Täglich zwei- bis dreimal für ein paar Minuten innezuhalten und das, was uns umgibt und was wir tun, bewusst wahrzunehmen, ist eine sehr nachhaltige Art, etwas für unser seelisches Wohlbefinden zu tun.

Kalt duschen: Kaltes Duschen stärkt das Immunsystem, verbessert die Schlafqualität und erhöht die Stressresistenz. Dies scheint zumindest teilweise auf den stimulierenden Effekt der Kälte auf den Parasympathikus zurückzuführen zu sein.[31]

Ein Glas kaltes Wasser trinken: Da Sie sich selbstverständlich nicht in jeder Stresssituation mal eben unter eine kalte Dusche stellen können, nutzen Sie hier stattdessen die kleine Schwester: ein Glas mit stillem kaltem Wasser. Sie können es langsam trinken oder – was noch besser wäre – damit gurgeln, wenn es die Situation erlaubt. Dies aktiviert den Vagusnerv über seine Endigungen im Rachenraum und hilft Ihnen, schnell herunterzukommen.

1-Minuten-Meditation: In 60 Sekunden zur inneren Ruhe. Als Soforthilfe und am besten als Routine zwei- bis dreimal täglich ausführen und Sie bekommen Ihre innere Anspannung besser in den Griff.

Wenn Sie sich beim Zahnkontakt ertappen und dieser von einer Situation ausgelöst wird, in der Sie gestresst sind, ist diese kurze Meditation sehr effektiv. Voraussetzung ist, dass Sie sich in diesem Moment eine Minute Zeit für sich nehmen können. Wenn nicht, können Sie diese Meditation auch bei nächster Gelegenheit nachholen und am besten regelmäßig in Ihren Tagesablauf integrieren. Das hilft Ihnen dabei, resilienter und weniger anfällig für Stress zu werden.

Suchen Sie sich einen ruhigen Platz und setzen Sie sich bequem hin. Legen Sie Ihre Hände auf den Oberschenkeln ab. Spüren Sie, wie Rücken, Po und Beine die Sitzunterlage berühren. Fixieren Sie mit Ihren Augen einen Punkt und konzentrieren Sie sich darauf oder schließen Sie Ihre Augen. Atmen Sie zwei- bis dreimal tief durch und lassen Sie Ihren Atem dann langsam ganz von allein fließen. Achten Sie nur darauf, wie Ihr Atem ein- und ausströmt. Es ist ganz normal, wenn sich negative Gedanken in die Meditation einschleichen. Lassen Sie sie zu, nehmen Sie sie zur Kenntnis und schicken Sie sie in aller Gelassenheit wieder weg.

Soforthilfe-Tipps bei Schmerzen in der Kaumuskulatur

Haben wir in angespannten oder belastenden Situationen wieder einmal die Kaumuskeln in übertriebenem Maße als Stressventil missbraucht, kann es zu Schmerzen im Schläfen- und Kieferbereich kommen. Wie Sie mit einfachen Mitteln schnell selbst etwas dagegen unternehmen können, möchte ich Ihnen mit den folgenden Tipps zeigen. Sie können jeden für sich oder auch mehrere kombiniert anwenden. So, wie Sie sich am besten fühlen.

Wärme – Kälte

Mit einer Wechselanwendung von Wärme und Kälte können Sie schnell Einfluss auf Ihre Muskelschmerzen nehmen.

Beginnen Sie mit der Kälte, mit einem Kühlpad, einem mit kaltem Wasser getränkten Lappen oder mit Eiswürfeln im Beutel, je nachdem, was Ihnen zur Verfügung steht. Die Kälte führt zu einer Schmerzlinderung und gleichzeitig zur Verengung der Blutgefäße. Halten Sie die Kälte für einige Minuten an den schmerzenden Bereich, jedoch nur solange es nicht zu unangenehm wird.

Im Anschluss wechseln Sie zur Wärme. Das kann ein Körnerkissen oder zur Not auch eine Tasse mit heißem Wasser sein. Die Wärme verstärkt die nach dem Entfernen der Kälte ohnehin zunehmende Durchblutung der Muskulatur zusätzlich. Ihr schmerzendes Muskelgewebe entspannt sich noch schneller.

Selbstmassage und Triggerpunkt-Therapie

Die natürlichste Reaktion, die wir auf Schmerzen in unserem Körper zeigen, ist, dass wir die betreffende Region berühren. Die Massage der schmerzenden Kaumuskeln und die Lösung der Triggerpunkte mit unseren Fingern ist somit nur eine Erweiterung eines ohnehin schon vertrauten Verhaltensmusters.

Zur Selbstmassage legen Sie Ihre Finger auf die schmerzenden Bereiche und führen dort mit Ihren Fingerkuppen mit leichtem Druck kreisende Bewegungen aus. Nehmen Sie sich ruhig ein paar Minuten Zeit. Danach können Sie zur Selbstbehandlung mit der Triggerpunkt-Therapie übergehen. Drücken Sie hierfür bei geöffnetem Mund mit zunehmendem Druck Ihrer Fingerkuppen auf die verhärteten und schmerzhaften Muskelknoten. Dies sind die Triggerpunkte, von denen die Schmerzen ausstrahlen. Den Massetermuskel können Sie auch mit einem Pinzettengriff umfassen, indem Sie den Daumen von innen und Zeige- und Ringfinger von außen auf die Triggerpunkte drücken. Halten Sie den Druck so lange aufrecht, bis der Schmerz und die Spannung im Triggerpunkt nachlassen und er sich weicher anfühlt.

Isometrische Stärkung der Mundöffner

Wenn wir Schmerzen in den Kaumuskeln haben, sind meist die Mundschließer betroffen: der Massetermuskel und der Schläfenmuskel. Um sie zu entlasten, wenn sie mal wieder verspannt und überlastet sind, ist es am wirkungsvollsten, ihre Gegenspieler, die Mundöffner, zu stärken.

Öffnen Sie leicht den Mund und drücken Sie den Unterkiefer mit leichter Kraft gegen den Widerstand der Faust, ohne eine Bewegung auszuführen. Am besten machen Sie die Übung jedes Mal, wenn Sie sich selbst beim Pressen oder Knirschen ertappen.

Gitterförmige Akupunkturpflaster

Akupunkturpflaster, auch Gitterpflaster oder Cross Tapes genannt, geben Ihnen die Möglichkeit, ganz ohne Nadeln Ihre Akupunkturpunkte und verspannte Muskelbereiche zu stimulieren. Alles, was Sie dafür benötigen, sind Gitterpflaster, die Sie im Internet bestellen können. Für diesen Zweck ist die kleinste erhältliche Größe vollkommen ausreichend, da Sie sie sowieso noch zurechtschneiden müssen.

Vor dem Kleben wird die Hautstelle leicht gedehnt, indem sie mit zwei Fingern auseinandergedrückt oder daran gezogen wird. Wenn Haut gedehnt wird und in diesem gedehnten Zustand ein Pflaster daraufgeklebt wird, kommt es selbst bei minimalen Bewegungen dieses Hautareals durch die Aktivität der darunter befindlichen Muskeln zu einer Verschiebung. Die Oberhaut kann durch die Verklebung mit dem Pflaster die Bewegung des Gewebes darunter nicht mitmachen (ein als mehr oder weniger stark empfundenes Ziepen), die als leichter Stimulus für die Akupunkturpunkte wirkt und einen minimalen Nervenreiz an das Gehirn sendet, der den z. B. im Kaumuskel empfundenen Schmerz überschreibt.

Bei Schmerzen in der Kaumuskulatur und in den Kiefergelenken kleben Sie einfach die Gittertapes auf die angezeichneten Punkte. Ziehen Sie das Ohr dabei am Ohrläppchen nach unten und kleben Sie die Tapes auf die Seite, auf der Sie die Schmerzen spüren. Bei beidseitigem Schmerz kleben Sie die Tapes entsprechend auf beide Seiten. Sie können die Gittertapes ruhig mehrere Tage auf den Ohren belassen.

Blubbern – gut für Muskeln, Stimme und Anti-Stress

Das Blubbern durch einen Strohhalm oder besser einen Silikonschlauch in einem etwa zu einem Drittel mit Wasser gefüllten Trinkgefäß wird von Sprach- und Stimmthera-

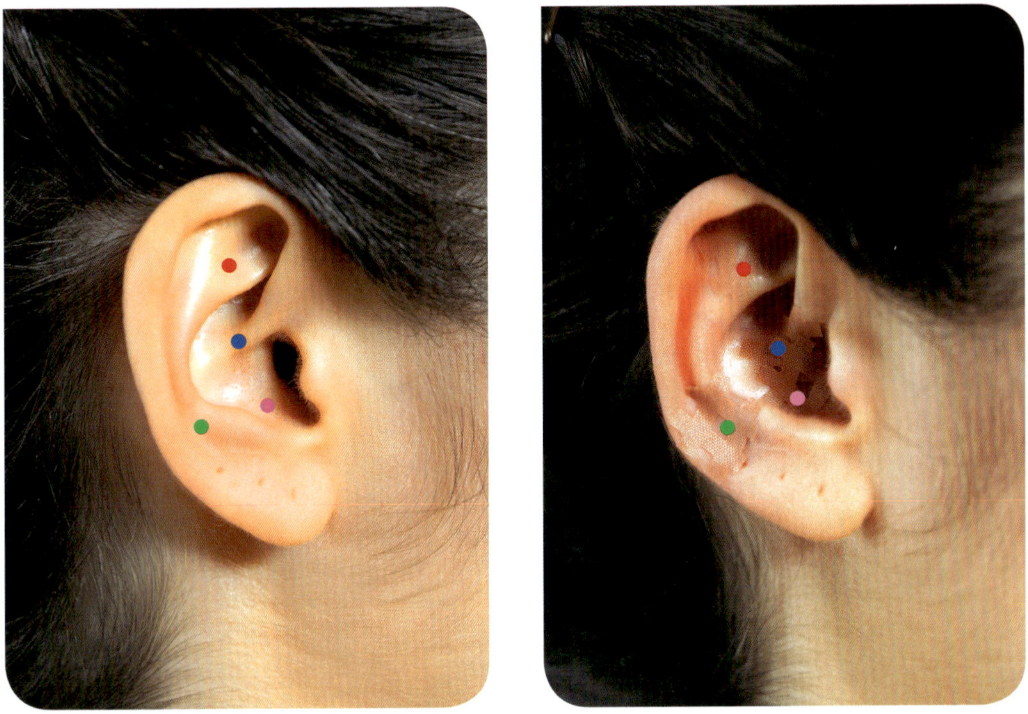

Ohrklebepunkte für Gitterpflaster bei CMD-Schmerzen (Thalamus = rosa, Kiefergelenk = grün, Shen Men = rot, Point Zero = blau)

peuten schon lange eingesetzt. Viele Sänger, Schauspieler und Sprecher schwören seit Jahren darauf, wenn es ihnen darum geht, einen lockereren und volleren Stimmklang zu erreichen. Ganz nebenbei werden durch die Vibration die Kau- und Gesichtsmuskeln gelockert. Gleichzeitig wird der Vagusnerv stimuliert, was wiederum das Stresslevel senkt.

Diese Methode – auch Lax-Vox-Methode genannt – ist einfach anzuwenden. Wenn Sie durch den Schlauch blasen, strömt aufgrund des Wasserwiderstands Luft in Richtung des Kehlkopfs und damit auch der Stimmlippen zurück. Dies führt dazu, dass diese vibrieren und lockerer werden. Der Stimmklang wird voller.[32] Die gleichzeitige Vibration der Wangen und des Rachenraums lockert auch die Muskeln in diesem Bereich.

Zur Durchführung dieser Methode benötigen Sie lediglich eine Flasche und einen Silikonschlauch. Als Gefäß verwenden Sie eine 0,5-Liter-Trinkflasche oder ein großes Trinkglas. Am besten nehmen Sie zu diesem Zweck eine durchsichtige Flasche aus Glas oder Plastik, die Sie zwei bis drei Finger hoch mit Wasser befüllen.

Der Silikonschlauch sollte eine Länge von etwa 35 Zentimetern sowie einen Innendurchmesser von ungefähr zehn Millimetern mit einer Wandstärke von drei bis vier Millimetern haben. Der Schlauch sollte idealerweise aus medizinischem Silikon bestehen.

Es gibt im Internet auch komplette Sets mit Flasche und Schlauch zu kaufen.

Tauchen Sie den Schlauch zu Beginn nur ein bis zwei Zentimeter tief ein. Wenn Sie mit dem Druck gut zurechtkommen, können Sie die Eintauchtiefe mit der Zeit auf bis zu vier Zentimeter steigern. Nun umschließen Sie das obere Schlauchende sanft mit den Lippen. Wichtig ist, dass Ihr Kiefer und die Wangen entspannt bleiben. Achten Sie auf eine aufrechte Haltung. Atmen Sie durch die Nase tief in den Bauch ein und durch den Mund wieder aus. Nun fangen Sie an zu blubbern, indem Sie bei der Ausatmung mit Ihrem Mund »U« in verschiedenen Längen durch den Schlauch singen, gerne auch die Tonleiter rauf und runter. Sie können mit dem »U« auch Kinderlieder oder andere einfache Melodien bilden. Achten Sie darauf, dass die Wangen und der Hals mitvibrieren und sich so lockern.

Blubbern Sie bei Bedarf oder täglich, gerne auch mehrmals, für zwei bis drei Minuten. Nicht wenige Moderatoren und Nachrichtensprecher treten niemals vor das Mikrofon, ohne vorher zu blubbern.

Ernährung und CMD

»Du bist, was du isst.« Diese Ernährungsweisheit gilt auch und gerade für unseren Kiefer. Warum das so ist und weshalb kleine Überraschungen beim Essen wichtig sind, erfahren Sie hier.

Der Zusammenhang zwischen Ernährung und CMD mag auf den ersten Blick nicht sofort offensichtlich sein. Dennoch gibt es viel mehr Interaktionen zwischen der Ernährung und der Entstehung, aber auch der Besserung von CMD-Symptomen, als man auf Anhieb vermuten mag. Und das nicht nur durch die Vermeidung von harten und zähen Lebensmitteln und das Essen von weicher Kost bei akuten Schmerzen im Kieferbereich.

Selbstverständlich sind uns allen die Grundlagen einer gesunden Ernährung bekannt:

- saisonale und möglichst lokale Zutaten, am besten täglich selbst frisch zubereitet
- viel Obst und Gemüse
- Fisch und Fleisch in Maßen
- Vollkornprodukte, Eier, Nüsse und Milchprodukte
- alle Lebensmittel in Bioqualität
- Dazu reichlich Verzicht! Verzicht auf zu viel Zucker, tierische Fette, Weißmehlprodukte, Fertiggerichte, Alkohol und Koffein.

All das ist nichts Neues und trotzdem halten wir uns häufig nicht daran. Das hat viele Gründe. Weil wir berufstätig sind und nicht die Zeit haben, uns ständig Gedanken über unsere Ernährung zu machen. Weil wir abends zu erschöpft sind, um uns noch für lange Zeit in die Küche zu stellen. Weil wir uns auch mal etwas Gutes tun und uns belohnen wollen und nicht nur selbst geißeln. Gerade bei CMD-Patienten, bei denen Stress der Auslöser der Symptomatik ist, kommen diese Gründe für den Verzicht auf eine konsequente gesunde Ernährung stark zum Tragen.

Grundsätzlich gilt für jeden, der etwas für seine Muskel-, Nerven- und Gelenkgesundheit tun und seinen Körper durch Ernährung nicht noch weiterem Stress aussetzen möchte: Zucker zu reduzieren und unseren Gaumen und unser Belohnungssystem mit unvorhersehbaren Überraschungen wie beispielsweise Kräutern und Gewürzen, Brombeeren, Datteln oder Vanilleeis mit Basilikumsoße bei Laune zu halten. Zudem mit

Farbreichtum und abwechslungsreichen Gerichten. So werden wir mit allen wichtigen Nahrungsbausteinen (Energie, Vitaminen, Spurenelementen, Mineralien …) versorgt, haben ein Genuss-Erlebnis und gleichzeitig einen Dopamin-Kick. Deswegen arbeiten auch Spitzenköche mit Überraschungen, da durch sie die Ausschüttung eines Hormons besonders getriggert wird – des Glückshormons Dopamin. Wie Ihnen dies gelingt und welche Möglichkeiten Sie haben, um durch Ihre Ernährung Einfluss auf Ihre CMD-Beschwerden zu nehmen, möchte ich Ihnen gerne näherbringen. Sie werden davon nicht nur im Kontext der CMD profitieren. Vielleicht setzen Sie nicht alles um, aber jedes Bisschen trägt dazu bei, dass es Ihnen besser geht.

Die Ernährung, der Darm und die CMD

Dass der Darm sich auf die Entstehung und Ausprägung einer CMD auswirken kann, ist im ersten Moment nicht das Nächstliegende. Doch zeigt sich bei genauerem Hinsehen, dass der Darm hier eine entscheidende Rolle spielt und wir über ihn viel Positives bezüglich der CMD bewirken können. Besondere Bedeutung hat dabei die sogenannte Darm-Hirn-Achse, aber auch – so neue Erkenntnisse der Forschung – das Mikrobiom: die Gesamtheit der Bakterien in unserem Magen-Darm-Trakt. Der Darm mit seinen mehreren 100 Millionen Nervenzellen wird häufig auch das zweite Gehirn genannt. Dieses Darmnervensystem trägt zwar nicht wie das Gehirn zu unserem Denken bei, trotzdem hat es großen Einfluss auf unsere Stimmung und umgekehrt. So erfassen die Nervenzellen des Darms zum Beispiel, wie der Nahrungsbrei zusammengesetzt ist, wie es um die Darmflora steht und welche Nahrungsbestandteile der Körper gerade braucht und welche nicht. Diese Informationen gelangen über den Vagusnerv in den Teil des Gehirns, der unsere Wahrnehmungen emotional einfärbt.

Wenn wir etwas Gutes essen, verspüren wir Freude und Wohlgefühl. Mit dieser Rückmeldung belohnt uns unser Körper und gibt uns zu verstehen: Weiter so! Um uns diese Information zu übermitteln, arbeiten Kopf und Darm zusammen. Das Ganze nennt sich auch Darm-Hirn-Achse und das Verbindungsglied dieser beiden Komponenten – Darm und Gehirn – ist, neben dem Immunsystem und den Hormonen, zu einem großen Teil der Vagusnerv, den Sie bereits kennengelernt haben (Seite 137). Er ist Teil des Parasympathikus und gehört, wie das Nervensystem des Darms, zum vegetativen Nervensystem. Als Gegenspieler des aktivierenden Sympathikus sorgt er für Ruhe und Entspannung, spielt aber auch eine wichtige Rolle bei der Verdauung. Er erstreckt sich vom Hirnstamm durch den Hals mit Kehlkopf und Speiseröhre über die Lunge bis hin zum Magen-Darm-Trakt, um Informationen zu sammeln, die er zur Inselrinde schickt.

Als bedeutendes Schaltzentrum im Gehirn hilft die Inselrinde dabei, die unbewussten Funktionen des vegetativen Nervensystems zu regulieren. Sie ist ein multisensorisches Gehirnareal und erhält über den Vagusnerv vor allem Gefühlsinformationen: Wohlsein, Unwohlsein, Hunger oder Ekel – sowohl in Bezug auf unsere Nahrung als auch darauf, wie wir anderen Menschen gegenüber eingestellt sind. Beispielsweise, ob sich uns der »Magen umdreht«, wenn jemand besonders egoistisch handelt, oder wenn wir jemanden am liebsten »wegbeißen« würden.

Kein Wunder also, dass bei der Ernährung und der Entscheidung, was man isst, der Darm und das Bauchgefühl ein nicht unwesentliches Wörtchen mitreden und uns nicht selten das eine oder andere Schnippchen schlagen. Schließlich wissen wir heute immer besser, was gut und gesund für uns wäre: welche Nahrung, welche Kalorienmenge, welche Lebensmittel. Gleichzeitig wird das Gehirn vom Darm in Ernährungsfragen oftmals dominiert. Das hängt mit dem Belohnungssystem und vor allem mit dem Wohlfühlhormon Serotonin und dem Glückshormon Dopamin zusammen, die nicht nur im Gehirn, sondern auch im Darm gebildet und ausgeschüttet werden. Dort regeln sie unter anderem Durchblutung, Aktivität und Sekretion. Aus dem Wohlfühlhormon Serotonin wird im Darm zudem das als Schlafhormon bekannte Melatonin gebildet, das hier die Verweildauer des Nahrungsbreis reguliert. Diese im Darm gebildeten Hormone haben jedoch im Gegensatz zu dem im Gehirn gebildeten Serotonin und Dopamin keinen direkten Einfluss auf unsere Psyche, da sie aus dem Blut nicht ins Gehirn gelangen können. Sie können die sogenannte Blut-Hirn-Schranke nicht überwinden. Durch ihren Einfluss auf die Tätigkeit und den Rhythmus des Darms beeinflussen sie jedoch indirekt über die Darm-Hirn-Achse unsere Emotionen und somit unsere Psyche.

Zucker – zu viel ist schädlich, obwohl er so kickt

Das liegt am Zeitpunkt, zu dem sich unser Belohnungssystem entwickelt hat. Nämlich in grauer Vorzeit, als Fettpölsterchen einen gewaltigen Vorteil für das Überleben unserer Art darstellten. Das ist der Grund, warum unser System den übermäßigen Konsum hochkalorienhaltiger, süßer Lebensmittel so feiert – mit positiven Emotionen, guter Stimmung und dem Gefühl der Stärke. Daher hat dieses System auch so große Macht über uns, und am heimtückischsten dabei ist, dass Zucker – der Energielieferant Nummer eins für unsere Zellen – nicht nur eine Belohnung für unseren Darm darstellt, sondern auch eine für unseren Gaumen, unsere Zunge, die Leber und das Gehirn.

Im Mund wird Zucker zunächst von spezifischen Speichelenzymen, sogenannten Amylasen, in seine Bestandteile gespalten. Von dort gelangt er, hauptsächlich in Form von Glukose und Fruktose, in den Dünndarm, wo er von speziellen Transportproteinen aufgenommen wird und ins Blut gelangt. Das Blut wiederum bringt die Glukose zu den Zellen, den Organen und natürlich zum Gehirn, wo sie das Hirnbelohnungssystem mit Dopamin flutet. Glücksgefühle, Wohlbefinden und die Beruhigung auf der gesamten Darm-Hirn-Ebene[33] sind die Folge.

Doch führt ein Zuviel an Zucker nicht nur zu Karies. Durchblutungsstörungen als Folge einer durch übermäßigen Zuckerkonsum entstandene Arteriosklerose verursachen wiederum Gelenk-, Muskel- und Nervenschädigungen. Die Schmerzempfindlichkeit nimmt zu. Gleichzeitig lässt uns der auf einen schnellen und hohen Anstieg des Blutzuckerspiegels folgende Abfall desselben – das wissen wir alle – müde und bald wieder hungrig werden. Wer um diesen Zusammenhang weiß, dem gelingt es leichter, Zucker zu reduzieren. Laut Experten ist es mit dieser Kenntnis möglich, den Zuckerkonsum, also Süßigkeiten, Softdrinks, Brot, Nudeln, polierten Reis etc., auf 30 Prozent zu senken. Schließlich führen wiederholt hohe Insulinspiegel auch zu Gewichtszunahme. Der

Organismus weiß mit den erhöhten Blutzuckerspiegeln nicht anders umzugehen, als die überschüssige Glukose für schlechte Zeiten in Form von Fettdepots zu speichern. Da diese Zeiten aber selten kommen, werden die Depots nicht abgebaut, sondern nehmen eher zu. Wodurch wir müde und antriebslos werden, schlechter schlafen und oft nicht wissen, warum. Und: Unruhiger Schlaf kann eine ohnehin schon vorhandene CMD verstärken.

Den Blutzuckerspiel im Blick – personalisierte Ernährung

»Mindblowing« – also »unglaublich«, seien seine Erkenntnisse über die Veränderung des Blutzuckerspiegels gewesen, so der Immunologe Prof. Eran Elinav vom Weizman Institute. Sie lösten einen Quantensprung aus und riefen ein neues Forschungsgebiet ins Leben.[34]

Zum Hintergrund: Beim Verarbeiten von Zucker schüttet der Körper das Hormon Insulin aus. Dieses ist notwendig, um die Glukose aus dem Blut in die einzelnen Körperzellen zu transportieren. Beim Verzehr von Nahrung steigt der Blutzuckerspiegel erst an und dann, nachdem die Glukose in den Zellen als Brennstoff verarbeitet wurde, sinkt er wieder. Lange dachte man, es gebe schlechte Nahrungsmittel, die die Blutzuckerspiegelkurve schnell und hoch ansteigen ließen und andere, gute, die zu moderaten Werten führten. Dass dem nicht so ist, hat das Ergebnis der mit 800 Teilnehmenden durchgeführten Studie von Elinav 2015 gezeigt: Nicht alle Menschen reagieren gleich auf Lebensmittel. Es gibt Personen, deren Blutzuckerspiegel stark und hoch ansteigt, wenn sie Tee mit Honig zu sich nehmen, und weniger stark, wenn sie ein Eis essen, obwohl die Menge an Zucker in diesem Fall deutlich höher liegt, während andere beides ähnlich verstoffwechseln – ohne nennenswert hohe Blutzuckerspiegel. Das liegt nicht so sehr an den Genen, sondern am Mikrobiom.

Anhand einer Stuhlprobe kann ein Algorithmus heute bereits mit hoher Wahrscheinlichkeit errechnen, wie der Blutzuckerspiegel einer Person auf bestimmte Lebensmittel reagiert. Dieses neue Forschungsfeld nennt sich »Präzisionsmedizin« bzw. »personali-

Hintergrundwissen Mikrobiom

Das Mikrobiom ist die Gemeinschaft aller Mikroorganismen im Darm. Ein einziges Gramm Darminhalt beherbergt mehr Lebewesen als die Erde Menschen – davon die Mehrzahl Bakterien, aber auch Viren und Pilze. Insgesamt besiedeln etwa 100 Billionen Mikroorganismen mit einem Gesamtgewicht von zwei Kilogramm unseren Darm. Über 1000 verschiedene Arten von Bakterien beheimaten wir in uns. Ein gesundes Mikrobiom hilft uns zu verdauen, schützt uns vor Krankheitserregern, hemmt Entzündungen, produziert Vitamine und Hormone wie Serotonin und Dopamin. Über die Darm-Hirn-Achse hat das Mikrobiom Einfluss auf unsere Psyche – wie auch unser Gehirn wiederum Einfluss auf unser Mikrobiom hat. So haben ängstliche und gestresste Menschen ein anderes Mikrobiom als resiliente Menschen. Folglich ist die Zusammensetzung des Mikrobioms bei jedem Menschen anders.

Tryptophan – die essenzielle Aminosäure gegen CMD

Tryptophan ist eine essenzielle Aminosäure. Das bedeutet, dass unser Körper sie nicht selbst bilden kann. Wir müssen sie also mit unserer Nahrung zu uns nehmen. Aus Tryptophan wird in unserem Körper das Wohlfühlhormon Serotonin und aus diesem wiederum das Schlafhormon Melatonin gebildet. Sie werden auch als Neurotransmitter bezeichnet.

Serotonin beeinflusst unter anderem die Stimmung, das Verhalten, die Schmerzwahrnehmung, die Muskeln und Nerven. Im Darm beeinflusst es dessen Beweglichkeit.

Melatonin ist schlaffördernd und steuert unsere biologische Uhr.

Ein Mangel an Tryptophan kann daher über eine Reduzierung von Serotonin und Melatonin einen negativen Einfluss auf sowohl unsere Psyche als auch unsere Schlafqualität haben, was wiederum zu einer erhöhten Press- und Knirschaktivität und damit zu CMD führen kann. Mit tryptophanreichem Essen können wir die Serotonin- und Melatoninbildung im Gehirn gezielt unterstützen, wobei ein Abendessen mit hohem Tryptophan-Gehalt besonders schlaffördernd wirkt.

Einige Lebensmittel, die besonders reich an Tryptophan sind: Eier, Milchprodukte, Geflügel, Rindfleisch, Fisch, insbesondere Lachs und Thunfisch. Nüsse und Samen wie Cashew, Pistazien und Sonnenblumenkerne oder Kürbis- und Sesamsamen sowie Hülsenfrüchte – etwa Bohnen, Erbsen, Linsen und Sojabohnen.

sierte Ernährung«. Aktuell untersuchen verschiedene Studien neben dem Mikrobiom auch den genetischen Aspekt, sozioökonomische, psychosoziale Aspekte und den zirkadianen Rhythmus (darunter versteht man den individuellen biologischen Rhythmus des Menschen mit einer Dauer von 24 Stunden).[35] Das National Institute of Health (NHI) der USA hat gar 170 Millionen US-Dollar für eine Studie genehmigt, mit der diese Zusammenhänge stärker erforscht werden sollen, und auch die altehrwürdige Deutsche Gesellschaft für Ernährung will, wie sie bei den 6. Bonner Ernährungstagen Ende August 2022 verkündete, auf dieser Grundlage die Ernährungsempfehlungen neu angehen. Es darf auf diesem Feld in Zukunft also einiges erwartete werden.

Meine Ernährungstipps bei CMD

Die Zusammenhänge zwischen der Ernährung und CMD erkennen wir sehr leicht, wenn wir uns vergegenwärtigen, welche Akteure bei der Entstehung einer Craniomandibulären Dysfunktion eine wichtige Rolle spielen:

- Stress und Überanstrengung sind zumeist die Auslöser der CMD.
- Muskeln sind bei der CMD erschöpft, verspannt und schmerzen.
- Gelenke mit ihren Knorpeln sind geschädigt, entzündet und schmerzen.
- Nerven sind ständig gereizt und feuern ununterbrochen.
- Schlafstörungen und CMD befeuern sich gegenseitig.

Jeden einzelnen dieser Punkte können Sie durch eine ausgewogene und bewusste und somit gesunde Ernährung positiv beeinflussen. Sie müssen dafür keine strenge Diät einhalten, sondern lediglich einige Verhaltensweisen ändern und neue Lebensmittel in Ihren Speiseplan einbauen.

Was gut für Sie ist

Trinken Sie 1½ bis 3 Liter Wasser pro Tag. Wasser unterstützt den Körper bei der Schmerzregulation, da es das Blutvolumen erhöht und die Durchblutung verbessert. Es ist wichtig für den Transport von Nährstoffen und Abfallstoffen und hilft dabei, den Stoffwechsel von Muskeln und Gelenken aufrechtzuerhalten. In den Gelenken ist es wichtig für die Gelenkflüssigkeit, das Schmiermittel der Gelenke, und den Gelenkknorpel, der zu 80 Prozent aus Wasser besteht. So trägt es zum Schutz und zur Beweglichkeit der Gelenke bei.

Essen Sie häufig und regelmäßig in kleinen Portionen. Dies trägt bei akuten CMD-Schmerzen dazu bei, dass sich die Kaumuskeln zwischen den Mahlzeiten entspannen und erholen können. Durch die regelmäßige Nahrungsaufnahme können Sie vermeiden, dass Sie unterzuckern, was zu einem Anstieg des Stressniveaus führen könnte. Bei akuten Gelenk- und Muskelschmerzen sollten Sie zudem auf harte und zähe Kost verzichten.

Proteine sind wichtig für den Aufbau und die Reparatur von Muskeln und Gelenkknorpel. Darüber hinaus sind Proteine für den Nervenstoffwechsel und die Regeneration von Nervengewebe von großer Bedeutung. Auch bei der Stressreaktion von Zellen spielen Proteine eine wichtige Rolle, da sie essenzielle Aminosäuren liefern, die für die Bildung der Hormone Dopamin, Noradrenalin und Adrenalin erforderlich sind. Proteinreiche Lebensmittel enthalten darüber hinaus Tryptophan, eine essenzielle Aminosäure, aus der in unserem Körper das Wohlfühlhormon Serotonin gebildet wird. Dieses ist wiederum die Grundlage für die Bildung des Schlafhormons Melatonin. Wie eine Studie nachwies, kann ein Mangel an Tryptophan durch eine fehlerhafte Diät depressive Symptome wie Traurigkeit und Hoffnungslosigkeit verstärken, vor allem bei Personen, die früher an Depressionen litten oder depressive Blutsverwandte haben. Wurde ihnen Tryptophan verabreicht, verschwanden diese Symptome vollständig. Diese Befunde weisen nach, dass die Ernährung bei der Steuerung von Gefühlen und Stimmung maßgeblich beteiligt sein kann.[36] Gute Proteinquellen sind Fleisch, Fisch, Eier, Milchprodukte und Hülsenfrüchte. Ein bis maximal zwei Gramm Eiweiß pro Kilogramm Körpergewicht täglich sind ideal.

Kohlenhydrate sind die wichtigste Energiequelle für unseren Körper. Wir brauchen sie für unsere Stoffwechselprozesse und unsere Organe. Hier besonders für unser Gehirn und unsere Muskeln, wo sie in Form von Speicherzucker, dem Glykogen, den Energiespeicher auffüllen. Sie sind der Treibstoff für die Muskelarbeit, aber auch für die Muskelregeneration. Lebensmittel wie Vollkornbrot, Haferflocken, Kartoffeln und Vollkornreis, aber auch Obst und Gemüse sind gute Quellen für komplexe Kohlenhydrate. Fünf bis sechs Gramm Kohlenhydrate pro Kilogramm Körpergewicht täglich sind ideal.

Omega-3-Fettsäuren unterstützen ebenfalls die Muskelregeneration und reduzieren die Schmerzempfindlichkeit. Zudem sind sie entzündungshemmend. Dadurch können sie die Heilung von entzündetem Gewebe wie Muskeln, Nerven und Gelenken beschleunigen und diese schützen. Gute Quellen für Omega-3-Fettsäuren sind Fische, beispielsweise Lachs, Thunfisch und Hering; Walnüsse, Leinsamen und Algenöle.

Vitamin C und E. Diese Vitamine sind Antioxidantien und helfen dabei, Muskelschäden zu reparieren. Gute Quellen sind dunkelrote Früchte, zum Beispiel Sauerkirschen, Beeren, Paprika, Kiwi und Tomaten.

Zink ist wichtig für die Kollagenproduktion, Kollagen ist für unsere Gelenke, die Heilung von Verletzungen und die Erhaltung von Bindegewebe und Muskeln notwendig. Gute Zinklieferanten sind Rindfleisch, Schwein, Geflügel, Eiern, Milch, Käse und Vollkornprodukte.

Probiotische Lebensmittel, etwa Joghurt, Kefir oder fermentiertes Gemüse wie eingelegte Gurken und Sauerkraut, enthalten »gute« Bakterien, zum Beispiel Milchsäurebakterien und Bifidobakterien, die das Mikrobiom im Darm positiv beeinflussen, indem sie die Verhältnisse zu Gunsten der nützlichen Bakterien verbessern. Auf diese Weise können sie das Gleichgewicht der Darmflora zu Gunsten gesunder Bakterien verbessern. Auch ist eine positive Wirkung von Probiotika auf depressive, ängstliche und somit weniger resiliente Menschen bekannt.[37]

Präbiotische Lebensmittel wie Möhren, Bananen, Zwiebeln, Knoblauch, Chicorée, Leinsamen und Topinambur enthalten Ballaststoffe. Sie dienen als Nahrungsgrundlage zahlreicher »guter« Bakterien. »Schlechte« Bakterien des Mikrobioms hingegen bevorzugen Zucker und gesättigte Fettsäuren und können mit Präbiotika nicht viel anfangen.

Was Sie meiden sollten

Antibiotika sind manchmal unvermeidbar, wenn starke bakterielle Infektionen nicht anders behandelt werden können. Eine unnötige Einnahme, beispielswese bei viralen Infekten, sollte jedoch unbedingt vermieden werden. Antibiotika können das Mikrobiom im Darm beeinträchtigen und langfristig schädigen. Daher sollten Sie, wenn Sie Antibiotika verordnet bekommen, parallel probiotische Lebensmittel oder -supplemente einnehmen, um die Darmflora zu stärken.

Koffeinhaltige Getränke wie Kaffee und Tee in größeren Mengen gilt es zu meiden: Koffein erhöht durch seine anregende Wirkung das Stressniveau und Sie neigen eher dazu, sich zu verspannen. Darüber hinaus kann die Tasse Kaffee am späten Nachmittag die Einschlafzeit beeinträchtigen und die Schlafqualität beeinflussen. Versuchen Sie, mindestens vier bis sechs Stunden vor dem Schlafengehen kein Koffein mehr zu sich zu nehmen. Versuchen Sie, es bei ein bis zwei Tassen am Tag zu belassen und diese möglichst bis zum Mittag zu trinken. Tipp: Eine Alternative zu Kaffee, die ich mir selbst gern zubereite, ist ein Tee aus frischen Ingwer- und Kurkumascheiben, die ich mit heißem Wasser aufgieße und zehn Minuten ziehen lasse. Das schmeckt nicht nur lecker, sondern ist durch die Schärfe auch ein echter Wachmacher und sehr gesund.

Alkohol in größeren Mengen und häufig konsumiert schädigt die Nerven: Er wirkt wie ein Gift auf sie. Daneben verschlechtert er die Schlafqualität und damit Ihre Erholung – der Schlaf wird unruhig und un-

»Stress und falsche Ernährung übersäuern«

Der Koch der deutschen Fußball-Weltmeistermannschaft von 2014 über guten Schlaf, entspannte Muskeln und gesunde Gelenke durch gezielte Ernährung. Was für Spitzensportler gut ist, hilft auch CMD-Patienten.

Rainer Schorer ist Spitzenkoch. Viele Jahre hat er in der Zwei- und Drei-Sterne-Restaurants gearbeitet, bis er 2010 zum Deutschen Fußballbund (DFB) wechselte. Dort kochte er zusammen mit Holger Stromberg plötzlich ohne Zucker, Milch und glutenfrei – das heißt, er verzichtete auf Weizen- und weizenähnliche Produkte. Schließlich galt es, die Spieler mit der Ernährung zu unterstützen, sodass sie leistungsfähig und fit blieben. Damit sie konstant auf dem Platz stehen konnten, keine Probleme mit Muskeln und Bändern bekamen und dass Essen auch schmeckte.

Herr Schorer, was ist Ihnen bei Ernährung wichtig? Frische, saisonale Lebensmittel und eine kreative, ausgewogen Küche: Gesundes Essen muss schmecken und unseren Geist befriedigen, damit keiner hinterher sagt: »Da geh' ich lieber zu Burger King oder McDonald's.«

Was bedeutet ausgewogen für Sie? Nur durch eine ausgewogene Ernährung bekommt unsere Körper die benötigten Vitamine und Mineralstoffe. Nicht jeden Tag nur Fleisch und nur Fisch. Die Woche hat sieben Tage und da sollten auch vegetarische und vegane Gerichte dabei sein, während man sich am Freitag oder Samstag durchaus etwas gönnen darf. Wichtig: Im Alltag auf Obst und Gemüse achten. Wer das nicht schafft, für den bieten wir kaltgepresste Säfte und Riegel an, die ohne Zucker und Nahrungsergänzungsmittel auskommen. Um Menschen, die viel zu tun haben und sich dennoch gesund ernähren wollen, das Leben zu erleichtern.

Sie arbeiten als Spitzenkoch mit Profi-Fußballern zusammen und erarbeiten für diese Ernährungspläne. Was ist das Besondere daran? Sie sind sehr individuell auf die Spieler abgestimmt. Dazu machen wir zu Beginn unserer Zusammenarbeit eine Blut-Stuhl-Analyse zusammen mit einem Immunologen und erstellen einen individuellen und immunologisch verträglichen Ernährungsplan. Kräuter und Gewürze zum Beispiel wirken antibakteriell auf die Darmflora und auf das Immunsystem. Das ist wichtig, um die Spieler fit und gesund zu machen und zu erhalten und auch für die Gelenke. Das Wichtigste aber ist: ausgewogene Ernährung. Das bedeutet, selbst wenn sich ein Spieler vegan ernähren möchte, dass er zum Beispiel Omega-3-Fettsäuren supplementiert, weil diese kaum in natürlichen Proteinquellen wie Nüssen oder Hülsenfrüchten vorkommen, während Vitamin B_{12} der Energiegewinnung dient.

Sie achten auf eine basische Ernährung. Was verstehen Sie darunter und warum? Basische Ernährung bedeutet, dass der Körper neutrale Energie zugeführt bekommt. Sie können das über den pH-Wert im Urin nachprüfen. Eine Faustregel: Alles, was zum Beispiel grün ist, ist basisch. Daneben Geflügel, Käse und Fisch, aber nicht alle Sorten. Darauf zu achten, ist gerade bei Sportlern wichtig, weil ihr Körper durch die Aktivität beim Sport anfängt zu übersäuern. Beim Abbau von Glukose entstehen im Muskel Laktat und freie Protonen. Treffen diese aufeinander, übersäuert man. Das gilt es abzufedern. Auch viel rotes Fleisch oder Stress übersäuert. Aus diesem Grund kochen wir ohne Zucker, ohne Milch und glutenfrei. Das schützt den Körper vor Übersäuerung und baut dem Risiko vor, an Rheuma, Arthrose oder Osteoporose zu erkranken, man ist dann auch nicht müde und schlapp.

Kann man durch Ernährung auch Stresssymptome abfedern? Ja, indem man sich Zeit zum Essen nimmt. Es geht nicht darum, schnell satt zu werden. Sondern dem Körper Energie zu liefern und ihm diese nicht zu rauben. Am besten ohne Handy, um in Ruhe und bewusst zu essen, und sich dabei vielleicht zu überlegen: »Was esse ich?« Und: »Muss das sein?« Denn isst man zum Beispiel zu viel einfachen Zucker – etwa Mehlprodukte, Weißbrot, Süßigkeiten –, pusht das zwar den Blutzuckerspiegel, gleichzeitig fällt dieser nach kurzer Zeit aber wieder ab. Wir sind dann nicht mehr leistungsfähig und werden kribbelig, weil wir unterzuckert sind. Langkettige Zuckermoleküle bzw. Kohlehydrate wie in Vollkornprodukten geben langsamer Energie ab und halten uns fitter und ausgeglichener. Wer zwischendurch dennoch Hunger bekommt, sollte statt zu Keks und Schokolade lieber zu Obst oder Studentenfutter ohne Zucker greifen oder zu unserem Riegel aus Nüssen. Gut ist auch Magnesium. Es fördert die innere Ruhe, während Vitamine in Obst und Gemüse das Immunsystem stärken.

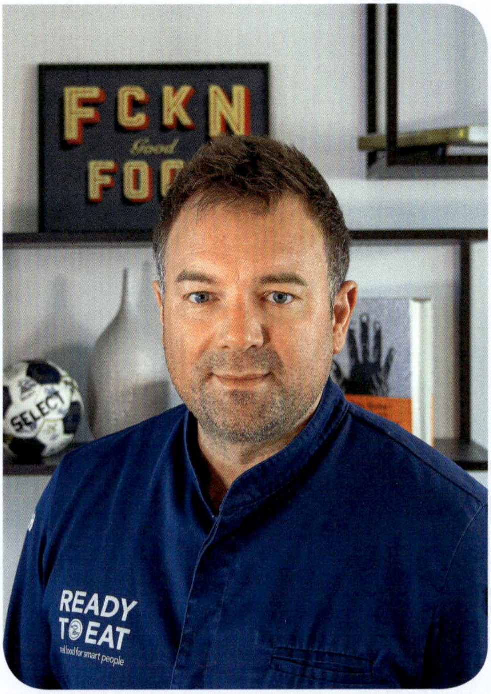

Rainer Schorer

Was braucht der Darm an Nahrung, um gesund zu bleiben? Viele Ballaststoffe, damit die Darmzellen optimal arbeiten können. Wasserlösliche Ballaststoffe wie Inulin und Pektin in Obst, Linsen, Haferprodukten und wasserunlösliche Ballaststoffe etwa Cellulose und Lignin in Getreideprodukten. Sie sorgen für Ausgeglichenheit und Entspannung. Und: Der Darm entscheidet darüber, wie man sich fühlt. Wenn das Gehirn Stress hat, wirkt sich das über die Darm-Hirn-Achse auf den Darm aus und umgekehrt. Sie haben zum Beispiel ein stressiges Telefonat oder sind wegen des ersten Arbeitstags nervös, dann kann es sein, dass Sie Magenschmerzen oder Durchfall bekommen. Der Darm ist in Aufruhr, weil das Gehirn Stress signalisiert. Hormone sind ein wichtiger Schlüssel: Serotonin zum Beispiel wird durch befriedigende Nahrung ausgeschüttet. Auch durch ein Stück Schokolade, ein Glas Rotwein – der Körper quittiert das mit einem Zufriedenheitsgefühl.

Welche Ernährung hilft bei verspannter Muskulatur? Alles, was glücklich macht. Denn das Nervensystem muss beruhigt werden. Tryptophan zum Beispiel ist in Honig enthalten, in Bananen oder in Nüssen. Es entspannt den Körper und beruhigt das Nervensystem.

Ständig befeuerte Nerven, was ist da günstig? Natürlich entspannen auch Döner und Burger, gleichzeitig lassen sie bei vielen den Blutzuckerspiegel nach oben schießen und führen zu hohen Entzündungswerten im Körper. Frisch Gekochtes ist besser als Junk-Food, in dem oft – wie grundsätzlich bei prozessiertem Essen – viel Zucker verarbeitet ist, ohne, dass wir das vermuten würden. Etwa in Tomatensoßen, Ketchup, Chips, Fertiggerichten ... In meinen Augen sollte jeder mal den Geschmack einer frischen Roten Bete kosten und Gartenkräuter wie Rosmarin, Salbei, Petersilie, Minze in seine Alltagsküche einbauen, das bewirkt Genusswunder. Gleichzeitig besitzen sie viele Vitamine und Mineralien.

Wie kann man Entzündungen in Gelenken vorbeugen? Durch antientzündliche Ernährung, etwa durch Schärfe wie Kurkuma, Chili, Knoblauch oder Zwiebel in Gerichten. Oder indem man schwefelhaltige Lebensmittel wie Hülsenfrüchte, Nüsse oder Kohl verwendet und Bio-Lebensmittel, die eiweißreich sind und Polyphenole enthalten, beispielsweise Kirschen, Heidelbeeren, Erdbeeren oder Kräuter. Auch viel Bewegung hilft. Das können einfache Übungen wie Kniebeugen oder Liegestütz mit dem eigenen Gewicht oder mit einem Gummiband sein. Nicht jeder muss dazu ins Fitnessstudio gehen.

terbrochen. Dies kann die CMD-Symptome verschlimmern. Alkohol beeinträchtigt zudem die Muskelregeneration, da er die Eiweißbildung in den Muskeln schwächt. Die Empfehlungen reichen von gar keinem Alkohol bis hin zu ein oder zwei Gläsern Wein oder Bier am Tag, je nach Geschlecht. Wichtig ist vor allem, auf mehr alkoholfreie Tage in der Woche zurückblicken zu können als auf Tage mit Alkoholkonsum.

Sie sehen, dass Sie auch mit einer bewussten Ernährung viel für die Besserung einer CMD bewirken können. Gleichzeitig ist es enorm wichtig, Dauerstress, der uns innerlich anspannt und blockiert, im Alltag abzubauen und Rahmenbedingungen dafür zu schaffen. Schließlich zeigen neurowissenschaftliche Studien, dass Entspannungstechniken wie Meditation, Yoga und Achtsamkeitstraining gar eine Nachreifung der Inselrinde bewirken können und das Volumen der Inselrinde zunimmt.[38] Das fördert die nicht urteilende Selbstwahrnehmung: Körper und Psyche treten in besseren Austausch, die Resilienz erhöht sich, wir fühlen uns ausgeglichener und übersäuern weniger. Warum das so wichtig ist, lesen Sie im Interview (Seite 170).

Die Rezepte

Selbst kochen ist gesund, macht Spaß und entspannt. Allein das ist schon Grund genug, regelmäßig zum Kochlöffel zu greifen. Kommen dann noch Gerichte heraus, die schmecken und dem Körper bei CMD guttun, gibt es keinen Grund mehr, sich zurückzuhalten. Viel Vergnügen mit den folgenden Rezepten, die Rainer Schorer exklusiv für uns kreiert hat. Wenn Sie eine der aufgeführten Zutaten oder eines der Geräte nicht zur Verfügung haben, werden Sie gern erfinderisch und überlegen Sie sich eine Alternative. Denn Kochen heißt auch immer, kreativ zu sein.

Alle folgenden Rezepte sind für 2 Personen.

Schottischer Lachs auf Quinoa-Salat

» Lachs, reich an Tryptophan und Omega-3-Fettsäuren, dazu das Superfood Quinoa mit seinem hohen Nährstoff- und Proteingehalt und den komplexen Kohlenhydraten ergeben gemeinsam die perfekte Kombination für Nerven, Muskeln, Gelenke und guten Schlaf.

Für den Salat:

- 100 g Quinoa (weiß und rot)
- 150 g Cherry-Tomaten
- 150 g Gurke
- 30 g rote Zwiebeln
- 100 g gemischte Paprika
- 20 g Karotten
- 20 g Rotkohl
- 80 g Avocado
- 20 g Granatapfelkerne
- 2 Passionsfrüchte
- etwas Blattpetersilie
- etwas Dill
- etwas Minze
- etwas Kresse
- Saft von 1 Limette
- Öl für das Dressing
- weißer Balsamico

Für den Lachs:

- 400 g Lachs
- BBQ-Gewürz
- Bunsenbrenner
- Olivenöl
- Meersalz

- Quinoa bei mittlerer Hitze etwa 15 Minuten kochen.

- Alle Gemüse in Streifen schneiden, Avocado würfeln. Den Granatapfel rollen und dann vorsichtig entkernen. Die Passionsfrüchte halbieren und auslöffeln. Die Kräuter waschen und kleinhacken. Alles in eine Schüssel geben, mit Limetten-Balsamico-Öl-Dressing marinieren und Quinoa untermengen.

- Den Lachs in 4 gleich große Stücke portionieren und mit dem Bunsenbrenner abflämmen. Alternativ geht auch ein Sturmfeuerzeug mit einer blauen Jetflamme, ein mit Feuerzeuggas gefüllter Gasbrenner aus dem Baumarkt oder ein kurzes Überbacken auf der höchsten Grill-Hitzestufe des Backofens. Mit BBQ-Gewürz bestreuen und bei 50 Grad etwa 15 Minuten im Ofen ziehen lassen.

- Quinoa auf der Mitte des Tellers anrichten, den Lachs daraufsetzen und mit etwas frischen Kräutern garnieren.

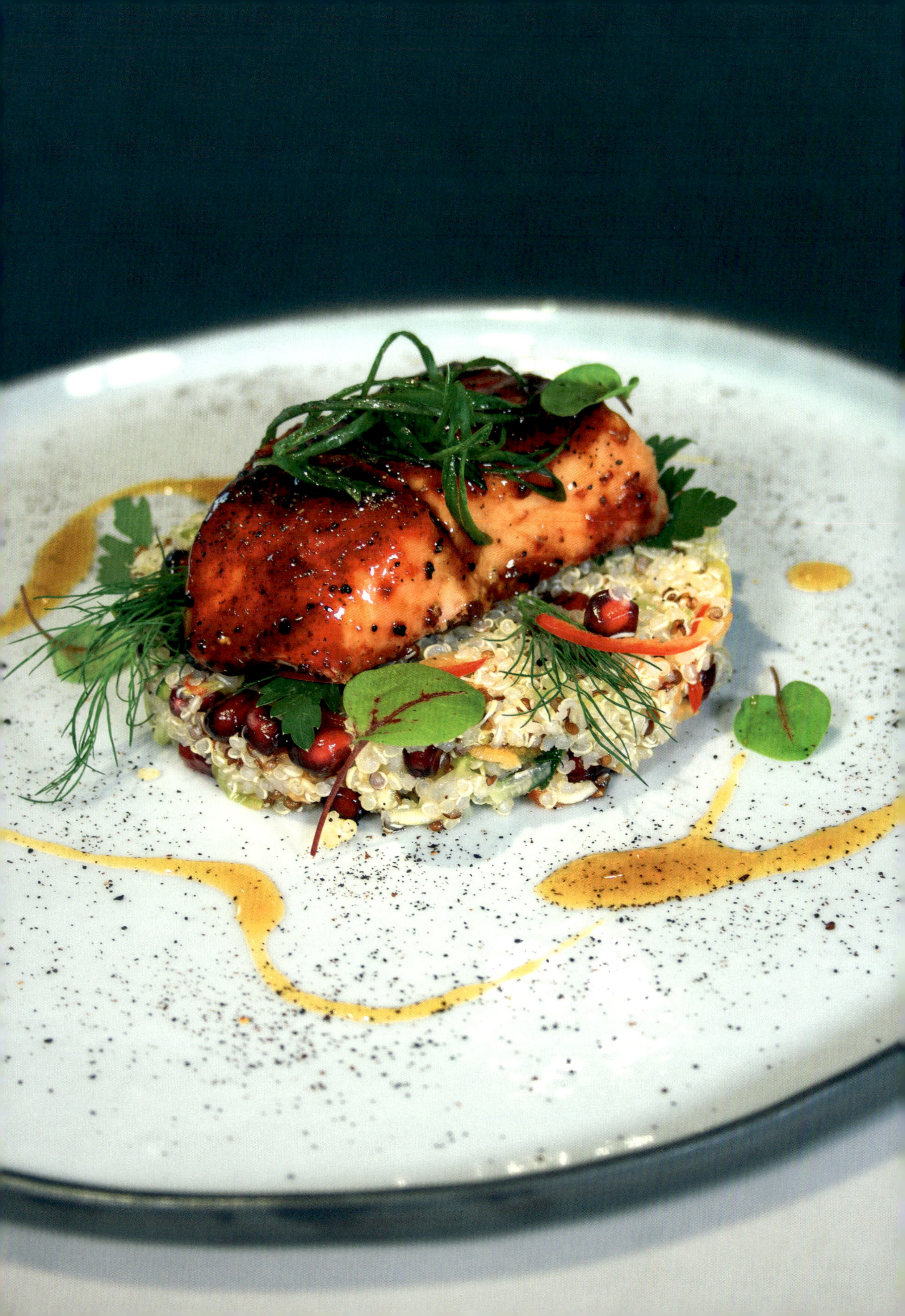

Himbeer-Cake mit Kokos-Espuma

» Gönnen Sie sich doch mal guten Gewissens eine Nachspeise: Die Verbindung aus Himbeeren, die seit dem Altertum dank ihrer entzündungshemmenden und beruhigenden Wirkung als Heilpflanze verwendet werden, und Haferflocken mit dem wertvollen Ballaststoff Beta-Glucan als Grundlage für die Vermehrung guter Darmbakterien machen diesen Cake nicht nur lecker, sondern auch gesund.

Für den Boden:

- 100 g glutenfreie Haferflocken
- 30 g Kokosöl
- 15 g Kakaopulver
- 80 g Datteln

Für die Creme:

- 200 g Cashews einweichen (etwa 24 Stunden)
- 200 g tiefgekühlte oder frische Himbeeren
- 50 g Datteln
- Saft von ½ Limette
- 1 Vanilleschote

Für das Kokos-Espuma:

- 3 Blatt Gelatine
- etwas kaltes Wasser
- 300 ml Mango-Passionsfrucht-Saft
- 75 ml Kokosmilch
- 25 ml Rum

● Für den Boden: Alle Zutaten für den Boden im Mixer zu Crumble verarbeiten. Den Crumble in eine Form pressen.

● Für die Creme: Alle Creme-Zutaten zusammen etwa 2 Min. mixen und auf den Boden gießen. Im Kühlschrank 3 Stunden erkalten lassen.

● Für das Espuma: Gelatine in kaltem Wasser einweichen. Danach etwas Saft erwärmen und die Gelatine darin auflösen. Dann die anderen Zutaten zugeben, alles mischen und in eine ISI-Flasche füllen. Etwa 5 Std. kalt stellen.

● Eine ISI-Kapsel aufschrauben, kräftig schütteln und als oberste Schicht auf den Cake spritzen.

Zur Erklärung: ISI-Kapseln schäumen mit Distickstoffmonoxid Speisen zu Espumas auf. Sie sind eine ganz besondere Finesse der Edelgastronomie und können sehr leicht selbst genutzt werden, um Desserts und Speisen eine besondere Note zu verleihen. Wie hier dieses Kokos-Espuma. Alternativ kann ein Milchaufschäumer, Schneebesen oder Stabmixer verwendet werden.

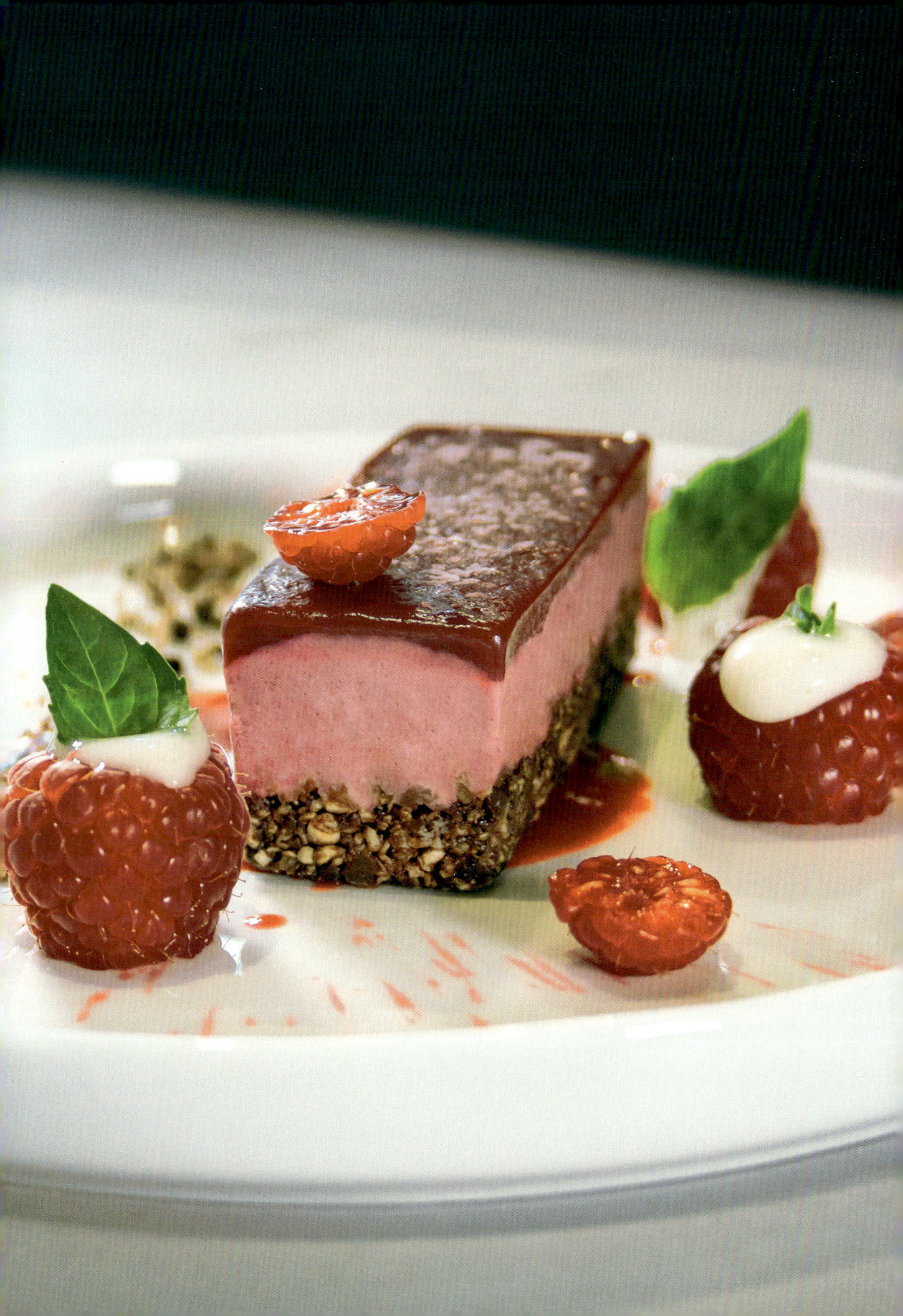

Tomatensuppe »Spezial«

» Der in dieser köstlichen Suppe enthaltene Knollensellerie hat nicht nur wenig Kalorien bei einem gleichzeitig hohen Gehalt an Vitaminen und Mineralstoffen, sondern er stärkt auch Nerven und Gehirn.

- 2 Schalotten
- 1 Möhre
- 1 Knollensellerie
- 1 Frühlingszwiebel
- etwas Knoblauch
- 1 TL Olivenöl
- Salz, Pfeffer
- Kurkuma
- 1 Schuss Weißwein
- ½ l Tomatensaft
- nach Belieben: Hefeflocken und Pesto

- Alles Gemüse in feine Würfel mit einer Seitenlänge von 1–2 mm schneiden.

- Gemüsewürfel in Olivenöl anschwitzen, mit Salz, Pfeffer und Kurkuma würzen. Anschließend mit einem Schuss Weißwein ablöschen und wegreduzieren lassen.

- Mit Tomatensaft auffüllen und etwa 30 Min. köcheln lassen.

- Beim Servieren nach Belieben etwas Hefeflocken und Pesto in die Suppe geben. Dies gibt dem Ganzen auch optisch noch etwas mehr Raffinesse

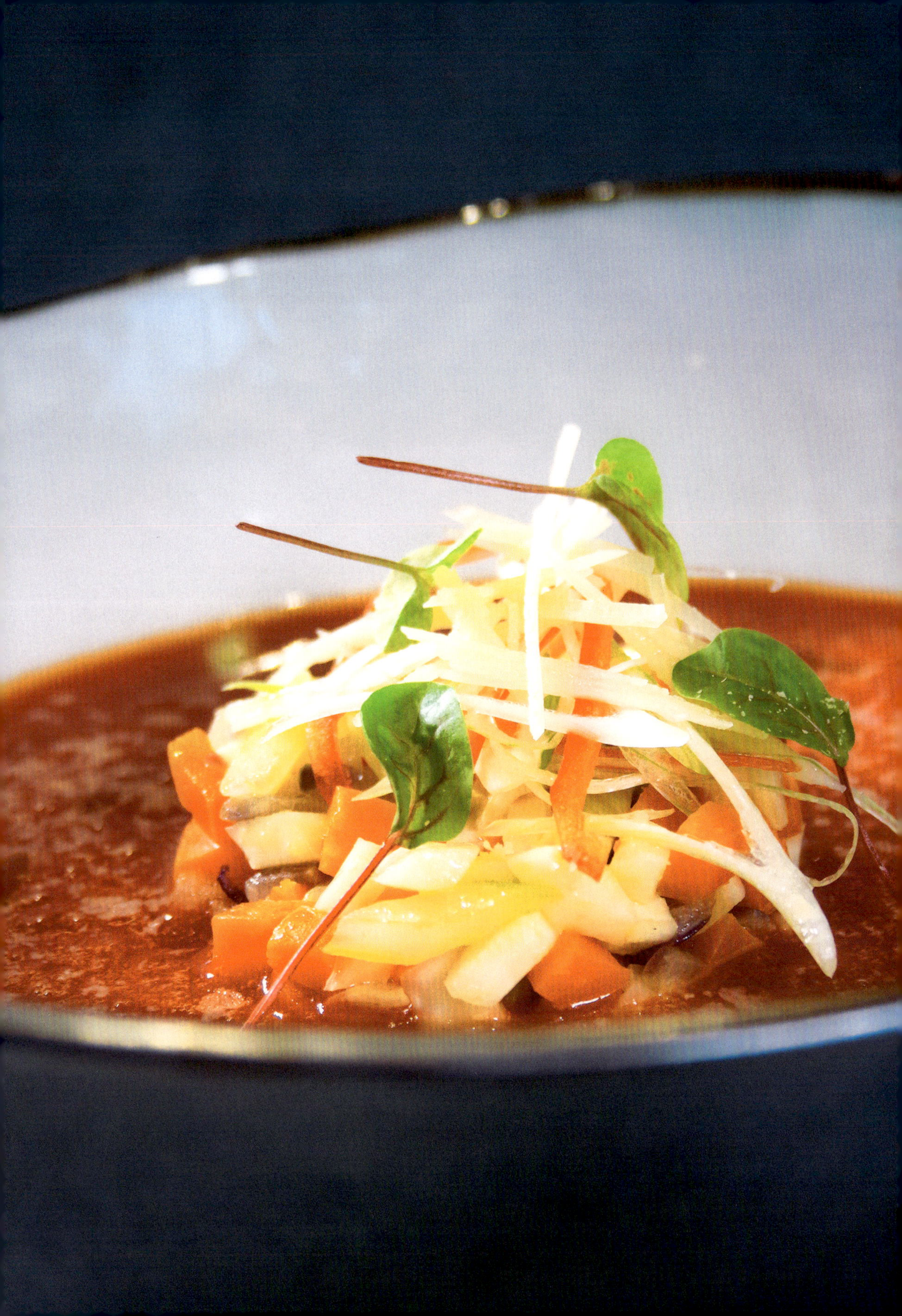

Steinbutt mit zweierlei Pastinaken, wildem Spargel, Kirschtomate und Artischocke

» Die Hauptrolle bei diesem raffinierten Rezept spielt neben dem Edelfisch Steinbutt ein Wurzelgemüse: die Pastinake. Die einst von der Kartoffel verdrängte und in Vergessenheit geratene Pastinake hat zum Glück längst wieder Einzug in unsere Küchen gehalten. Und das zu Recht. Mit ihrem leicht süßlichen und nussigen Geschmack enthält es fast doppelt so viel Vitamin C wie Karotten. Darüber hinaus machen der hohe Gehalt an Vitamin B_{12} und wertvollen Mineralien es zu einem echten Supergemüse.

- 1 Steinbutt (Wildfang)
- 600 g Pastinaken
- Olivenöl
- Salz, Pfeffer
- Thymian

- 3 Schalotten
- Salz, Pfeffer
- Sezchuan-Pfeffer
- Noilly Prat
- Gemüsefond

- 1 Bund wilder Spargel
- 250 g Kirschtomaten
- 2 Artischocken
- Thymian

- Steinbutt filetieren und portionieren (1 Portion etwa 200 g).

- Pastinaken schälen und 3 Stück der Länge nach in sechs gleich große Stücke schneiden. Auf ein Blech legen mit etwas Olivenöl beträufeln, mit Salz, Pfeffer, Thymian würzen. Im vorgeheizten Backofen bei 130 Grad Ober-/Unterhitze ca. 25 Min. garen.

- Für das Püree: Die restlichen Pastinaken und die Schalotten würfeln und in etwas Olivenöl anschwitzen. Leicht salzen und mit Szechuan-Pfeffer würzen. Mit Noilly Prat ablöschen und wegreduzieren. (Als Ersatz kann je zur Hälfte trockener Sherry oder Martini dry und Weißwein verwendet werden.) Etwas Gemüsefond auffüllen und darin weich köcheln lassen. Anschließend im Thermomix oder mit einem Pürierstab fein pürieren.

- Spargel putzen, Tomaten halbieren, Artischocken putzen, sodass nur noch die weichen Böden in der Mitte der Distel übrigbleiben. Die Artischocken in Achtel schneiden und in einer Pfanne mit etwas Olivenöl anschwitzen. Wenn die Artischocken fast gar sind, den geputzten Spargel und die halbierten Tomaten zugeben, durchschwenken und beiseitestellen.

- Der Steinbutt kann entweder gedämpft oder in einer Pfanne gebraten werden. Zum Braten eignet sich am besten Kokosöl, Olivenöl oder bei niedriger Hitze auch geklärte Butter.

- Beim Anrichten einfach das Püree mit einem Löffel auf den Teller streichen. Das Gemüse in die Mulde legen, den Steinbutt daraufsetzen und die im Ofen gegarten Pastinaken darüberlegen.

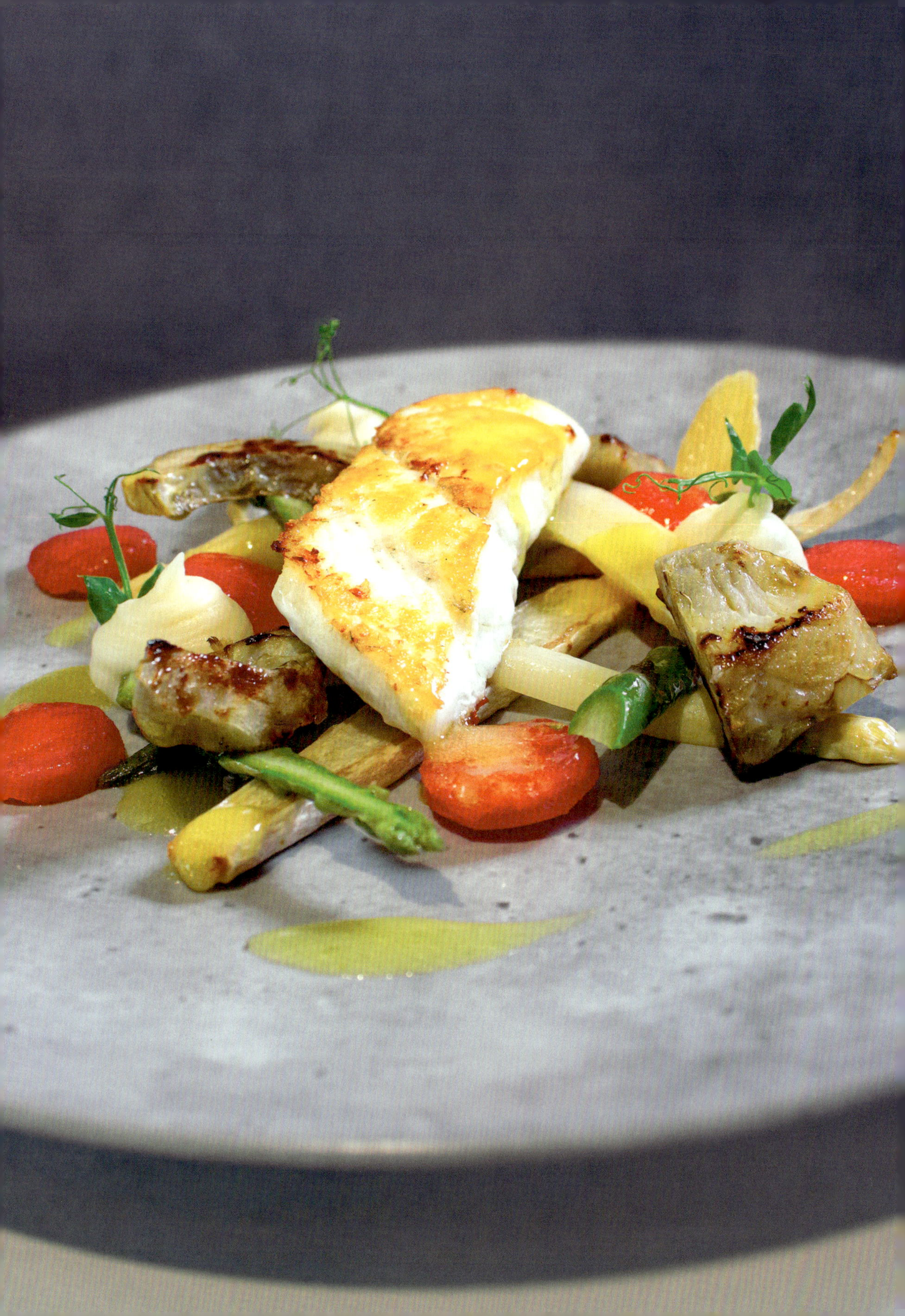

Maishähnchenbrust mit Ofengemüse

» Hähnchenfleisch ist nicht nur ein wertvoller Proteinlieferant für den Aufbau von Muskeln und Nerven, es enthält auch reichlich Tryptophan. Das benötigen wir für die Bildung des Gute-Laune-Hormons Serotonin und das daraus gebildete Schlafhormon Melatonin.

- 2 Bio (Kikok-)Hähnchenbrüste à 180 g
- Olivenöl
- Thymian
- Knoblauch
- 4 mittelgroße Möhren
- 3 Schalotten
- 1 Stangensellerie
- 1 Frühlingszwiebel
- 1 rote Paprika
- 6 kleine Kartoffeln
- Safranfäden
- Ingwer
- Kurkuma
- Meersalz, Pfeffer
- Arganöl zum Garnieren

● Die Hähnchenbrüste putzen und in einen Vakuumbeutel geben. 1 EL Olivenöl hinzufügen, etwas Thymian und Knoblauch. Danach voll vakuumieren. In einem Wasserbad (Sous-Vide-Becken) bei 56,5 Grad etwa 75 Min. garen.

● Das Gemüse in grobe Stücke schneiden und auf einem Backblech mit Kräutern, Meersalz, Pfeffer und Kurkuma würzen. Im vorgeheizten Backofen bei 160 Grad Ober-/Unterhitze ca. 25 Min. garen.

● Nach dem Garen die Hähnchenbrüste aus der Vakuumtüte nehmen und in einer Pfanne ohne Öl auf der Haut kross braten. Kurz umdrehen und aus der Pfanne nehmen. Der Länge nach halbieren und auf dem Ofengemüse anrichten. Zum Schluss mit Arganöl beträufeln und servieren.

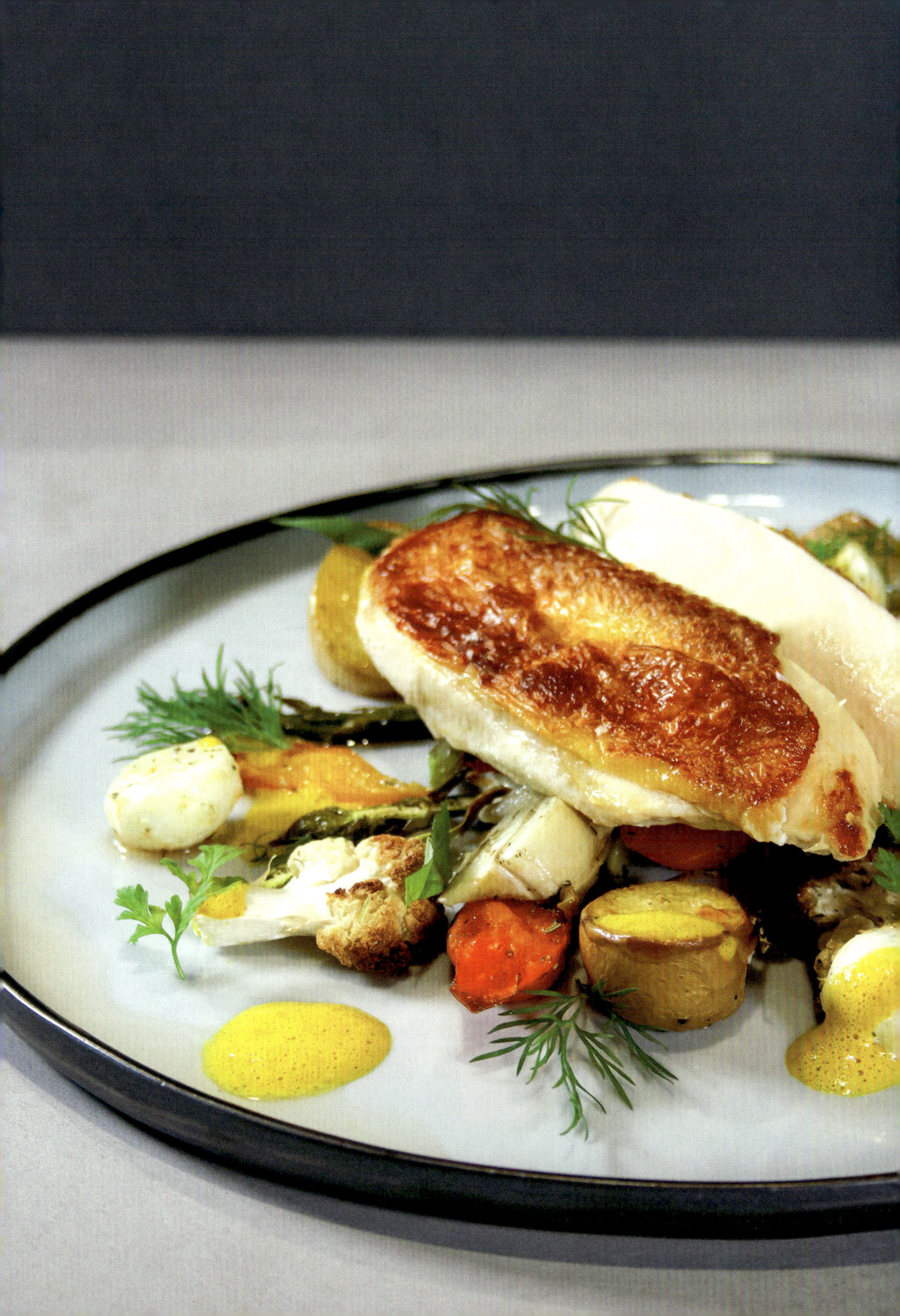

Goldene Milch

» Dieses einfach zuzubereitende, aus der ayurvedischen Medizin stammende vegane Heißgetränk kann man mittlerweile auch in vielen Cafés bestellen. Es hat durch das Kurkuma eine entzündungshemmend Wirkung und hat keine negativen Auswirkungen auf den nächtlichen Schlaf. Es ist somit eine wunderbare Alternative zur Tasse Kaffee am Nachmittag.

- 600 ml Hafermilch
- 1 EL Honig
- 1 EL Kokosmilch
- 1 Prise schwarzer Pfeffer
- ½ TL Kardamom
- 1 TL Zimt
- 35 g Kurkuma
- 20 g Ingwer
- etwas Tonkabohne
- ½ TL Schwarzkümmelöl

● Alle Zutaten in einen Topf geben und 4 Min. leicht köcheln lassen. Den Topf vom Herd nehmen, die Milch durch ein Sieb gießen und genießen.

Zur Tonkabohne: Die Tonkabohne wird im nördlichen Südamerika und in Afrika angebaut und wegen ihres süßlichen, leicht bitteren Geschmacks, der an Vanille erinnert, gerne in der Spitzengastronomie verwendet. Da die Bohnen sehr hart sind, werden sie am besten mit einer Muskatreibe abgerieben.

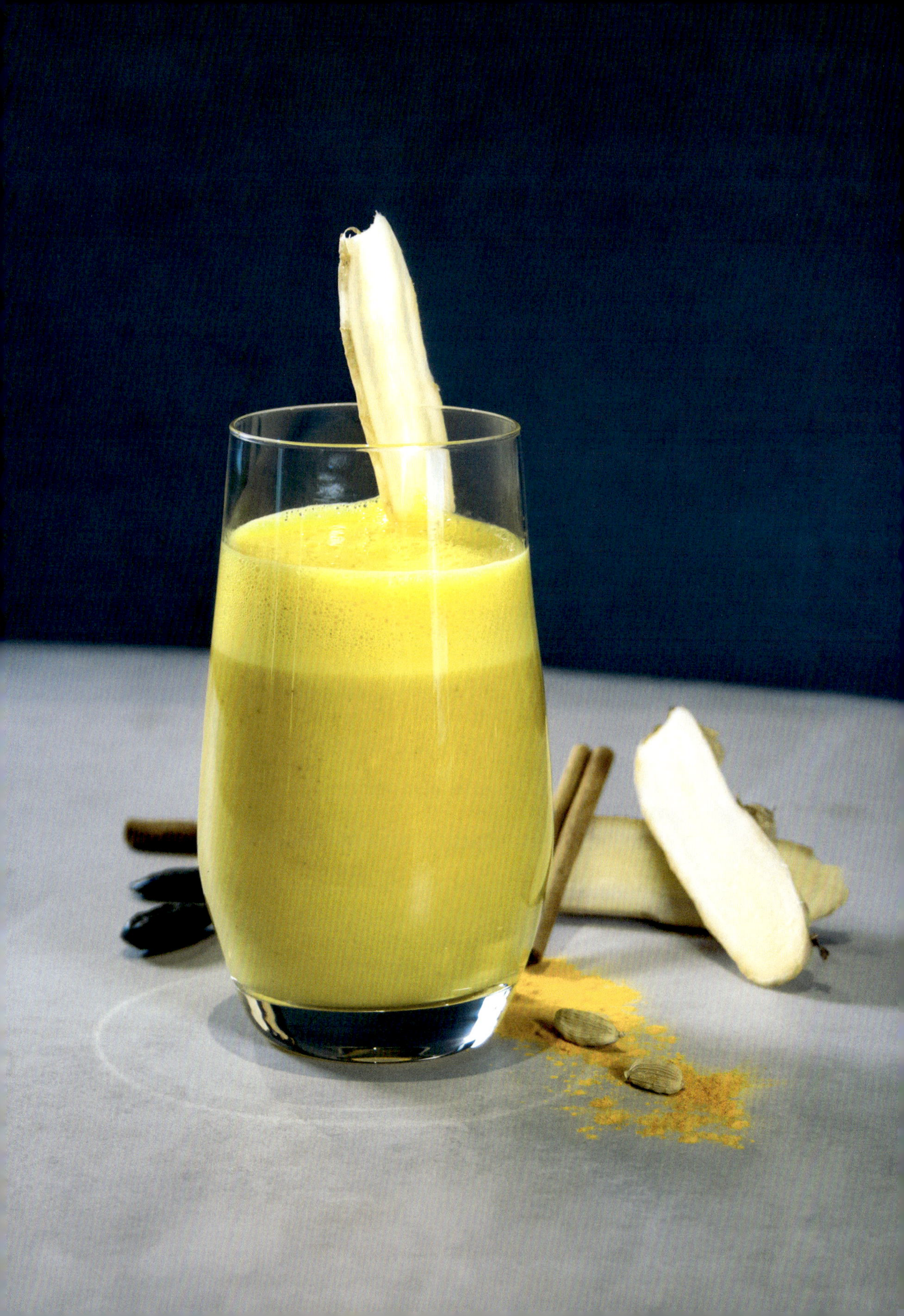

Don’ts und Dos für den Kiefer

Der erhobene Zeigefinger ist nie das Erkennungszeichen eines guten Arztes oder Zahnarztes. Gleichzeitig gibt es Punkte, die CMD-Patienten wissen sollten.

Was Sie vermeiden und was Sie stattdessen tun sollten

Kaugummi kauen

Nicht wenige CMD-Patienten mit schmerzenden Kaumuskeln kauen täglich Kaugummi. Doch: Exzessives Kaugummikauen mit festem Zahnkontakt führt zu einer weiteren unnötigen Überlastung der ohnehin schon zu sehr beanspruchten Muskulatur.

Mit einer leichten Abwandlung können Sie mit Kaugummikauen sogar etwas Positives für Ihre Kaumuskulatur und gleichzeitig auch für Ihre Stressresilienz tun. Vorausgesetzt, Sie kauen es konzentriert und so, dass das Kaugummi nicht durchgebissen wird. Verformen Sie das – natürlich zahnfreundliche – Kaugummi mit Ihren Zähnen, lassen Sie es zwischen Ihren Zahnreihen wandern und achten Sie darauf, dass die Zähne sich nicht berühren. Fühlen und schmecken Sie dabei genau hin. Das ist Achtsamkeitsübung und Training der Hirnareale, die für die Kaumuskeln zuständig sind, in einem.

Kinn auf die Hände stützen

Gehören Sie zu den Menschen, die gerne ihren Kopf auf die Hände stützen – sei es, weil es einfach eine Angewohnheit ist oder weil es ihren Nacken entlastet? Wenn Sie sich dabei beobachten, dass Sie Ihr Kinn auf die Hände stützen und dabei die Zähne aufeinanderpressen, sollten Sie dies Ihren Kiefergelenken und Ihrer Kaumuskulatur zuliebe möglichst vermeiden.

Wenn Sie stattdessen hierbei die Zahnreihen bewusst zwei bis drei Zentimeter auseinanderhalten, trainieren Sie ganz nebenbei Ihre Mundöffner, die so den angespannten Mundschließern mehr entgegensetzen können – für mehr Balance in der Kaumuskulatur.

Auf dem Bauch schlafen

Das Schlafen auf dem Bauch ist für viele von uns die angenehmste Einschlafposition. Allerdings liegen wir dabei mit der Wange auf einem Kissen und einer harten Matratze. Das bringt die Zähne aufeinander und der hierdurch entstehende Zahnkontakt animiert uns eher dazu, Nacht für Nacht auf den Zähnen zu pressen und zu knirschen.

Die beste Schlafposition für CMD-Patienten ist das Schlafen auf dem Rücken (Seite 155). Die Schwerkraft bewirkt, dass der Unterkiefer eher nach unten fällt und somit weniger unnatürlicher Zahnkontakt entsteht. Die Umstellung auf die Rückenschlafposition ist nicht immer einfach und benötigt manchmal bis zu mehrere Wochen. Da die meisten Menschen den Großteil ihres Schlafes in der Einschlafposition verbringen und sich immer wieder in diese zurückdrehen, lohnt sich diese nicht immer einfache Umstellung aber in jedem Fall.

Beine übereinanderschlagen

Durch das Übereinanderschlagen der Beine kommt es zu einer Verdrehung im Becken und somit auch der Wirbelsäule bis hoch zu den Kiefergelenken. Daher kann das Übereinanderschlagen der Beine bei vielen Menschen zu einer erhöhten Kiefer- und Knirschaktivität führen. Was auf den ersten Blick verwundern mag, erklärt sich nach einem kleinen Experiment.

Setzen Sie sich gerade hin und stellen Sie Ihre Füße nebeneinander auf den Boden. Fühlen Sie jetzt genau in Ihren Kiefer und merken Sie sich, wie sich Ihr entspannter Aufbiss auf den Zähnen anfühlt. Nun schlagen Sie die Beine übereinander und spüren noch einmal ganz sensibel in Ihren Aufbiss hinein. Merken Sie einen kleinen Unterschied im Zahnkontakt? Falls ja, sollten Sie das Übereinanderschlagen der Beine, wann immer es geht, im Alltag vermeiden. Denn die durch das Übereinanderschlagen der Beine entstehende Veränderung des Zahnkontakts empfindet unser Kiefer als störend und versucht sie – gerade in Stresssituationen – unbewusst wegzuknirschen.

Zungenpressen und Zungenkauen

Ebenso wie das Pressen und Knirschen mit den Zähnen sind auch das Pressen der Zunge gegen die Zähne und das Kauen auf der Zunge schädliche Angewohnheiten, die möglichst vermieden werden sollten. Die Zunge ist einfach nicht dafür gemacht, dass sie ständig an die Zähne gepresst und auf ihr herumgekaut wird. Sieht man einmal ganz davon ab, dass die Zunge unter diesen Angewohnheiten leidet und wund werden kann, führt eine unnatürlich hohe Zungenaktivität, wie auch das Knirschen und Pressen auf den Zähnen, zu Verspannungen der Hals- und Kaumuskulatur mit all ihren negativen Folgen für die CMD und die Körperhaltung.

Wenn Sie feststellen, dass Sie Ihre Zunge verspannen, können Sie dieses Muster unterbrechen, indem Sie mit Ihrer Zunge über die Außen- und Innenseiten Ihrer Zahnreihen streichen und rechts und links abwechselnd mit der Zungenspitze Ihre Wangen nach außen drücken. Anschließend legen Sie sie entspannt an den Gaumen und lassen sie dort ruhen.

Mythen und Fakten rund um die CMD

Wie bei sehr vielen anderen Themen, die sehr komplex sind und zahlreiche Menschen betreffen, ranken sich auch um die Craniomandibuläre Dysfunktion einige Mythen. Viele davon sind nicht wissenschaftlich belegt. Hier die populärsten.

CMD und Zähneknirschen bzw. Pressen sind dasselbe! Obwohl übermäßiger Zahnkontakt einer der Hauptfaktoren bei der Entstehung der CMD sein kann, ist er nicht die einzige Ursache. Viele Menschen, die mit den Zähnen knirschen, haben gar keine CMD-Beschwerden. Andere wiederum haben CMD aufgrund von Verspannungen im Nackenbereich – eine sogenannte aufsteigende Symptomatik.

CMD ist eine seltene Erkrankung! Tatsächlich ist CMD weit verbreitet und kann bei vielen Menschen auftreten. Nach Rückenschmerzen sind CMD-Schmerzen die zweithäufigsten muskuloskelettalen Schmerzen.

CMD entsteht immer durch Stress! Stress ist nur ein möglicher Auslöser von CMD. Zahnfehlstellungen, Fehlhaltungen des Körpers, seelische Traumata oder Angewohnheiten wie ständiges Kaugummikauen sind nur einige der möglichen anderen Auslöser einer CMD.

Bei CMD müssen Sie Schmerzen im Kiefer haben! Beschwerden wie Kieferknacken oder Kaumuskelschmerzen gehören zwar zu den häufigsten Erscheinungsformen einer CMD, aber sie sind nicht die einzigen Symptome. Menschen können, ohne dass ihnen etwas im Kieferbereich auffällt, einzig und allein Schmerzen in den Oberschenkeln oder sogar nur unter den Füßen haben, die von einer CMD ausgelöst werden.

Kiefergelenkknacken muss immer behandelt werden! Das Knacken des Kiefergelenks wird durch das Verrutschen der knorpeligen Gelenkscheibe im Kiefergelenk nach vorne verursacht. Beim Öffnen rutscht dabei meist das knöcherne Gelenkköpfchen auf die vorverlagerte Gelenkscheibe und erzeugt das Knackgeräusch. Wenn keine weiteren Symptome vorhanden sind, muss dieses Knacken nicht behandelt werden. Mit der Durchführung von Eigenübungen für den Kiefer und dem Vermeiden von übermäßigem Zahnkontakt lässt es sich meist reduzieren und gar beseitigen.

CMD ist eine Frauenkrankheit! Es stimmt, dass mehr Frauen als Männer unter CMD-bedingten Schmerzen leiden und sich deswegen behandeln lassen. Forschungsergebnisse deuten jedoch darauf hin, dass einige CMD-Symptome bei Männern gleich häufig oder sogar häufiger vorkommen. Sie leiden jedoch nicht so sehr unter Schmerzen und lassen sich daher auch seltener behandeln.[39]

CMD muss immer mit einer Aufbissschiene behandelt werden! In den meisten Fällen kommt man im Rahmen einer CMD-Therapie tatsächlich um das Tragen einer Aufbissschiene nicht herum. Es gibt jedoch milde Formen einer CMD, die mit den anderen Maßnahmen eines CMD-Behandlungskonzepts behandelt werden können. Manche Patienten sind trotz ausgeprägter Symptome durch eiserne Disziplin in der Umsetzung von Eigenübungen, Selbstbeobachtung und Entspannungstechniken in der Lage, ihre Beschwerden so weit zu reduzieren, dass sie keine Schiene mehr benötigen. Das geht teilweise so weit, dass sie sich so konditionieren, dass sie beim kleinsten Anflug nächtlichen Pressens wach werden und die Übung aus dem Kapitel Selbstbeobachtung (Seite 79) durchführen.

CMD tritt nur bei Erwachsenen auf! Schon kleine Kinder können unter CMD-Symptomen leiden. Viele Kinder sind nicht in der Lage, all das, was Tag für Tag an Sinnesein-

Bruxismus und CMD bei Kindern und Jugendlichen

Auch Kinder knirschen und pressen mit den Zähnen, und das gar nicht so selten. Eine der Hauptursachen sind im Milch- und Wechselgebiss häufig die unbewusste Einstellung des richtigen Bisses. Die Kinder knirschen sich die neuen Zähne sozusagen zurecht, bis der Aufbiss passt. Das ist vollkommen natürlich und nicht weiter behandlungsbedürftig.
Ein weiterer Grund sind Eindrücke, denen sie im Kindergarten, in der Schule, zu Hause oder aus den Medien ausgesetzt sind und die sie tagsüber nicht ausreichend verarbeiten. Kinder nutzen dann die Kaumuskulatur als Blitzableiter für diese Themen und knirschen – meist im Schlaf – mit den Zähnen.
Kommen jedoch länger andauernde Schlafprobleme, Tagesmüdigkeit oder Verhaltensauffälligkeiten hinzu, empfehle ich in der Regel eine interdisziplinäre Untersuchung, beispielsweise durch den HNO-Arzt, um Schlafapnoe auszuschließen, oder auch eine psychologische Untersuchung.
Zeigt die Anamnese Hinweise für Schlaf- bzw. Wachbruxismus, sind bereits Schäden an den Zähnen zu erkennen und weist das Kind CMD-Symptome wie Kopf- oder Kaumuskelschmerzen auf, leite ich in meiner Praxis schrittweise kindgerechte Maßnahmen ein: Im ersten Schritt kläre ich das Kind und die Eltern auf und leite zur Selbstbeobachtung, beispielsweise mit Erinnerungsaufklebern ähnlich wie bei Erwachsenen, an. Daneben rege ich an, wenn möglich, leicht zu identifizierende Stressfaktoren abzustellen.
Sportaktivitäten, an denen das Kind ohne Leistungsdruck einfach nur Spaß hat, und ausreichende Bewegung an der frischen Luft sind für Kinder genauso wertvoll wie Entspannungsübungen, für die viele Kinder sehr empfänglich sind. Auch die Hypnose durch entsprechend qualifizierte Hypnosetherapeuten funktioniert bei Kindern meist sehr gut.
Individuell angefertigte Aufbissschienen sind für Kinder im Wechselgebiss in der Regel nicht geeignet, da sie den Zahnwechsel und das Kieferwachstum beeinträchtigen würden. Weiche konfektionierte Aufbissbehelfe wie der Aqualizer® oder der Rehasplint® sind in diesen Fällen mögliche Alternativen, da sie zumindest zeitweise von Kindern getragen werden können.
Jugendlichen hingegen, die den Zahnwechsel hinter sich haben, können mit einer CMD-Therapie behandelt werden.

drücken auf sie einprasselt, zu verarbeiten. Sie tun dies dann beispielsweise im Schlaf, indem sie mit den Zähnen knirschen. So wie bei Erwachsenen auch, können sich daraus Kopfschmerzen, Nackenschmerzen und weitere CMD-Symptome entwickeln.

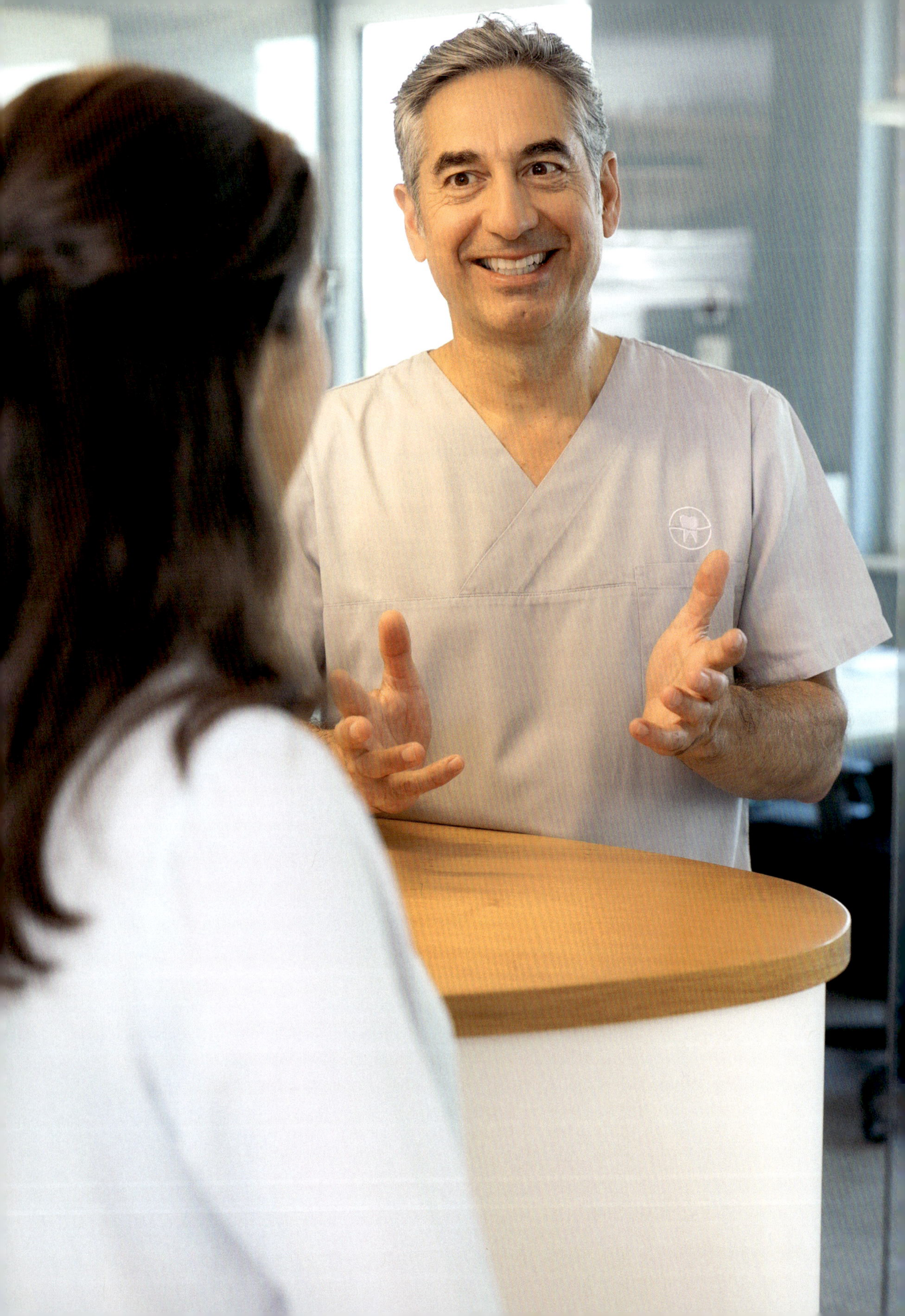

Ein Ausblick in die Zukunft der CMD und ihre Behandlung

Die CMD ist kein neues Krankheitsbild und wird in Zukunft immer mehr in den Fokus rücken. Warum das der Fall ist und was sich in Bezug auf Prävention und Therapie verändern wird, erfahren Sie auf den nächsten Seiten.

Was wird sich bezüglich der CMD verändern?

Es wird auch zukünftig CMD geben, da die Wahrscheinlichkeit, dass jemand eine Wunderpille erfindet, die alle CMD-Beschwerden beseitigt, äußerst gering ist.

In Zukunft wird es deshalb sogar deutlich mehr Forschungsinitiativen und Entwicklungen im Bereich der CMD-Prävention, -Untersuchung und -Behandlung geben als bisher. Davon bin ich überzeugt und ich erläutere Ihnen auch gerne, warum.

Dass die CMD-Therapie in Zahnarztpraxen eine immer größere Rolle spielen wird, hat zwei Gründe. Zum einen wird die Anzahl der Patienten, die eine CMD-Therapie benötigen, zunehmen. Zum anderen werden traditionelle Behandlungsfelder der Zahnmedizin in Zukunft nur noch eine untergeordnete Rolle spielen und die CMD als bisheriges Randgebiet der Zahnmedizin in das Zentrum der zahnärztlichen Tätigkeit rücken. Denn:

Die CMD wird zur Volkskrankheit werden.
Auch jetzt schon sind Aufbissschienen so verbreitet, dass eigentlich jeder jemanden mit einer Aufbissschiene kennt. Sei es, weil die Person knirscht oder presst oder eine diagnostizierte CMD hat. Auch wenn es darüber bisher keine wissenschaftlich belastbaren Statistiken gibt, ist der Eindruck zahlreicher Kollegen, und auch meiner, dass die Zahl der Patienten mit der Diagnose CMD in den letzten Jahrzehnten stark zugenommen hat und weiter zunimmt.

Die Gründe hierfür sind genauso vielfältig wie die potenziellen Ursachen. Die wichtigsten sind sicherlich der moderne Lebensstil und eine erhöhte Sensibilität der Patienten aufgrund besserer Information über das Krankheitsbild. Hinzu kommt aber auch die größere Verbreitung einfacher und dennoch aussagekräftiger Untersuchungsmethoden in Zahnarztpraxen, wie des CMD-Kurzbefunds. Das ermöglicht den Untersuchenden, Patienten mit CMD mit geringem Aufwand zu erkennen und diese zu diagnostizieren, was dann wiederum zu mehr CMD-Behandlungen führt.

Die CMD wird mehr in den Blickpunkt rücken, da andere Zahnerkrankungen rückläufig sind.
Zunächst möchte ich Sie mit einer rundum positiven Nachricht erfreuen. Um Deutsch-

Mundgesundheit in Deutschland[40]

Karies

- Acht von zehn der 12-jährigen Kinder (81 Prozent) sind heute kariesfrei. Die Zahl der kariesfreien Gebisse hat sich in den Jahren von 1997 bis 2014 verdoppelt.
- Bei den jüngeren Erwachsenen (35- bis 44-Jährige) ist die Anzahl der Zähne mit Karieserfahrung seit 1997 um 30 Prozent zurückgegangen (4,9 Zähne).
- Nur noch halb so viele jüngere Erwachsene (35- bis 44-Jährige) weisen im Vergleich zum Jahr 1997 noch eine Kariesserkrankung der Zahnwurzel auf.

Parodontalerkrankungen

- Die schweren Parodontalerkrankungen haben sich bei den jüngeren Erwachsenen (35- bis 44-Jährige) halbiert.
- Bei den jüngeren Senioren (65- bis 74-Jährige) gibt es einen rückläufigen Trend bei der Parodontitis trotz mehr erhaltener Zähne.
- Insgesamt steigt der Behandlungsbedarf bei der Parodontitis aufgrund der demografischen Entwicklung prognostisch an.

Zahnverluste und prothetische Versorgung

- Heute ist nur noch jeder achte jüngere Senior (65- bis 74-Jährige) zahnlos. Im Jahr 1997 war es noch jeder vierte.
- Jüngere Senioren (65-bis 74-Jährige) besitzen im Durchschnitt fünf eigene Zähne mehr als noch im Jahr 1997.
- Weil immer mehr jüngere Senioren (65- bis 74-Jährige) ihre eigenen Zähne länger behalten, besteht für Zahnärzte häufiger die Möglichkeit, festsitzenden Zahnersatz zu verankern.

lands Mundgesundheit war es noch nie so gut bestellt wie heute! Die Kennzahlen der Gesamtentwicklung der Zahngesundheit, zumindest in Deutschland, sind sehr erfreulich. Wir sollten sie genauer betrachten, da diese auch Auswirkungen auf die zukünftige Entwicklung der CMD-Forschung und somit auch die Therapie der CMD haben werden.

Zusammengefasst: Es gibt immer weniger Karies, immer weniger schwere Erkrankungen des Zahnhalteapparats (Parodontalerkrankungen) mit der Folge, dass es immer weniger Zahnverluste gibt. Und das bis ins hohe Alter. Der Behandlungsbedarf bei Füllungen, Wurzelkanalbehandlungen, Kronen, Brücken und Implantaten wird im Vergleich deutlich zurückgehen. Der Grund hierfür sind eine seit Jahrzehnten in allen Altersgruppen zu beobachtende bessere Zahnpflege zu Hause sowie die regelmäßigen Prophylaxe-Behandlungen in der Praxis. Die Folge: Viel mehr Menschen haben ein Leben lang eigene Zähne. Daher wird die Forschung mehr Kapazitäten für die verbleibenden Herausforderungen der Zahnmedizin zur Verfügung stellen können. Diese werden die Prävention von Zahnkrankheiten durch Dentalhygiene in der Praxis, die Parodontitistherapie, die Kieferorthopädie zur Korrektur von Zahn- und Kieferfehlstellungen und natürlich die CMD-Therapie sein.

Zukünftige Entwicklungen in der CMD-Therapie

Den Blick in die Zukunft verbinden wir meist mit einem Blick in die Glaskugel. Da es sich bei den hier beschriebenen zukünftigen Entwicklungen um bereits bestehende Forschungsfelder und deren perspektivische Fortsetzung handelt, sind diese Vorhersagen sicherlich realistischer als der Blick in die Kugel, aber natürlich dennoch teilweise spekulativ.

Zukunftsperspektiven der Prävention und Früherkennung der CMD

Vorbeugen ist besser als heilen. Dieser Leitsatz gilt natürlich auch für die CMD, je früher desto besser. Daher:

Stressprävention schon im Kindesalter zur Vorbeugung gegen stressbedingte Folgeerkrankungen

Die CMD, die ich auch gerne als Entspannungsstörung bezeichne, hat meist emotionale Ursachen und ist am häufigsten eine Folge von zu viel Stress. Bereits Schulkinder fühlen sich gestresst – mit Folgen wie Kopfschmerzen, Rückenschmerzen, Konzentrationsstörungen, Essstörungen und auch CMD-Symptomen. Das gab es auch schon früher, doch leben wir in einer sich stetig und schneller verändernden Welt. Zunehmender Medienkonsum, die permanente Aufnahme von Unmengen an Informationen und gleichzeitiger Bewegungsmangel, aber auch steigende Ansprüche der Eltern an ihre Kinder sind nur einige Beispiele für Stressoren, die die Resilienz gerade auch von Kindern und Jugendlichen reduzieren. Zukünftig wird es meiner Ansicht nach regelmäßiges spielerisches schulisches Anti-Stress-Training schon ab dem Grundschulalter geben müssen. Mit dem Ziel, dass die Kinder ihre Schutzfaktoren stärken und Stress besser bewältigen können, damit im zukünftigen Leben der Kinder weniger stressbedingte Erkrankungen bis hin zu Burnout auftreten. Finanzieren könnten das neben den Schulträgern die Krankenkassen, wodurch diese langfristig weniger für teure Therapien ausgeben müssen.

Früherkennung von CMD

CMD-Symptome werden zukünftig deutlich früher erkannt werden, da die CMD zukünftig aus den oben beschriebenen Gründen deutlich mehr in den Fokus rücken wird. So können beispielsweise schon frühzeitig Verhaltensempfehlungen gegeben werden, um das Entstehen von CMD-Beschwerden zu vermeiden. Bei bereits bestehenden milden Symptomen könnte mit einer Aufbissschiene einem stärkeren Verlauf vorgebeugt werden.

Weitere Möglichkeiten, frühzeitig das individuelle Risiko, an einer CMD zu erkranken, zu erkennen, sind Gen- und Biomarkeranalysen. Aus heutiger Sicht mag es uns absurd und unverhältnismäßig vorkommen, eine Genanalyse nicht nur für die Risikoprognose von lebensbedrohlichen Erkrankungen wie Krebs- oder Herz-Kreislauf-Erkrankungen durchführen zu lassen, sondern auch um zu erfahren, wie die individuelle Schmerzverarbeitung festgelegt ist und ob man irgendwann an einer schmerzhaften CMD erkranken wird oder nicht. In ein paar Jahren schon werden Genanalysen jedoch genauso leicht verfügbar sein wie heutzutage ein großes Blutbild.

Biomarker sind Moleküle wie Hormone, Proteine und biochemische Abbauprodukte im tierischen und menschlichen Körper. Deren Konzentration in Blut, Urin oder Speichel ermöglichen unter anderem Prognosen über die Wahrscheinlichkeit einer zukünftigen Erkrankung. Da sich verschiedene Biomarker als wirksame Instrumente zur Diagnose des Stresszustands von Menschen erwiesen haben und die Entstehung einer CMD stark mit Stress zusammenhängt, ist diese Form der Früherkennung eine interessante Perspektive.[41]

Weitere Forschungen auf diesem Gebiet werden noch genauere Prognose- und damit auch Therapiemöglichketen eröffnen. Vielleicht kann man irgendwann so sogar erkennen, ob jemand mit den Zähnen eher pressen oder knirschen wird. Das könnte dann Einfluss auf die Aufklärung, Vorbeugung und die Behandlungsplanung, beispielsweise einer kieferorthopädischen Behandlung bei Jugendlichen, haben.

Zukunftsperspektiven der Untersuchung und Diagnostik der CMD

Seit je gibt es immer wieder neue Technologien für die Untersuchung der CMD. Einige etablieren sich und werden Standards in spezialisierten Praxen. Andere können sich nicht durchsetzen. Daher ist es nur logisch, dass diese Entwicklung weitergehen wird.

Computergestützte Untersuchungen der Kiefergelenke gibt es schon seit vielen Jahren. Sie werden eingesetzt, um die dreidimensionalen Werte für Kieferpositionen und -bewegungen aufzuzeichnen und zu analysieren. Zukünftig wird künstliche Intelligenz hierbei verstärkt Aufgaben übernehmen. Sie wird sowohl die Untersuchenden bei der korrekten Durchführung der Vermessung als auch bei der Interpretation der Messwerte zur Erstellung einer korrekten Diagnose unterstützen.

Künstliche Intelligenz in der Praxis, die permanent mit den neuesten Studien und wissenschaftlichen Erkenntnissen gefüttert wird, wird aus der Anamnese und den eingegebenen Untersuchungsbefunden eine Diagnose- und Therapieempfehlung formulieren. Diese können die Behandelnden in ihrem Behandlungskonzept berücksichtigen.

Virtual-Reality(VR)- und sensorbasierte Programme zur Diagnose von Zusammenhängen zwischen dem Kiefer und Teilen des Bewegungsapparats, etwa der Halswirbelsäule, erlauben schon jetzt nahezu gradgenaue Messungen. Die Aufzeichnungen dieser Messwerte erlauben es zum Beispiel, einen direkten Zusammenhang zwischen dem Zubiss auf den eigenen Zähnen und der Beweglichkeit der Halswirbelsäule zu erkennen. Gleichzeitig können Veränderungen während der CMD-Therapie leichter nachvollzogen werden. Diese Informationen können wiederum Orthopäden und Physiotherapeuten bei ihrer Therapieplanung berücksichtigen. Das auf meinen Ideen basierende und von mir mitentwickelte System mit dem Namen Orthorange™ setze ich zu Studienzwecken bereits erfolgreich in meiner Praxis ein. Patienten sind immer wieder fasziniert von der Verbesserung der Beweglichkeit ihrer Halswirbelsäule im Rahmen der CMD-Therapie, die sie so viel besser nachvollziehen können.

Zukunftsperspektiven der Behandlung der CMD

Um eine schnelle Besserung der Symptome und eine gute Mitarbeit der Patienten zu erreichen, sollte die Behandlung einer schmerzhaften CMD möglichst effektiv, verträglich, minimal-invasiv und komfortabel sein. Das sind exakt die Herausforderungen, an denen die Forschung bei der CMD-Behandlung arbeitet. Etwa mit Hilfe von:

Neuen Formen von Aufbissschienen: Neue Erkenntnisse und weitere Forschung werden auch in Zukunft Weiterentwicklungen verschiedenster Aufbissschienen zur Folge haben. Meine Erfahrung zeigt, dass die beste Aufbissschiene diejenige ist, die getragen wird und den Patienten hilft. Ist sie angenehm zu tragen, kaum zu spüren und entfaltet dennoch ihre volle Wirkung, kann man von der idealen Schiene sprechen. Daher werden die neueren Aufbissschienenmodelle noch graziler werden. Eine derartige neue Schiene für Patienten, die die Zähne überwiegend aufeinanderpressen, ich nenne sie auch Kontaktlinse für die Zähne, stelle ich Ihnen im nächsten Kapitel (Seite 199) vor.

Immer bessere neurowissenschaftliche Erkenntnisse über das Nervensystem und dessen wechselseitige Beziehungen mit den Muskeln, die an der Craniomandibulären Dysfunktion beteiligt sind, eröffnen stetig effektivere Behandlungsmöglichkeiten. Noch vor wenigen Jahrzehnten dachte man, dass das Gehirn sich bis zu einem gewissen Lebensalter aufbaut und es von da an mit den Hirnzellen nur noch bergab geht. Heute ist die Wissenschaft weiter: Die Neuroplastizität, also die lebenslange Fähigkeit des Gehirns, auf neue Reize zu reagieren, durch sie umzulernen und sich umzubauen, bietet hierbei für mich den vielversprechendsten Ansatz. Propriozeptive Übungen, Biofeedback und koordinative Übungen machen sie sich gezielt zu Nutze.

Die Propriozeption ist die unbewusste Wahrnehmung des eigenen Körpers in Bezug auf seine Position im Raum, auch mit geschlossenen Augen. Sie umfasst somit auch die unbewusste Wahrnehmung des Kiefers, des Kopfs und des Nackens. Sie kann bei Patienten mit CMD-Beschwerden gestört sein und durch gezieltes Training durch Biofeedback verbessert werden, um die Muskel- und Nervenaktivität zu normalisieren und zu harmonisieren. Koordinative Übungen für Muskeln, die überlastet und verspannt sind, geben dem Gehirn die Information, dass diese Muskeln viel mehr können, als sich nur anzuspannen. Die Übungen nutzen die Eigenschaft der Muskulatur aus, dass Muskeln, die gut angesteuert und koordiniert werden können, seltener verspannt sind und schmerzen. Unsere Muskeln, die wir am besten ansteuern und koordinieren können, sind unsere Hand- und Fingermuskeln. Kennen Sie viele Menschen, die über verspannte Fingermuskeln klagen?

Technische Hilfsmittel wie der Koordinations- und Propriozeptionstrainer RehaBite® oder ein Virtual-Reality(VR)-Trainingsprogramm für die Verbesserung der Propriozeption der Kiefer- und Nackenmuskulatur, an dem wir mit Orthorange™ arbeiten, sind nur zwei Beispiele für bereits existierende oder zukünftige Entwicklungen in diesem Bereich.

In der medikamentösen Therapie der CMD werden pflanzliche Wirkstoffe, wie das beispielsweise in den USA bereits erfolgreich in der CMD-Therapie verwendete Cannabisderivat CBD, zum Einsatz kommen. Es ist im Gegensatz zu Cannabis nicht psychoaktiv und macht daher auch nicht »high«. Gleichzeitig hat es eine entkrampfende, schmerzstillende und entzündungshemmende Wirkung. Zudem wirkt CBD beruhigend und angstlösend. Weitere körpereigene Wirkstoffe mit positiven Effekten bei schmerzhaften CMD-Symptomen wie das Fettsäureamid Palmitoylethanolamid, kurz PEA, könnten in Zukunft stärker eingesetzt werden. Auch die schon bekannte Rolle der Hormone bei der Entstehung der CMD wird man in Zukunft besser erforschen und verstehen müssen. Diese Erkenntnisse könnten dann eine noch zielgerichtetere Behandlung ermöglichen.[42]

Regenerative Medizin: Sind an den CMD-Symptomen die Bänder, der Gelenkknorpel oder die knöchernen Anteile des Kiefergelenks beteiligt, kann die regenerative Medizin in Zukunft neue Behandlungsoptionen eröffnen. Sie ist ein recht neues Gebiet der Medizin, das die Regeneration und Heilung von geschädigtem Gewebe zum Ziel hat. Beispiele für denkbare, regenerativen Techniken im Bereich der Kiefergelenke:

- **Stammzellen und Gentherapie:** Bei der Stammzellentherapie werden meist körpereigene Stammzellen, beispielsweise aus dem Bauchfett, gewonnen, aufbereitet und in die zu behandelnde Körperregion gespritzt. Stammzellen sind undifferenzierte Zellen, quasi weiße Blätter, die in der Lage sind, sich durch Kontakt mit dem Empfängergewebe in die gleiche Gewebeart umzuwandeln – entweder in Knorpel oder Knochen – und diese zu regenerieren. Bei der Gentherapie werden Genbereiche mit veränderten oder defekten Geninformationen, die eine Erkrankung begünstigen, gezielt ersetzt.
- **Anti-Zytokin-Therapie:** Eine Osteoarthritis der Kiefergelenke könnte in Zukunft routinemäßig durch eine Hemmung der Botenstoffe, der sogenannten Zytokine, die die Entzündungen im Kiefergelenk auslösen, behandelt werden. Noch steckt die Anti-Zytokin-Therapie für die Osteoarthritis der Kiefergelenke in den Kinderschuhen, doch scheint diese Therapieform in Zukunft sehr wahrscheinlich. Sowohl Studien[43] für den Einsatz im Bereich der Kiefergelenke als auch Erfahrungen mit anderen Gelenken des menschlichen Körpers – beispielsweise Knie, Schulter, Ellenbogen, Fuß- und Handgelenke – sind sehr vielversprechend.
- **Tissue Engineering:** Vielleicht haben Sie schon einmal von menschlichem Gewebe, zum Beispiel Herzklappen oder Blutgefäßen, gehört, das in der Petrischale gezüchtet oder im 3D-Drucker gedruckt wurde. Dieses Verfahren der Gewebezüchtung, das sich Tissue Engineering nennt, könnte zukünftig bei fortgeschrittenen degenerativen Kiefergelenkserkrankungen, beispielsweise beim Ersatz von zerschlissenen Gelenkscheiben, zum Einsatz kommen.

Meine Konzeptideen für Biofeedback-Systeme

Was wir nicht bemerken, können wir auch nicht verändern. Erst, wenn uns schädliches Verhalten oder Prozesse in unserem Körper wie Pressen mit den Zähnen bewusst werden, haben wir einen Ansatzpunkt für das Abstellen dieser Angewohnheiten.

Genau das ist der Grund, warum Biofeedback so wichtig ist, um eine langfristige Besserung bei der CMD zu erreichen. Der Begriff »Biofeedback« stammt aus dem Englischen und setzt sich aus den Wörtern »bio« für »biologisch« und »feedback« für »Rückmeldung« oder »Rückkopplung« zusammen. Die wörtliche Übersetzung wäre demnach »biologische Rückmeldung«.

Dabei handelt es sich um eine Therapiemethode, bei der dem Patienten mit Hilfe von Hilfsmitteln oder Messgeräten, beispielsweise Elektromyographie (EMG) oder Drucksensoren, Informationen über körperliche Prozesse vermittelt werden, die normalerweise dem Bewusstsein entzogen sind. Diese Informationen können dem CMD-Patienten helfen, die Kaumuskeln gezielt zu entspannen oder zu aktivieren.

Bestehende Biofeedback-Konzepte

Es gibt bereits zahlreiche, meist elektronische Biofeedback-Systeme, die in der CMD-Therapie eingesetzt werden. Hierzu können beispielsweise EMG-Sensoren an den Kaumuskeln angebracht werden, um die Aktivität der Muskeln zu messen. Der Patient kann dann mit Hilfe von Vibrationen oder akustischen Signalen lernen, die Muskulatur gezielt zu entspannen und somit Schmerzen im Kieferbereich zu lindern. Wahrscheinlich reagiert der Körper auch auf unbewusster Ebene wirksam auf Biofeedback.

Mit dem Smartphone verbundene, auf die Schläfenmuskeln aufgeklebte Messelektroden, die bei Anspannung der Muskeln durch Pressen einen leichten Stromreiz abgeben, oder Stirnbänder mit Biofeedback mit ähnlicher Funktion zeigen in Studien gute Erfolge. Ebenso Aufbissschienen mit integrierten Drucksensoren, die bei Aufbiss vibrieren. Alle haben jedoch trotz vielversprechender Studienergebnisse in meinen Augen einen Nachteil: Sie berücksichtigen nicht, dass die meisten Menschen möglichst wenig Kunststoff, Elektronik, Batterien, Kabel und sonstiges Material im Mund und im Gesicht haben möchten. Erst recht bei Wachbruxismus, wenn tagsüber geknirscht wird. Dies ist meiner Ansicht nach der Grund, warum bisher kein Biofeedback-System dauerhaft die verbreitete Akzeptanz bei Zahnärzten und Patienten gefunden hat, die es verdient hätte.

Ein grundsätzlich interessantes Biofeedback-System, das wirklich klein, nahezu unsichtbar war und ohne jegliche Elektronik auskam, war Cerezen®. Es bestand aus zwei individuell angefertigten Plastikohrpassstücken, ähnlich wie bei Hörgeräten. Sie waren jedoch bewusst minimal größer als der Gehörgang, sodass man, wenn man zubiss, mit dem Kiefergelenkköpfchen einen leichten Reiz im Ohr verspürte. Die Studienergebnisse waren auch hier vielversprechend, und doch ist Cerezen® wieder vom Markt. Ich denke, dass hier das ungewohnte Gefühl eines dauerhaft im Ohr wahrzunehmenden Plastikteilchens die Akzeptanz negativ beeinflusst hat.

Meine Ideen für Biofeedback-Systeme

Die Nachteile, die ich bei den bisherigen Systemen gesehen habe, brachten mich auf die Idee, ein unsichtbares und möglichst nicht störendes Biofeedback-Konzept zu entwickeln. Hierbei verfolge ich zwei verschiedene Ansätze.

Ansatz 1: Das Bracket-Biofeedback-System
Das System soll, ähnlich wie die Brackets oder Bänder einer festsitzenden Klammer bei Jugendlichen, an ein bis zwei hinteren Backenzähnen angebracht werden. Hier soll es die Kraft, die beim Pressen oder Knirschen entsteht, erkennen und ein Signal an den Patienten geben. Empfänger für das akustische Signal oder die Vibration sollten ein Armband, eine Fitnessuhr oder – über die Knochenübertragung einer hochfrequenten Vibration – das eigene Ohr sein.

Ich gab diese Idee an den medizintechnischen Lehrstuhl einer deutschen Hochschule als Arbeit in Auftrag. Das Ergebnis war, dass die Idee zwar grundsätzlich umsetzbar ist, aber, wie so häufig bei derartigen Entwicklungen, noch ein paar Hürden zu meistern sind. Eine ist die Größe der zurzeit existierenden Komponenten. Sie würden zwischen den benachbarten Backenzähnen zu viel Platz in Anspruch nehmen und somit den Aufbiss verändern und die Zähne beschädigen. Hinzu kommt die Feuchtigkeitsanfälligkeit der elektronischen Bauteile, die im Mund dem Speichel und den Temperaturen, die beim Essen auftreten, ausgesetzt wären. Das ließ mich einen weiteren Ansatz verfolgen.

Ansatz 2: Die Kontaktlinse für die Zähne

Eine Schiene, die so klein ist, dass sie in einen Kontaktlinsenbehälter passt und trotzdem ein effektives Biofeedback-System darstellt – wäre das nicht wunderbar? Mit den heutzutage zur Verfügung stehenden Technologien und Materialien müsste das doch möglich sein. Dieser Gedanke brachte mich auf die Idee, das Konzept des Interzeptors nach Schulte aufzugreifen und weiterzuentwickeln.

Der Interzeptor ist eine sogenannte Reflexschiene. Beim Aufbiss löst sie den Reflex aus, den Biss wieder zu lösen, da der Kontakt nur punktuell im Bereich der ersten kleinen Backenzähne auftritt und auf Dauer so zu einer schmerzhaften Überlastung des Zahns und des Zahnhalteapparats führen würde. Ideal zur Schonung der Zähne ist die Trageweise am Tag, da die erwähnten Reflexe in der Nacht nicht im gleichen Maße gegeben sind wie im Wachzustand.

Die von mir entwickelte »Reflexschiene« besteht aus zwei zahnförmigen und zahnfarbenen Kunststoffkappen, die mit einem computergestützten Scan der Zähne im sogenannten CAD/CAM-Verfahren sofort in der Praxis angefertigt werden können. Sie kommen rechts und links auf die ersten kleinen Backenzähne im Unterkiefer, bestehen aus einem Hochleistungskunststoff, aus dem auch Langzeitprovisorien hergestellt werden, oder einem Kunststoff-Keramik-Hybridmaterial – je nach Zahnanatomie des Patienten. Durch die Erhöhung von etwa anderthalb Millimetern beißt man, wenn tagsüber gepresst oder geknirscht wird, nur punktuell auf diese Zähne auf und hat somit denselben Effekt wie bei einem Interzeptor. Allerdings ohne das Metallgestell im Mund.

Um die Zähne, die bei dieser Schienenart die Last beim Pressen tragen, während des Schlafs zu schonen, sollten die Patienten gleichzeitig eine Nachtschiene (Seite 68) erhalten.

Zahnfarbenes Bracket-Biofeedback-System

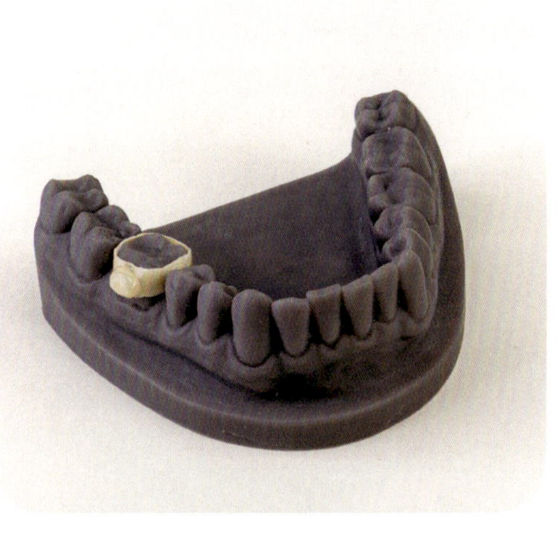

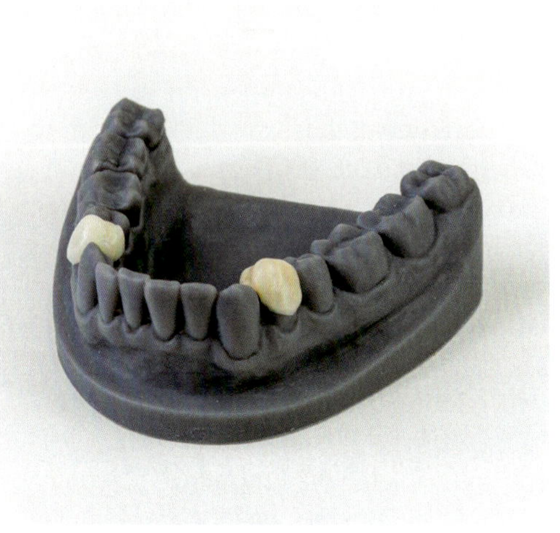

Kontaktlinse für die Zähne

Der große Vorteil der Kontaktlinse für die Zähne ist, dass sie für andere nicht sichtbar ist und die Aussprache der Patienten nicht stört. Die ersten Praxisstudien, in denen sich diese »Kontaktlinse für die Zähne« noch befindet, sind vielversprechend. Sie signalisiert den Trägern, wenn sie zubeißen, und hilft ihnen so, sich über sechs bis acht Wochen das Pressen und Knirschen auf den Zähnen am Tage abzugewöhnen. In dieser Phase sollte sie lediglich zu den Mahlzeiten herausgenommen werden.

So, wie wir aus heutiger Sicht mit Erstaunen auf martialisch anmutende Errungenschaften der Medizintechnik vom Anfang des 20. Jahrhunderts zurückblicken, werden unsere Nachfahren in Zukunft die bisherigen Behandlungsmethoden betrachten. Deshalb wird bereits jetzt daran gearbeitet, die Craniomandibuläre Dysfunktion zukünftig noch minimalinvasiver, effektiver und ganzheitlicher zu behandeln.

Schlusswort

Sie sehen: So zahlreich die Symptome der CMD, so zahlreich sind heute und in Zukunft auch die Möglichkeiten, eine CMD zu therapieren. Bereits jetzt wird intensiv daran gearbeitet. Der Fokus liegt dabei auf einer früheren Erkennung und individuelleren, somit effektiveren Behandlung. Immer mit dem Wohlergehen des Patienten im Blickpunkt.

Ich hoffe, dass ich Ihnen mit diesem Buch einen Überblick über die zahlreichen Möglichkeiten, die Sie selbst als Patient hinsichtlich der Besserung Ihrer möglichen CMD-Beschwerden haben, vorstellen konnte. Das Verstehen der Ursachen und Zusammenhänge der eigenen Beschwerden ist immer bereits der erste Schritt zur Besserung. Das Wissen darum, dass Sie selbst große Teile Ihrer Therapie in die Hand nehmen können, ist der zweite große Schritt.

Sie wissen jetzt, dass die Craniomandibuläre Dysfunktion (CMD) immer unangenehm und sehr häufig auch schmerzhaft ist, uns aber nicht umbringt. Das zu wissen, ist doch schon einmal beruhigend.

Die moderne Zahnmedizin hat heutzutage genügend Möglichkeiten, eine CMD zu behandeln. Je komplexer das Beschwerdebild und je länger die Beschwerden bestehen, desto anspruchsvoller ist aber die korrekte Diagnosestellung und Planung einer interdisziplinären Therapie. Und selbst der beste Spezialist kann nicht helfen, wenn Patienten nicht selbst aktiv werden oder wenn sie den angebotenen Therapieweg verweigern, weil sie beispielsweise die Notwendigkeit einer psychotherapeutische Begleitbehandlung, so sie denn indiziert ist, nicht akzeptieren. Ist diese Voraussetzung jedoch gegeben und arbeiten die Patienten mit, kann eine CMD bei richtiger Diagnose und Therapie fast immer deutlich gelindert werden.

Wichtig ist bei alledem, dass Sie bei starken, akuten Schmerzen und schmerzhaften Symptomen, die schon länger als eine Woche bestehen, einen baldigen zahnärztlichen Untersuchungstermin vereinbaren und auch mögliche Erkrankungen und Diagnosen aus anderen Fachrichtungen wie beispielsweise Neurologie, Hals-Nasen-Ohren-Heilkunde, Orthopädie oder Augenheilkunde ausschließen lassen.

Danksagung

Ich möchte mich für die Unterstützung bei der Erstellung dieses Buches bedanken bei:

Timo Faulhaber, Atemcoach und Personaltrainer, dafür, dass er sein Knowhow zur Atmung mit mir geteilt hat.

Meinem Sohn Levent Kent, Physiotherapeut, für seinen Input aus physiotherapeutischer Sicht.

Meinen Töchtern Melis und Lale Kent dafür, dass sie in den letzten Monaten Verständnis dafür hatten, wenn ihr Vater mal nicht so viel Zeit für sie hatte.

Meiner Frau, Meike Kent, für das Korrekturlesen und ihr Verständnis, wenn ich länger am Schreibtisch saß als vorher vereinbart.

Christine Koller, Journalistin, für das stets ehrliche Feedback, wenn der Text mal wieder zu fachlich wurde, und den stets angenehmen Gedankenaustausch.

Christian Kreisel, Physiotherapeut, für die Unterstützung bei der Erstellung der Wirbelsäulenübungen.

Herrn Dennis Kroll, Zahntechnikermeister, für die Anfertigung der Aufbissschienen für dieses Buch.

Mirja Pachmann, Physiotherapeutin, für die Hilfe bei der Erstellung der Eigenübungen für den Kiefer, die meinen Patienten schon seit vielen Jahren so gut helfen.

Meinem Praxisteam, das mich bei meiner täglichen Arbeit so fabelhaft unterstützt, dass ich mich um das Schreiben des Buches kümmern konnte.

Frau Celestina Filbrandt und dem TRIAS Verlag für den Vertrauensvorschuss, den sie mir und meinem Buchprojekt gegeben haben.

Service

Literatur

1 www.medlexi.deStichwort »Beißkraft«, abgerufen am 07.07.2022

2 Jedynak B, Jaworska-Zaremba M, Grzechocińska B, Chmurska M, Janicka J, Kostrzewa-Janicka J. TMD in Females with Menstrual Disorders. Int J Environ Res Public Health. 2021 Jul 7;18(14):7263. Und: Robinson JL, Johnson PM, Kister K, Yin MT, Chen J, Wadhwa S. Estrogen signaling impacts temporomandibular joint and periodontal disease pathology. Odontology. 2020 Apr;108(2):153–165.

3 Lipton JA, Ship JA, Larach-Robinson D. Estimated prevalence and distribution of reported orofacial pain in the United States. J Am Dent Assoc. 1993 Oct;124(10):115–21.

4 Schiffman E., Ohrbach R., Truelove E., et al. Diagnostic criteria for temporomandibular disorders (DC/TMD) for clinical and research applications: recommendations of the International RDC/TMD Consortium Network and Orofacial Pain Special Interest Group. Journal of Oral & Facial Pain and Headache. 2014;28(1):6–27.

5 www.schmerzgesellschaft.de/patienteninformationen/besonderheiten-bei-schmerz/schmerz-bei-frauen-und-maenner

6 https://eref.thieme.de/23XKP

7 James S. Human pain and genetics: some basics. Br J Pain. 2013 Nov;7(4):171–178. Und Fillingim RB, Wallace MR, Herbstman DM, Ribeiro-Dasilva M, Staud R. Genetic contributions to pain: a review of findings in humans. Oral Dis. 2008 Nov;14(8):673–682.

8 Leitlinie «Dentale digitale Volumentomographie« (S2k), Leitlinie der DGZMK und ihrer Fachgesellschaften (https://eref.thieme.de/PLPEF)

9 Dahl BL, Krogstad O, Karlsen K. An alternative treatment in cases with advanced localized attrition. J Oral Rehabil., 1975 Jul;2(3):209–214.

10 Wright EF, Domenech MA, Fischer JR Jr. Usefulness of posture training for patients with temporomandibular disorders. J Am Dent Assoc. 2000 Feb;131(2):202–210. Und: Komiyama O, Kawara M, Arai M, Asano T, Kobayashi K. Posture correction as part of behavioural therapy in treatment of myofascial pain with limited opening. J Oral Rehabil. 1999 May;26(5):428–435.

11 Wollmer MA, Magid M, Kruger THC, Finzi E. The Use of Botulinum Toxin for Treatment of Depression. Handb Exp Pharmacol. 2021;263:265–278. Erratum in: Handb Exp Pharmacol. 2021;263:279.

12 Bartolucci ML, Marini I, Bortolotti F, Impellizzeri D, Di Paola R, Bruschetta G, Crupi R, Portelli M, Militi A, Oteri G, Esposito E, Cuzzocrea S. Micronized palmitoylethanolamide reduces joint pain and glial cell activation. Inflamm Res. 2018 Oct;67(10):891–901. Und: Marini I, Bartolucci ML, Bortolotti F, Gatto MR, Bonetti GA. Palmitoylethanolamide versus a nonsteroidal anti-inflammatory drug in the treatment of temporomandibular joint inflammatory pain. J Orofac Pain. 2012 Spring;26(2):99–104.

13 Wolowski A, Demmel HJ: Psychosomatische Medizin und Psychologie für Zahnmediziner. Compact Lehrbuch für Studium und Praxis. Schattauer, Stuttgart, 2010, American Association for Dental Research.

14 »Leitlinie der Arbeitsgemeinschaft der Wissenschaftlichen Medizinischen Fachgesellschaften«, S3-Leitlinie Funktionelle Körperbeschwerden, AW RegNr. 051–001, Langfassung.

15 Aus: James Nestor: Breath – Atem. Piper 2021, Verweis auf: Tsubamoto-Sano, Noriko, et al.: Influences of Mouth Breathing on Memory and Learning Ability in Growing Rats. Journal of Oral Science 61, Nr. 1 (2019), S. 119–124.

16 Kim, D., Ko, SG., Lee, EK. et al. The relationship between spinal pain and temporomandibular joint disorders in Korea: a nationwide propensity score-matched study. BMC Musculoskelet Disord 20, 631 (2019). Und: Walczyńska-Dragon K, Baron S, Nitecka-Buchta A, Tkacz E. Correlation between TMD and cervical spine pain and mobility: is the whole body balance TMJ related? Biomed Res Int. 2014;2014:582414.

17 Elkjaer, Emma, Mikkelsen Mai B. et al.: Effect of Motor Displays on Affective and Behavioral Response, sage journals, 20.6.2020.

18 Schulze J, Neumann I, Magid M, Finzi E, Sinke C, Wollmer MA, Krüger THC. Botulinum toxin for the management of depression: An updated review of the evidence and meta-analysis. J Psychiatr Res. 2021 Mar;135:332–340.

19 DKV-Report »Wie gesund lebt Deutschland?« Prof. Dr. Ingo Froböse, Dr. Birgit Wallmann-Sperlich, Deutsche Sporthochschule Köln.

20 Daniela Schmid, Michael F. Leitzmann, Television Viewing and Time Spent Sedentary in Relation to Cancer Risk: A Meta-Analysis, JNCI: Journal of the

National Cancer Institute, Volume 106, Issue 7, July 2014, dju098

21 Veerman JL, Healy GN, Cobiac LJ, et al Television viewing time and reduced life expectancy: a life table analysis. British Journal of Sports Medicine 2012;46:927–930.

22 Shaw M, Mitchell R, Dorling D. Time for a smoke? One cigarette reduces your life by 11 minutes. BMJ. 2000 Jan 1;320(7226):53.

23 Reimers CD, Knapp G, Reimers AK. Does physical activity increase life expectancy? A review of the literature. J Aging Res. 2012;2012:243958.

24 Williams, Mark: Das Achtsamkeitstraining. Goldmann 2015.

25 Finan PH, Goodin BR, Smith MT. The association of sleep and pain: an update and a path forward. J Pain. 2013 Dec;14(12):1539–52.

26 Quartana PJ, Wickwire EM, Klick B, Grace E, Smith MT. Naturalistic changes in insomnia symptoms and pain in temporomandibular joint disorder: a cross-lagged panel analysis. Pain. 2010 May;149(2):325–331.

27 Torsten Liem, Christine Tsolodimos: Das Osteopathie-Selbsthilfe-Buch. TRIAS 2022, Seite 191.

28 Wirth, Janine, et. al: Protein intake and its effect on sleep outcome: a systematic review and meta-analysis of randomized control trias. Nutr Rev 2022 Sep 9;nuac061.

29 Wahl S, Engelhardt M, Schaupp P, Lappe C, Ivanov IV. The inner clock-Blue light sets the human rhythm. J Biophotonics. 2019 Dec;12(12):e201900102.

30 Dutheil, Frédéric, et. al: Effects of a Short Daytime Nap on Cognitive Performance. Int J. Environ Res Public Health, 2021, October 18 (19): 10212.

31 Jungmann M, Vencatachellum S, Van Ryckeghem D, Vögele C. Effects of Cold Stimulation on Cardiac-Vagal Activation in Healthy Participants: Randomized Controlled Trial. JMIR Form Res. 2018 Oct 9;2(2):e10257.

32 www.sciencedirect.com/science/article/pii/S1808869415306790

33 Prof. Dr. Gregor Hasler: Die Darm-Hirn-Connection. Klett-Cotta 2022.

34 3sat Wissenhoch2: »Mein Essen und ich, was ist gut für mich«, 30.06.2022.

35 Semmler, Georg et al.: Personalisierte Ernährung als Zukunftsmodell. Journal für Gastroentorologische und Hepatologische Erkrankungen, 4–2022, Springer-Verlag.

36 Prof. Dr. Gregor Hasler: Die Darm-Hirn-Connection. Klett-Cotta 2022, Seite 162.

37 Liu RT, Walsh RFL, Sheehan AE. Prebiotics and probiotics for depression and anxiety: A systematic review and meta-analysis of controlled clinical trials. Neurosci Biobehav Rev. 2019 Jul;102:13–23.

38 Luders E, Kurth F, Mayer EA, Toga AW, Narr KL, Gaser C. The unique brain anatomy of meditation practitioners: alterations in cortical gyrification. Front Hum Neurosci. 2012 Feb 29;6:34. Und Hernández SE, Suero J, Barros A, González-Mora JL, Rubia K. Increased Grey Matter Associated with Long-Term Sahaja Yoga Meditation: A Voxel-Based Morphometry Study. PLoS One. 2016 Mar 3;11(3):e0150757.

39 Schmid-Schwap M, Bristela M, Kundi M, Piehslinger E. Sex-specific differences in patients with temporomandibular disorders. J Orofac Pain. 2013 Winter;27(1):42–50.

40 www.bzaek.de/fileadmin/PDFs/dms/Zusammenfassung_DMS_V.pdf

41 Front. Mol. Biosci., 18 October 2019 Sec. Molecular Diagnostics and Therapeutics, Volume 6 2019. Biomarkers in Stress Related Diseases/Disorders: Diagnostic, Prognostic, and Therapeutic Values

42 Warren MP, Fried JL. Temporomandibular disorders and hormones in women. Cells Tissues Organs. 2001;169(3):187–192.

43 Deng, J.; Fukushima, Y.; Nozaki, K.; Nakanishi, H.; Yada, E.;Terai, Y.; Fueki, K.; Itaka, K. Anti-Inflammatory Therapy for Temporomandibular Joint Osteoarthritis Using mRNA Medicine Encoding Interleukin-1 Receptor Antagonist. Pharmaceutics 2022, 14, 1785.

Stichwortverzeichnis

A
Abendritual 154
Achtsamkeit 144
Akupunktur 84
Aligner-Therapie 97
Anamnese 24
Antibiotika 169
Arthrozentese 90
Artikulator 64
Asymmetrien 28
Aufbiss 96
Aufbissbeschwerden 21
Aufbissschiene 38, 60
– Anfertigung 61
– hart oder weich 64
– Kontrolle 71
– Pflege 73
– Tragedauer 70
Augenbeschwerden 19
Autosuggestion 86

B
Beckenasymmetrien 13
Beine, übereinandergeschlagene 62, 187
Beißkraft 10
Bewegungsbahnen, Kiefergelenke 63
Biofeedback 80, 197
Biomarkeranalyse 194
Biss
– frontal, offener 96
– tiefer 96
Bisshöhe 92
Bissregistrat 62
Blutzuckerspiegel 166
Bodyscan 147
Botox 82
Brackets 98

C
Capsulitis 31
CMD
– Definition 10
– Kinder 189
– Symptome 16
– Ursachen 11
– Verteilung 15
– Vorkommen 15
Cranium 10

D
Dahl-Prinzip 73
Darm-Hirn-Achse 164
Deckbiss 96
Depressionen 89
Derbolowsky-Test 33
Diagnostikschiene 38
Diagnostiksystem DC/TMD 37
Diskus 29, 39
Dopamin 164, 165
Dry Needling 51

E
Eigenübungen 54, 78
Elektrotherapie 53
Embodiment 128
Energiepunkte 143
Erkrankungen, psychische 13
Ernährung 163
Ernährung, personalisierte 167

F
Farrarschiene 68
Fehlstellung
– Füße 13
– Zähne 13
Fotostatus 25
Früherkennung 194
Fußfehlstellungen 13

G
Gelb-Schiene 66
Gelenkköpfchen 30
Genetik 16
Gesichtsbogenregistrat 63
Gitterpflaster 160
Glukose 165

H
Halswirbelsäulen-Rotations-Test 34
Handynacken 129
Holzspatel 25, 34
Hyperventilierer, chronische 107
Hypnose 85, 149

I
Iliosakralgelenk 21, 33, 111
Injektionstherapie 52, 61
Interzeptor 199

J
JIG-Schiene 68

K
Kälteanwendung 53, 87
Kampf-oder-Flucht-Impuls 144
Karies 193
Katastrophisieren 144
Kaugummikauen 186
Kaumuskelschmerzen 18
Kaumuskulatur, verspannte 31
Kernspintomographie 39
Kieferfehlstellungen 36
Kiefergelenkköpfchen 19
Kiefergelenksschmerzen 19
Kieferknacken 19, 29
Kieferreiben 19, 29
Kieferverletzungen 14
Kohlenhydrate 168
Kondylen 62
Kopfschmerzen 18
Körperhaltung 78, 128
Körperwahrnehmung 141, 147
Kreuzbiss 96

L
Lax-Vox-Methode 161
Licht, blaues 156

M
Mandibula 10
Manualtherapie 75
Medikamente 87
Melatonin 155, 165, 167
Meridiane 143
Michiganschiene 65
Migräne 18
Mikrobiom 164, 166
Multitasking 146
Mundgesundheit 193
Musculus
– Iliopsoas (Psoasmuskel) 14, 135
– masseter 16, 18, 50, 83
– temporalis 18, 50
Muskelentspannung, progressive 141

N
Nackenschmerzen 17, 110
Nasenatmung 109
Nerv
– 8. Hirnnerv 20
– Trigeminus 16, 18, 20
– Vagus 138, 164
Nervenrezeptoren 18
Nervensystem 138
– autonomes 109
– vegetatives 107, 164
Nozizeptoren 18
NTISS-Schiene 68

O
Ohrenschmerzen 20
Omega-3-Fettsäuren 168
Osteoarthritis 30
Osteoarthrose 30
Osteophyten 36
Östrogen 15

P
Palmitoylethanolamid (PEA) 87, 197
Parasympathikus 109, 138, 142, 164
Parodontalerkrankungen 193
Polycarbonatschiene 67
Powernap 156
Präbiotika 169
Probiotika 169
Progesteron 15
Propriozeption 196
Proteine 168
Psychotherapie 88

Q
Qigong 143

R
Reflexpunkte 84
Reflexschiene 67
Rekonstruktion 92
Relaxationsschienen 65
Resilienz 14, 102, 138, 194
Rezepte 173
– Goldene Milch 184
– Himbeer-Cake mit Kokos-Espuma 176
– Maishähnchenbrust mit Ofengemüse 182
– Schottischer Lachs auf Quinoa-Salat 174
– Steinbutt 180
– Tomatensuppe 178
Rosinenübung 145

S
Schlaf 152
Schlafapnoe 69
Schlafposition 155, 186
Schlafstörungen 153
Schluckbeschwerden 21
Schmerzempfinden 152
Schnarchen 69, 155
Schwindel 20
Selbstbeobachtung 81
Selbsttest 40
Serotonin 166
Störungen
– hormonelle 13
– Stoffwechsel 13
Stoßwellentherapie 53
Stress 12, 88
Sympathikus 138, 164

T
TEAMS-PLUS®-Schiene 66, 67, 71
Therapie
– Aligner 97
– Anti-Zytokin 197
– Brackets 98
– chirurgische Maßnahmen 89
– kieferorthopädische 95
– manuelle 75
– Massage 77
– physikalische 77
– Stammzellen 197
– Tissue Engineering 197
Tinnitus 20, 31
Training, neuronales 137
Trance 85, 149
Traumata
– Mikro- 13
– seelische 12, 88
Triggerpunkte 49, 78
Tryptophan 155
Tumor 36

U
Übergang, zervikothorakaler 111
Übungen
– Brustwirbelsäule 119
– HWS 112
– Illiosakralgelenk 122
– Lendenwirbelsäule 122
– Nacken 112
– zervikothorakaler Übergang 116
– Zunge 140
Ultraschallbehandlung 53
Unterkiefer
– Beweglichkeit 29
– Ruhelage 32
Unterkieferprotrusionsschiene 69
Untersuchung, zahnärztliche 28

V
Verfahren, bildgebende 35
Vitamine 169
Volkskrankheit 192
Volumentomographie, digitale 36

W
Wachbruxismus 79, 189
Watterollen-Test 32
Würgereiz 61
Wurzelkanalbehandlung 50

Y
Yoga 142

Z
Zahnfehlstellungen 13, 96
Zahnfleischentzündungen 21
Zahnschmerzen, diffuse 21
Zentrik, neuromuskuläre 32, 62
Zink 169
Zucker 165
Zunge
– pressen und kauen 187
Zungenposition, korrekte 139
Zwei-Waagen-Test 25
Zysten, subchondrale 36

Empfehlungen des Autors

Literaturempfehlungen

Die folgenden Bücher empfehle ich für tiefergehendes Wissen und weitere Übungen:

- Mark Williams, Danny Penman: **Das Achtsamkeitstraining.** 20 Minuten täglich, die Ihr Leben verändern. Goldmann, München 2015.
- Walter C. Willett, Patrick J. Skerrett: **Harvard Medical School Guide. Gesunde Ernährung.** Einfach und praktisch: erstklassige Wissenschaft für Ihre tägliche Ernährung. TRIAS, Stuttgart 2022.
- Torsten Liem, Christine Tsolodimos: **Das Osteopathie-Selbsthilfe-Buch.** Wie Osteopathie wirkt und die Selbstheilung fördert. TRIAS, Stuttgart 2022.
- Roland Gautschi: **Triggerpunkte & Faszien.** Schmerzen selbst behandeln. TRIAS, Stuttgart 2022.
- Lars Lienhard, Ulla Schmid-Fetzer, Eric Cobb: **Neuronale Heilung**. Riva, München 2019.
- Brian M. Alman, Peter T. Lambrou: **Selbsthypnose.** Ein Handbuch zur Selbsttherapie. Carl-Auer Verlag, Heidelberg 2022.
- James Nestor: **Breath – Atem.** Neues Wissen über die vergessene Kunst des Atmens. Piper, München 2021.

Weblinks

Website der **C**ranio **F**aciale **The**rapie **A**kademie: www.crafta.org

Deutsche Gesellschaft für Funktionsdiagnostik und -therapie www.dgfdt.de

Fachverband für Anwender der psychotherapeutischen Methode Eye Movement Desensitization and Reprocessing (EMDR): www.emdria.de

Deutschsprachige Gesellschaft für Psychotraumatologie (DeGPT): www.degpt.de

Podcast zum Thema Hypnose und Selbsthypnose: https://en-trance.de/hypnosepost-podcast

Selbsttest

www.dr-kent.de/leistungen/cmd-bochum/selbsttest-plus

CMD-Patientenwebinare und -infos

www.youtube.com/@drkentundkollegen7803/videos

facebook.com/docdentkent

instagram.com/docdentkent

Bibliografische Information der Deutschen Nationalbibliothek
Die Deutsche Nationalbibliothek verzeichnet diese Publikation in der Deutschen Nationalbibliografie; detaillierte bibliografische Daten sind im Internet über http://dnb.d-nb.de abrufbar.

Programmplanung: Celestina Filbrandt
Projektmanagement: Manuela Hunfeld
Text: Dr. Hamdi Kent und Christine Koller
Redaktion: Magdalena Kieser
Bildredaktion: Christoph Frick, Marie Crämer

Covergestaltung: © Thieme
Layout: CYCLUS · Visuelle Kommunikation, Stuttgart

Bildnachweis:
Cover und Bild Seite 3:
Hintergrundmotiv:
© Allistair F/peopleimages.com/stock.adobe.com/ edited by Thieme
Autorenfoto: © 360grad | Praxismarketing
Fotos im Innenteil: Abbildungen S. 28, 35, 47, 74: © Dr. med. dent. Hamdi Kent, Privatpraxis für Zahnmedizin Dr. Kent & Kollegen, Bochum; Foto auf S. 171: © READY TO EAT GmbH & Co. KG/ Rainer Schorer; Aufbissschienen und Foto S. 80: © S. Schneider/Thieme
People-Fotos: © S. Schneider/Thieme
Rezeptfotos: © READY TO EAT GmbH & Co. KG/ Rainer Schorer
Zeichnungen: Holger Vanselow

Die abgebildeten Personen haben in keiner Weise etwas mit der Krankheit zu tun.

1. Auflage 2024

TRIAS Verlag in Georg Thieme Verlag KG
Rüdigerstraße 14, 70469 Stuttgart, Germany
www.trias-verlag.de

Printed in Germany

Satz und Repro: Fotosatz Buck, Kumhausen
Druck: Grafisches Centrum Cuno, Calbe

Gedruckt auf chlorfrei gebleichtem Papier

ISBN 978-3-432-11749-2 1 2 3 4 5 6

Auch erhältlich als E-Book:
eISBN (ePub) 978-3-432-11750-8